TJ Power

DER DOSE EFFEKT

Hinweise des Verlags

Dieses Buch dient der Information über Möglichkeiten der Gesundheitsvorsorge. Es sollte nicht als Ersatz für die Beratung durch einen Arzt, eine Ärztin oder anderes therapeutisches Fachpersonal verwendet werden. Zudem sind die hier vorgestellten Vorgehensweisen nicht als Ersatz für professionelle Behandlung bei ernsthaften Beschwerden zu verstehen. Wer sie anwendet, tut dies in eigener Verantwortung. Autor und Verlag beabsichtigen nicht, Diagnosen zu stellen oder Therapieempfehlungen zu geben.

TJ Power

DER DOSE EFFEKT

So nutzt du die Botenstoffe Dopamin, Oxytocin, Serotonin und Endorphine für mehr Fokus, mentale Power und gute Laune

Aus dem Englischen von Astrid Ogbeiwi

VAK

VAK Verlags GmbH
Kirchzarten bei Freiburg

Titel der englischen Originalausgabe:
The DOSE Effect: Optimize Your Brain and Body by Boosting Your Dopamine, Oxytocin, Serotonin and Endorphins
ISBN 978-0-00-866733-7
Originally published in the English language by HarperCollins Publishers Ltd. under the title The DOSE Effect

Übersetzerin und Verlag haben größtenteils eine inklusive Sprache verwendet. Aus Gründen der besseren Lesbarkeit wurde in Einzelfällen die weibliche und die männliche Form gewählt; alle Angaben beziehen sich selbstverständlich auf Angehörige aller Geschlechter.

Bibliografische Information der Deutschen Nationalbibliothek
Die Deutsche Nationalbibliothek verzeichnet diese Publikation in der Deutschen Nationalbibliografie; detaillierte bibliografische Daten sind im Internet abrufbar über: http://dnb.d-nb.de

VAK Verlags GmbH
Eschbachstraße 5
79199 Kirchzarten
Deutschland
E-Mail: info@vakverlag.de
www.vakverlag.de

Übersetzung: Astrid Ogbeiwi
Lektorat: Irene Klasen
Layout & Satz: Ulrich Schmid, de·te·pe, Aalen, in Anlehnung an das Original-Layout von Studio Nic&Lou
Illustrationen: Chris Robinson
Covergestaltung: Kathrin Steigerwald, Hamburg
Covergrafik: © AdobeStock/bsd studio
Druck: Friedrich Pustet GmbH & Co. KG, Regensburg
Printed in Germany
ISBN: 978-3-86731-292-9

Dieses Buch widme ich dir und der transformierenden Reise zu deiner Gesundheit, die du gleich erleben wirst. Danke, dass du hier bist.

Inhalt

Herzlich willkommen beim DOSE-Effekt

In diesem Buch erzähle ich dir eine wissenschaftliche Geschichte. Eine Geschichte über einen alternativen Weg, der uns in unserer modernen Welt weiterbringt. Einen Weg, auf dem wir die kommenden, sich ständig verändernden technologischen Erfahrungen mit Freude annehmen und uns zugleich mit dem Pfad wiederverbinden können, der uns hierhergeführt hat. Ich zeige dir eine neue Sichtweise auf deinen Umgang mit Technologie, deinem Leben, deiner Arbeit, deinen Beziehungen und deiner Gesundheit. Eine Sichtweise, bei der Disziplin und Motivation mühelos und fast wie von selbst kommen. Eine Sichtweise, durch die dein Leben schöner und energievoller wird. Und das wird dann deine neue Realität, jeden Tag.

DOSE ist ein Akronym für die vier wichtigsten Botenstoffe, die in deinem Gehirn und Körper vorkommen. Es sind **D**opamin, **O**xytocin, **S**erotonin und **E**ndorphine. Diese Stoffe sind im Laufe der 300 000-jährigen Entwicklung des Menschen in uns entstanden[1]. Sie sind unsere Freunde. Sie sollen uns dazu verhelfen, dass wir das Leben auf die bestmögliche Art und Weise erfahren können.

Unser Ziel bei „Der DOSE-Effekt“ ist ganz einfach, zu lernen, wie wir auf sie hören. Sobald du verstehst, wie sie deine Gefühle beeinflussen, wirst du lernen, dich von ihnen leiten zu lassen. Jeder Botenstoff hat eine ganz bestimmte Funktion für uns.

Die Botenstoffe verstehen

D

Dopamin

DER MOTIVATIONS-STOFF

Dopamin entsteht durch harte Arbeit und Anstrengung. Es gibt dir den Antrieb und die Motivation, wichtige Ziele zu verfolgen[2].

O

Oxytocin

DER VERBINDUNGS-STOFF

Oxytocin verbindet dich mit den Menschen, die du liebst, und stärkt deinen Glauben an dich selbst[3].

S

Serotonin

DER STIMMUNGS- UND ENERGIE-STOFF

Serotonin sorgt für starke, positive Veränderungen deiner Stimmung und deiner Energie und treibt dich zu gesundem Verhalten[4].

E

Endorphine

DER STRESSABBAU-STOFF

Endorphine werden durch körperliche Bewegung freigesetzt. Sie bauen Stress ab und beruhigen dein Gehirn[5].

Schauen wir als Erstes einmal, wie wir Menschen während 99,9 Prozent unserer Zeit hier auf der Erde gelebt haben.

Am Anfang waren wir tief in die Natur eingebunden. Als Stammesgemeinschaften haben wir überlebt und uns weiterentwickelt. Zur Einordung: Man schätzt, dass wir während des größten Teils der Menschheitsgeschichte 85 Prozent unserer Zeit draußen verbracht haben. In der modernen Welt verbringen wir heute nur sieben Prozent unserer Zeit draußen[6]. Es ist faszinierend sich vorzustellen, wie sich die Gehirnchemie unserer Vorfahren bei diesem Lebensstil entwickelt hat. Ihr Dopaminspiegel, also der Spiegel des Stoffs, der durch harte Arbeit und Anstrengung entsteht, dürfte angesichts ihres ständigen Kampfs ums Überleben stark angestiegen sein. Ihr Oxytocinspiegel, der Level des Verbindungs-Stoffs, dürfte täglich gestiegen sein, da es für sie überlebenswichtig war, als Gruppe zusammenzuhalten. Ihr Serotoninspiegel, die Menge des Stimmungs- und Energiestoffs, ist bestimmt in die Höhe geschossen, immerhin waren sie den ganzen Tag draußen, in der Natur, in der Sonne und haben unverarbeitete Lebensmittel gegessen. Auch ihr Endorphinspiegel, der Wert des Stoffs, der Stress abbaut und bei körperlicher Bewegung ausgeschüttet wird, ist durch das Bauen, Jagen und Überleben als Gruppe sicher sprunghaft angestiegen.

Im größten Teil der Menschheitsgeschichte haben wir

85%

unserer Zeit draußen verbracht.

In der modernen Welt verbringen wir nur

7%

unserer Zeit draußen.

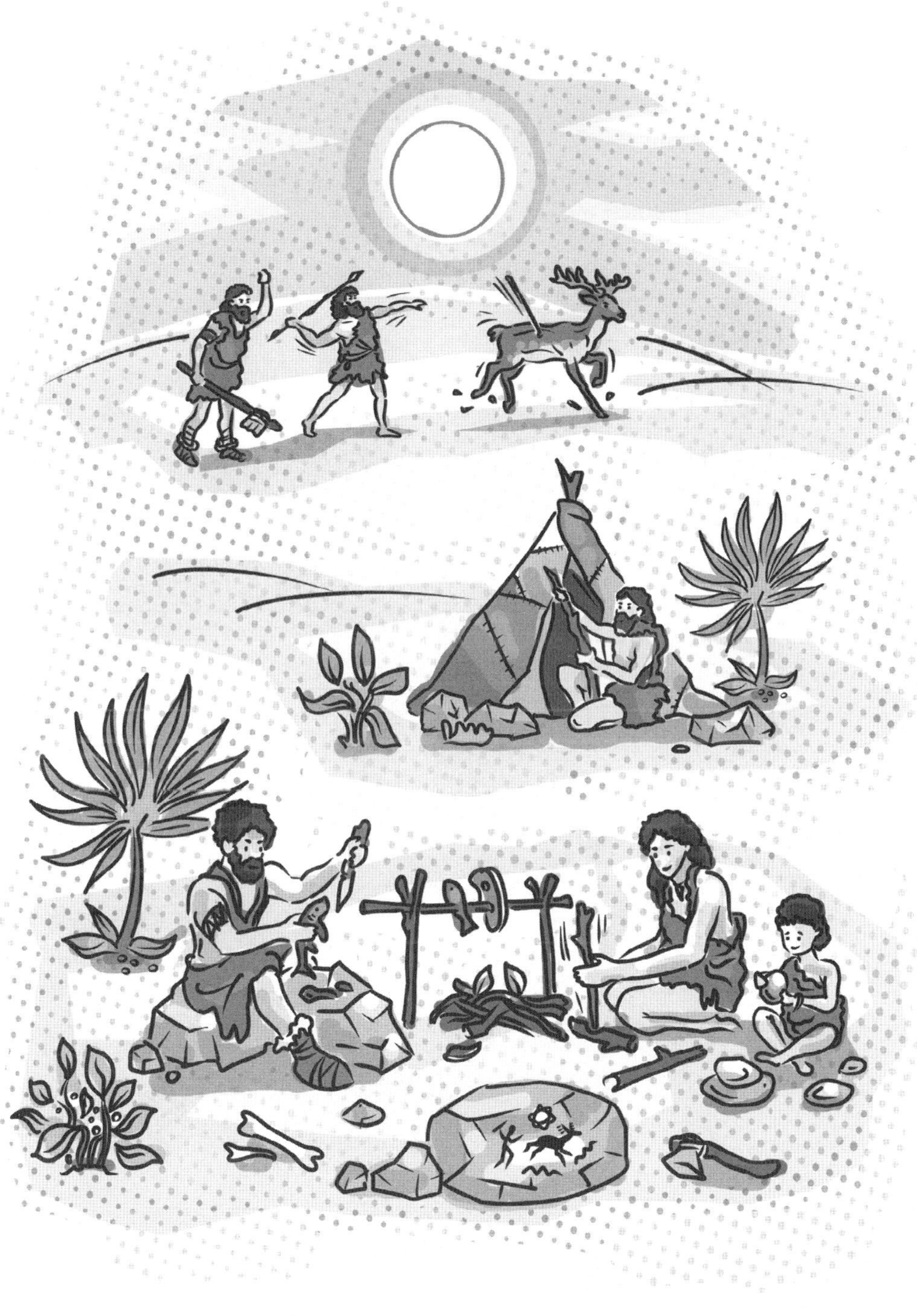

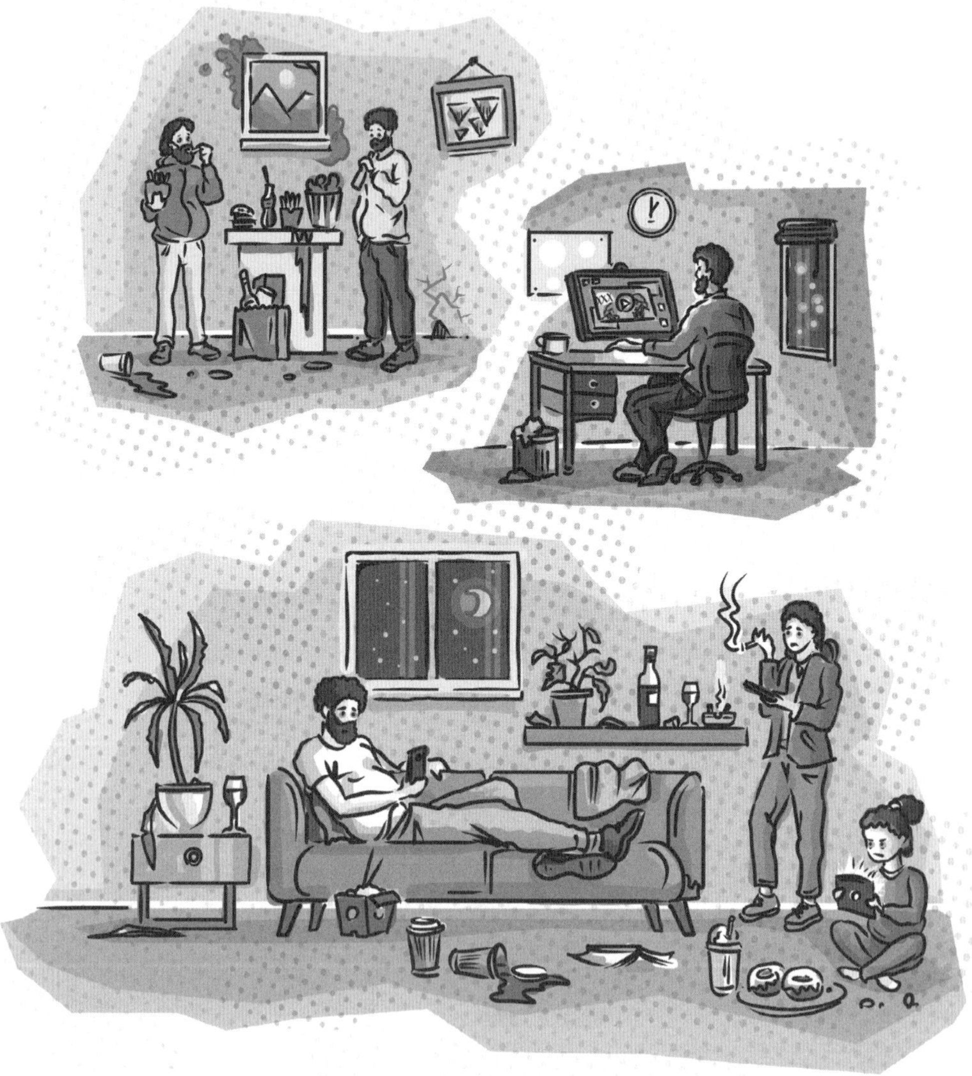

Stellen wir uns jetzt einmal vor, wir würden Jäger und Sammler in die heutige Welt versetzen

Plötzlich haben sie Zugang zu zuckerhaltigen Fertigprodukten, und ihr Dopaminspiegel sinkt. Ständig werden sie durch Smartphones und soziale Medien abgelenkt, und ihr Oxytocin-Spiegel fällt. Bald sind sie die ganze Zeit drinnen und bleiben bis spät in die Nacht wach, und ihr Serotonin-Spiegel lässt nach. Sie werden bewegungsfaul, sitzen den ganzen Tag am Schreibtisch, und ihr Endorphin-Spiegel baut sich ab.

Das ist der Punkt, an dem wir als Gesellschaft heute stehen. Viele von uns haben einen Lebensstil, der verhindert, dass wir diese wichtigen Botenstoffe ausreichend produzieren. Doch wenn du das erst einmal verstanden hast, gibt es eine ganz einfache Lösung. Und die hältst du gerade in der Hand.

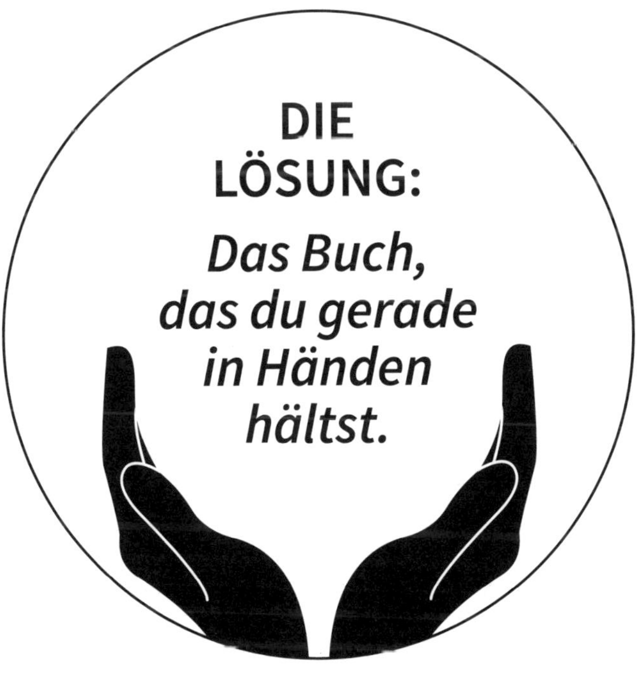
DIE
LÖSUNG:
Das Buch,
das du gerade
in Händen
hältst.

Hier beginnt deine DOSE-Reise

In jedem Teil von „Der DOSE-Effekt“ erforschst du einen der vier wichtigsten Hirnbotenstoffe. Für jeden Botenstoff entdeckst du fünf DOSE-Aktionen – wissenschaftlich fundierte Aktivitäten, die dazu gedacht sind, diesen bestimmten Botenstoff zu optimieren. Ich empfehle dir, jede Woche eine DOSE-Aktion auszuprobieren. Schon bald werden sie zu einem wichtigen Bestandteil deines Alltags werden. Dieser Prozess ist machbar und unglaublich wirkungsvoll. Unsere Welt ist wunderbar, und die Fortschritte, die wir als Gesellschaft erzielen, sind phänomenal. Jäger und Sammler hätten von der Welt, in der wir heute leben, nur träumen können. Heute müssen wir uns in ihre Welt zurückträumen und ein Gleichgewicht finden zwischen dem, was wir als Menschen instinktiv sind, und dem, was wir in unserer sich ständig weiter entwickelnden Welt werden.

Um das Beste aus diesem Buch herauszuholen und dein Leben wirklich zu verändern, musst du dich ab sofort mit einem entscheidenden Impuls verbinden. Ich spreche von den Gefühlen und Botschaften, die du Tag für Tag von deinem Gehirn und deinem Körper erhältst. Vielleicht klingt das erst einmal ungewohnt. Aber ich bin sicher, dass du manchmal so ein Gefühl im Bauch oder auch im Kopf hast. Ein Gefühl von Unzufriedenheit, Einsamkeit, wenig Selbstvertrauen, Müdigkeit, Sorgen und Stress. Diese Gefühle entstehen aus einem bestimmten Grund in dir. Sie wollen dich dazu bringen, dass du Veränderungen auf den Weg bringst. Veränderungen an deiner Lebensweise.

Du musst verstehen, dass dein Gehirn ein Überlebensmechanismus ist. Unser Gehirn hat es geschafft, dass wir mit seiner Hilfe seit über 300 000 Jahren als Art überleben. Das war nicht leicht. Stell dir mal kurz vor, du müsstest kalte Winter im Freien und ohne modernen Komfort überstehen. Es ist doch phänomenal, dass es uns immer noch gibt. Der Grund dafür sind starke Instinkte, die uns beim Überleben geleitet haben. Sie haben uns dazu gebracht, dass wir jagen wollten, dass wir für unsere Kinder sorgen, Unterkünfte bauen und in allen Bereichen unseres Lebens ständig innovativ sein wollten, damit es uns immer besser geht. Wenn wir uns auf diese Verhaltensweisen eingelassen haben, haben wir in unserem Gehirn und Körper Belohnungsgefühle erlebt, die uns dazu gebracht haben, das öfter zu tun. Diese Belohnungsgefühle wurden durch unsere aktivierten Hirnbotenstoffe ausgelöst.

Heute sieht unser Leben ganz anders aus. Aber unsere Hirnchemie funktioniert immer noch gleich. Sie versucht immer noch uns zu leiten, gerade so wie sie uns früher für ein Verhalten belohnt hat, das optimale Bedingungen für unser Überleben geschaffen hat. Jetzt macht sie das Gleiche mit Verhalten, das uns schadet. Wenn du dich zum Beispiel leer und unmotiviert fühlst, wenn du alles vor dir hergeschoben und stundenlang auf deinem

Smartphone herumgescrollt hast, dann ist das kein Zufall. Es liegt daran, dass dein Gehirn weiß, dass Herumscrollen nicht der Weg zur optimalen Zukunft für dich ist. Deshalb sorgt es dafür, dass du dich schrecklich fühlst, um dich so dazu zu bringen, dein Verhalten zu ändern. Dasselbe passiert, wenn du Unmengen Zucker isst, zu viel Zeit drinnen verbringst, den ganzen Tag sitzt, zu viel Alkohol trinkst oder zu viele Pornos guckst. Alle diese Verhaltensweisen, die zu einem normalen Bestandteil modernen Lebens geworden sind, verringen unser Potenzial als gesamte Art. Deshalb schicken unsere Hirnbotenstoffe uns so lange negative Signale, bis wir auf sie hören und etwas ändern.

Es ist ganz einfach: Du musst anfangen zuzuhören. Hör mal darauf, wie sich dein alltägliches Verhalten auf dein Gehirn und deinen Körper auswirkt. Nimm zum Beispiel bewusster wahr, wie sich Zucker und soziale Medien auf dich auswirken. Und wenn du dann mit den DOSE-Aktionen anfängst und dein Gehirn allmählich wieder ins Gleichgewicht bringst, dann hör bitte auch darauf, wie sich das anfühlt. Achte auf die steigende Motivation, das Gefühl des Selbstvertrauens, die bessere Laune, die Entspannung. Wenn du auf die Veränderungen achtest, fällt es dir leichter, gesünder leben zu wollen. Die Motivation kommt dann immer mehr aus deinem Inneren, und diese Gewohnheiten fühlen sich nicht mehr wie Arbeit an. Sondern wie ein Geschenk.

Ich habe dieses Buch auf eine ganz bestimmte Weise aufgebaut und gestaltet, nämlich basierend darauf, wie unser Gehirn funktioniert. In „Der DOSE-Effekt“ lernst du die Funktion jedes einzelnen Hirnbotenstoffs kennen; du findest heraus, wie es sich anfühlt, wenn der Spiegel dieses Botenstoffs niedrig oder hoch ist, und du erkennst die Hauptursachen für diese Empfindungen. Danach, und das ist das Wichtigste, wirst du Challenges bewältigen. In diesem Buch geht es um echte Verhaltensänderung. Die Challenges sind konkret und machbar. Dein Lebensstil wird sich Schritt für Schritt verändern, und diese Veränderung führt dann zu einer Transformation der Art und Weise, wie dein Gehirn tagtäglich funktioniert.

Der DOSE-Effekt

Ich verspreche dir, wenn du diese Formel befolgst, wirst du: ein Leben führen, in dem du die Ziele erreichen kannst, die dir am wichtigsten sind; dir etwas zutrauen und dich mit den Menschen verbunden fühlen, die du liebst; morgens energiegeladen und startklar aufwachen; innerlich wirklich ruhig und entspannt sein. Ich freue mich sehr, dass du hier bist. Vor dir liegt ein neues Leben.

Mehr über TJ Power

Hi, ich heiße TJ Power und werde dich auf deiner DOSE-Reise begleiten. Ich freue mich riesig, dass du hier bist. Da wir im Lauf dieses Buches schon bald eine echte Verbindung aufbauen werden, finde ich es gut, wenn du ein wenig über meine bisherige Geschichte erfährst und weißt, was mich bis hierher gebracht hat.

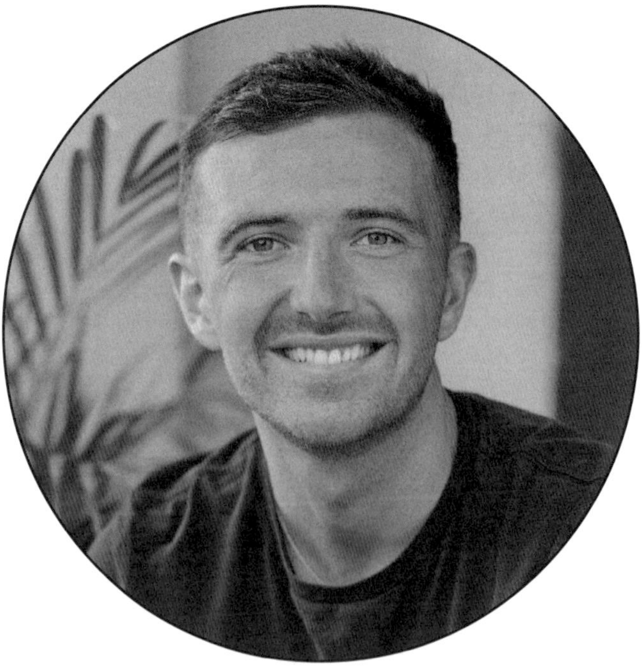

Ich bin jemand, der in der Schule ziemliche Probleme hatte. Es fiel mir sehr schwer, einen Bezug zu Fächern zu entwickeln, die mich nicht interessierten. Mit 16 bin ich in Großbritannien auf ein College gegangen und habe dort zum ersten Mal die Psychologie entdeckt. Ich habe mich sofort in das Gebiet verliebt und wollte mehr wissen. In den darauffolgenden fünf Jahren musste ich als junger Mann eine schwere Zeit durchstehen. Ich habe fünf Menschen verloren, junge und alte, die mir unglaublich nahestanden. Mit 21 hatte ich schon viermal einen Sarg auf den Schultern getragen. In dieser Zeit bin ich innerlich gereift und war oft extrem niedergeschlagen. Damals habe ich mich dem Partyleben zugewandt, was ja nichts Ungewöhnliches ist. Leider habe ich mich sehr regelmäßig mit Dingen beschäftigt, die wir bald als süchtig machendes Dopamin-Verhalten erkennen werden. Ich habe das gemacht, um Spaß zu haben, aber auch, um vor meinen Gefühlen davonzulaufen.

Die Liebe zu meinem Psychologie-Studium blieb mir aber erhalten, und in dem Sommer vor meinem Master habe ich zum ersten Mal beschlossen, dass ich mental und körperlich gesund werden wollte. Um das zu schaffen, bin ich zu meinem Opa aufs Land gezogen. Ich habe mir Zeit genommen und mich darauf konzentriert, auf mein Inneres zu hören und meine instinktiven Gefühle zu erkennen. Das war der Beginn eines neuen Wegs zu einem glücklicheren und besser fokussierten Leben. Ich habe einfach versucht, meine depressiven Gedanken und meinen süchtigen Kopf wieder klar zu kriegen.

Während meines Masterstudiums habe ich mich auf meine Reise zum Neurowissenschaftler konzentriert und dazu Gesundheitswissenschaften, Psychologie und Neurowissenschaften studiert. Ich hatte das große Glück, dass mir mit 21 Jahren die Möglichkeit zu einer eigenen Vorlesungsreihe an der Universität Exeter angeboten wurde, wo ich auf der Bühne über die Forschung zu den Themen sprechen konnte, die mich begeisterten – Psychologie, Neurowissenschaften, Flow und vieles mehr. Meine Reise zum anerkannten Neurowissenschaftler entwickelte schnell eine Eigendynamik. Ein paar Monate später sprach ich an der Universität Oxford, und danach an vielen weiteren Universitäten. In dieser Zeit kam mir die Idee zu „Der DOSE-Effekt“: Eine einfache, wissenschaftlich fundierte Formel, die für alle Menschen leicht verständlich und umsetzbar ist. Eine Formel, die sich auf das Positive konzentriert. Sie gibt den Menschen ihren Nordstern – ein Ziel und eine Orientierung, wohin sie kommen wollen. Ich habe schnell gemerkt, dass es viel besser ist, wenn die Menschen die Idee verfolgen, dass

Unsere Ergebnisse waren unter anderem:

48%	Verbesserung bei Konzentration und tiefer Fokussierung
49%	Verbesserung der Motivation über den ganzen Tag
50%	Verbesserung in Bezug auf gesunde Handynutzung
59%	Verbesserung des täglichen Energielevels
30%	Verbesserung beim Glauben an sich selbst und positiven Selbstgesprächen
54%	Verbesserung der Schlafqualität
32%	Verbesserung der Fähigkeit zum Umgang mit starkem Stress
29%	Verbesserung der Fähigkeit zum Umgang mit Angst
40%	Verbesserung der Motivation zu Sport und Bewegung
41%	Verbesserung in Bezug auf gesunde Ernährung

es ihnen gut gehen soll, anstatt davor davonzulaufen, dass es ihnen schlecht geht.

Nach meinem Master und neben meinen Vorträgen habe ich das Unternehmen *Neurify* mitgegründet und bin leitender Wissenschaftler an unserem Forschungszentrum *The Dose Lab* geworden. *Neurify* ist ein großes internationales Unternehmen für mentale Gesundheit und Performance-Training. In den ersten Jahren von *Neurify* habe ich sehr viele „DOSE Live"-Workshops gegeben. Innerhalb von zwei Jahren habe ich über 50 000 Menschen persönlich ausgebildet und konnte kaum glauben, was dabei herauskam. Wir haben angefangen, bei den Teilnehmenden vor und nach der Ausbildung Eckwerte zu testen, und die Resultate waren überwältigend.

Ich konnte es kaum glauben. Wir hatten eine Methode, die offenbar jede und jeder verstand. Eine Methode, die bei den Menschen gut ankam und die wirklich funktionierte. Damit war ich voll fokussiert. Sogar noch fokussierter als vorher. Wir begannen, ein unglaubliches Team aufzubauen, eine umwerfende Technologie-Plattform und physische Produkte zu entwickeln, und das hat uns zum heutigen Moment und zur größten Ehre in meinem ganzen bisherigen Leben geführt: zu der Chance, dieses Buch zu schreiben. Nach über zehn Jahren intensiver Forschung und der Ausbildung tausender Menschen, habe ich alles in „Der DOSE-Effekt" gesteckt.

Es bietet dir die klarste Lösung, die du dir vorstellen kannst, damit es dir in unserer modernen Welt wirklich gut geht. Ich hoffe, du findest es unterhaltsam und interessant, und vor allem hoffe ich, dass es dein Leben grundlegend verändert.

Danke, dass du hier bist.
Legen wir los.

TJ

TEIL 1

Entwickle die Fähigkeit, deine Ziele zu erreichen

DOPAMIN
DOPAMIN
DOPAMIN
DOPAMIN
DOPAMIN
DOPAMIN
DOPAMIN
DOPAMIN

Dopamin verstehen

Dopamin ist der Hirnbotenstoff, der in unserer modernen Welt unfassbar bekannt geworden ist. Vielleicht hast du schon mal davon gehört, dass du kleine Dopamin-„Kicks“ bekommst, wenn du am Handy durch soziale Medien scrollst, Alkohol trinkst oder Zuckerhaltiges isst[1].

Das stimmt zwar alles, doch Dopamin ist noch für viel mehr zuständig. Wenn du lernst, wie du die Menge an Dopamin steigern kannst, die du jeden Tag auf natürliche Weise produzierst, wird das enormen Einfluss auf deine Motivation und damit auch auf deine Fähigkeit haben, an deinen Zielen im Leben dranzubleiben[2].

Du musst lernen, wie du die Menge an Dopamin, die du jeden Tag produzierst, auf natürliche Weise erhöhen kannst.

Die Dopamin-Prinzipien

Prinzip 1

Sorgt für das gute Gefühl nach harter Arbeit

Zuerst müssen wir die Hauptfunktion von Dopamin verstehen. Als wir noch Jäger und Sammler waren, hat Dopamin für den nötigen inneren Antrieb gesorgt, die schweren Aufgaben, die uns am Leben erhielten, auch wirklich zu Ende zu bringen[3]. Nehmen wir mal die lebenswichtige tägliche Jagd nach Nahrung als Beispiel. Das war eine Tätigkeit, die nur mit Unmengen Motivation und tiefer Konzentration zu bewältigen war. Das Dopamin stieg in unserem Gehirn an und löste den starken Wunsch aus, Nahrung zu finden.

Während der Jagd stieg das Dopamin dann weiter an, je näher wir dem Ziel kamen. Hatten wir erfolgreich ein Tier erlegt, stieg das Dopamin noch einmal und löste damit in unserem Gehirn ein starkes Belohnungserlebnis und riesige Freude aus. Dieses Belohnungsgefühl verstärkte dann unseren Wunsch, dieser herausfordernden Tätigkeit regelmäßig nachzugehen, wodurch sich unsere Überlebens-Wahrscheinlichkeit maximal erhöhte[5]. Der Schlüssel zum Verständnis von Dopamin ist also: Um es zu bekommen, musst du dich auf Aufgaben konzentrieren, die zunächst Anstrengung erfordern und dir dann nach und nach das Gefühl geben, dass du Fortschritte machst, sodass du dich hinterher richtig gut fühlst. Ein einfaches Beispiel dafür könnte sein, deine Wohnung aufzuräumen[6] – eine Tätigkeit, die man sehr gerne aufschiebt und der man mit Prokrastination prima aus dem Weg gehen kann. Wenn du sie dann aber doch anpackst, löst das Zufriedenheit und Erfolgsgefühle aus. Diese Gefühle entstehen durch den Anstieg von Dopamin in deinem Gehirn.

Prinzip 2

Steuert die Balance von Vergnügen und Schmerz

Schauen wir uns jetzt einmal an, wie unsere moderne Welt diesen wichtigen Hirnbotenstoff durcheinanderbringt. Super einfach und effektiv lässt sich das mit einem genialen Konzept verstehen, das durch Anna Lembke und ihr Buch *Die Dopamin-Nation* bekannt geworden ist: das Gleichgewicht zwischen Vergnügen und Schmerz (engl. *Pleasure-Pain Balance*)[7]. Neuere

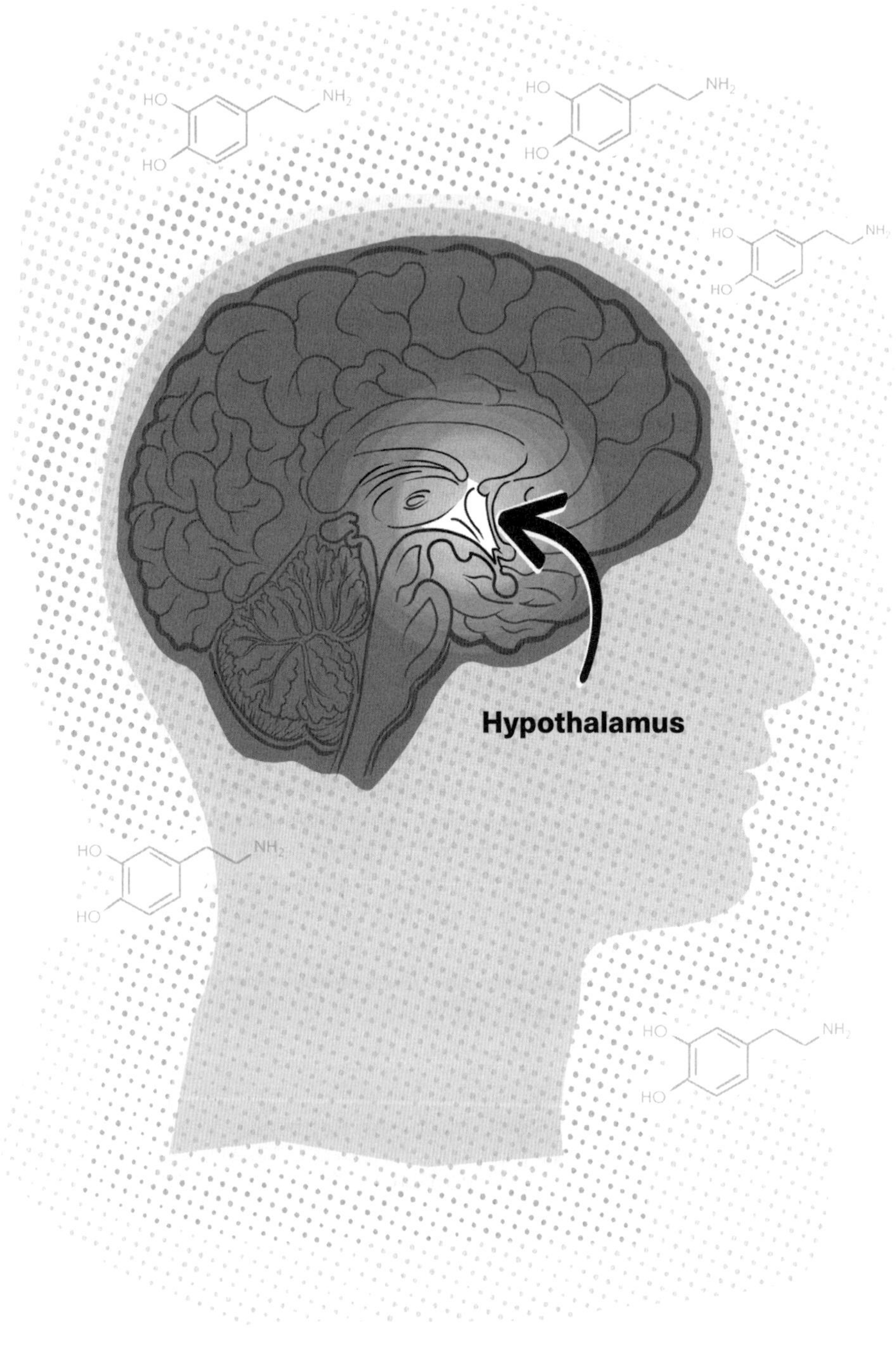
HO
HO
NH2
Hypothalamus

neurologische Forschungen haben gezeigt, dass die Stellen unseres Gehirns, die für Vergnügen und Schmerz zuständig sind, im gleichen Areal direkt nebeneinander liegen, nämlich im sogenannten Hypothalamus.

Das ist deshalb besonders interessant, weil sie durch dieses Nebeneinanderliegen wie eine Wippe funktionieren. Das heißt, dass die Wippe bei harten, „schmerzhaften" Tätigkeiten, die zu körperlichen oder mentalen Belastungen führen, also wenn du dich zum Beispiel im Fitnessstudio richtig pushst oder bei der Arbeit lange konzentrierst, auf der Schmerz-Seite beschwert wird. Kommen wir nochmal auf unsere Vorfahren zurück, um das besser zu verstehen. Stell dir mal vor, du wärst fünf Stunden draußen in der Kälte auf der Suche nach Nahrung und Unterschlupf. Das wäre doch unglaublich anstrengend. Angesichts dieser Schwierigkeit war es superwichtig, dass unser Gehirn einen Überlebensmechanismus entwickelt hat, der dafür sorgt, dass wir uns nach anstrengenden Tätigkeiten gut fühlen. Wenn die Wippe auf der Schmerz-Seite beschwert wurde, stieg sie dadurch zugleich auf der Vergnügen-Seite, was in unseren Vorfahren positive Belohnungsgefühle auslöste. Das führte dann wiederum zu einer Bestärkung dieser „schmerzhaften" Tätigkeiten, die für uns überlebenswichtig waren.

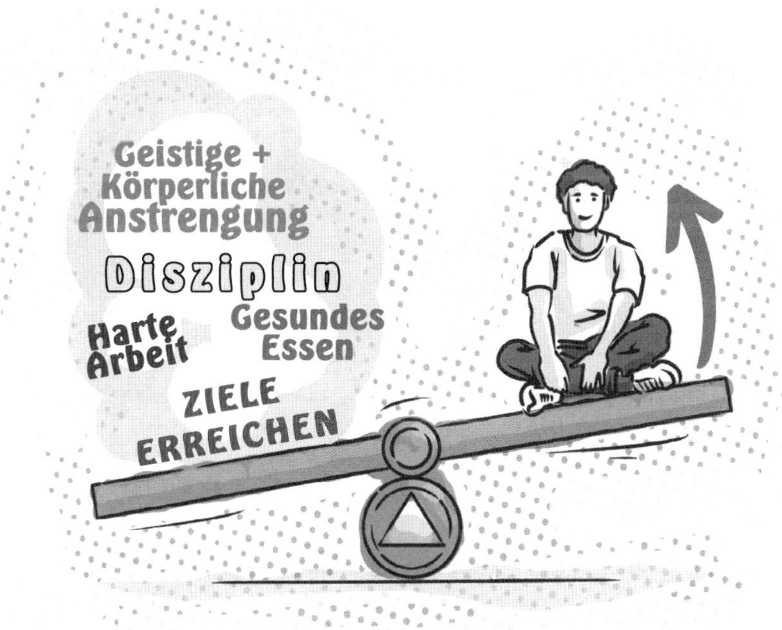

Früher konnten wir unseren Dopaminspiegel nur durch anstrengende, „schmerzhafte“ Tätigkeiten wie Jagen, Nahrungssuche, Bauen von Unterkünften, Feuermachen und die Suche nach einem Ort zum Leben erhöhen. Mit der Zeit haben wir aber ziemlich schnell herausgefunden, wie wir unser Dopaminsystem ohne Anstrengung stimulieren können, zum Beispiel durch Zigaretten, Alkohol, Drogen, Pornografie, Junkfood und heute auch durch soziale Medien[8].

Kommen wir noch einmal auf die Vergnügen-Schmerz-Balance-Wippe zurück. Ähnlich wie „schmerzhafte“ Tätigkeiten dazu führen, dass das Gehirn „Vergnügen“ empfindet, lassen Tätigkeiten, die uns Vergnügen bereiten, die Wippe in die andere Richtung kippen, was dazu führt, dass das Gehirn „Schmerz“ empfindet. Das ist schlicht und einfach Evolution pur und hilft uns zu überleben. Es ist genial, dass wir einen Mechanismus in unserem Gehirn haben, der uns belohnt, wenn wir etwas tun, das essenziell unsere Überlebenschancen erhöht, und der dafür sorgt, dass es uns schlecht geht, wenn wir uns so verhalten, dass unsere Überlebenschancen sinken.

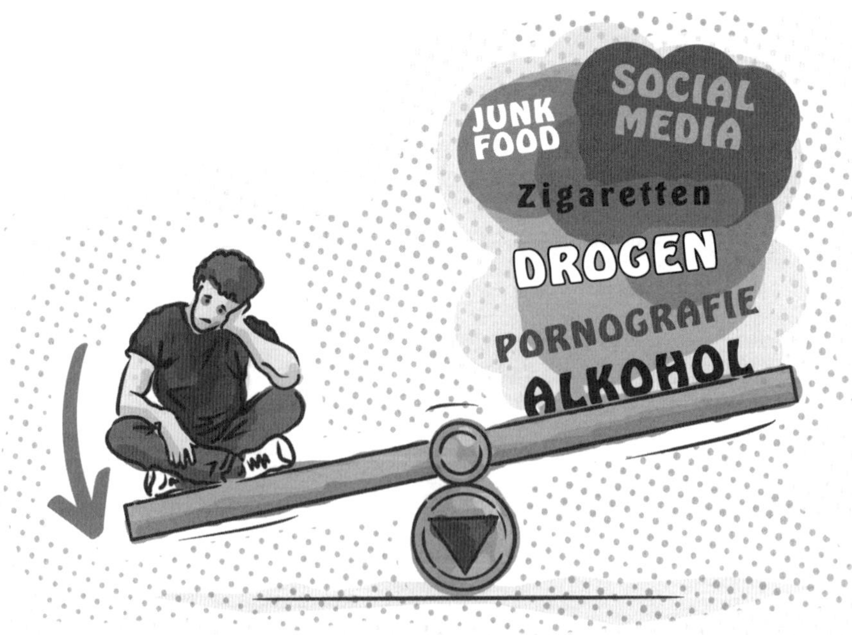

Während dieser sehr genussvoll dopaminergen, also sozusagen dopaminlastigen Aktivitäten produziert dein Gehirn noch einen unfassbar intelligenten weiteren neurochemischen Stoff, das Dynorphin. Um dich weiter davon abzubringen, dich zu sehr auf solche Aktivitäten einzulassen, wird Dynorphin ausgeschüttet, das in deinem Gehirn Unbehagen auslöst[9]. Dieses Unbehagen kann sich in depressiver Verstimmung oder tiefer Niedergeschlagenheit äußern – in etwa so wie du dich fühlst, nachdem du zu viel Alkohol getrunken, zu viel Zuckerhaltiges gegessen oder zu lange durch Social-Media-Videos gescrollt hast.

In „Der DOSE-Effekt“ entdeckst du, wie du zum modernen Jäger und Sammler werden kannst, indem du nach und nach wichtige Aktivitäten einbaust, durch die sich diese Vergnügen-Schmerz-Balance-Wippe auf die Seite eines natürlichen Schmerzes neigt, was nachhaltiger ist und dich zu einem glücklicheren und motivierteren Menschen macht. Unser Ziel ist nicht mehr die Jagd auf Tiere oder der Bau von Unterkünften; auf dieser Reise werden deine Träume zum Ziel, deine Leidenschaften, deine Beziehungen und deine körperliche und geistige Gesundheit.

Hast du einen niedrigen Dopaminspiegel?

Jetzt, wo du Dopamin besser verstehst, musst du erst einmal herausfinden, welches die wichtigsten Verhaltensweisen sind, auf die du dich regelmäßig einlässt und die zu einem niedrigen Dopaminspiegel führen können. Bei solchem Verhalten sprechen wir von „schnellem Dopamin“. Wenn dein Dopaminspiegel niedrig ist, fühlst du dich zunächst unmotiviert und schiebst Dinge vor dir her[10]. Wenn du dein Dopaminsystem über einen längeren Zeitraum immer wieder durch solches Verhalten auslaugst, entwickelst du Niedergeschlagenheit und depressive Symptome[11]. Die sechs wichtigsten Verhaltensweisen, die zu einem Abfall deines Dopaminspiegels führen, sind:

Die SECHS Hauptursachen für einen niedrigen Dopaminspiegel

1. Zuckerhaltige Nahrungsmittel
2. Alkohol und Drogen (einschließlich Vapes)
3. Pornografie
4. Soziale Medien[12]
5. Glücksspiel
6. Online-Shopping

Wenn du diese Liste liest und denkst „Wow, Vieles davon mache ich auch selbst oft“, dann musst du wissen, dass das in unserer Welt völlig normal ist. Für mich waren alle diese Verhaltensweisen schon ziemlich früh unfassbar verlockend und süchtig machend. Als Teenager habe ich damit angefangen, und in den letzten zehn Jahren war ich auf einer spannenden Entdeckungsreise, um zu lernen, wie ich damit umgehen kann. Wenn ich zum Beispiel an einen typischen Tag an der Uni zurückdenke, dann bin ich aufgewacht und habe sofort angefangen auf meinem Handy herumzuscrollen, bis ich mich dann irgendwann dazu durchgerungen habe aufzustehen. Auf dem Weg in die Uni habe ich mit einem Podcast oder Musik im Ohr schon wieder wie wild mein Handy gecheckt. Dann habe ich mir etwas Schnelles und Ungesundes zu essen reingezogen. Ich habe mich an mein Notebook gesetzt und versucht, ein bisschen zu arbeiten, aber schon nach kurzer Zeit wurde ich von einem YouTube-Video abgelenkt oder habe meinen Freunden geschrieben, damit ich mich nicht so allein fühle und mir nicht so langweilig ist. Ich ging zu einer Vorlesung und konnte mich kaum konzentrieren. Ich ging nach Hause, damit ich schon früh anfangen konnte, mit meinen Freunden zu trinken, und feierte dann oft mit ihnen bis spät in die Nacht. Ich wachte mit einem Gefühl der Angst auf, und dann habe ich diesen Tagesablauf einfach ständig wiederholt.

Ich kann total nachempfinden, wie es ist, in einer modernen Welt mit diesen ganzen unglaublich süchtig machenden Versuchungen zu leben, egal in welcher Lebensphase du dich gerade befindest. Deshalb glaube ich, dass ich dich bei diesem Thema begleiten kann. In diesem Buch werde ich dir die wertvollsten Erkenntnisse und Strategien vermitteln, die ich kennengelernt habe, damit ich dir helfen kann, dich in unserer hochgradig suchterzeugenden dopaminlastigen Welt zurechtzufinden.

Bevor wir uns mit den Ursachen für einen niedrigen Dopaminspiegel beschäftigen, möchte ich dir anschaulich zeigen, in welcher Weise sich diese Aktivitäten negativ auf deinen Dopaminspiegel auswirken. Wie du jetzt weißt, ist Dopamin ein Botenstoff, den man sich durch Anstrengung langsam „verdienen“ muss[13]. Nimm zum Beispiel den jetzigen Moment, in dem du gerade dieses Buch liest. Das ist ein perfektes Beispiel für das Gegenteil dieser Aktivitäten für schnelles Dopamin; Lesen bezeichnen wir als langsames Dopamin. Wenn du dieses Buch aufschlägst und mit dem Lesen beginnst, verspürst du nicht gleich einen Glücksrausch in deinem Gehirn. Aber wenn du dich eine Zeit lang konzentriert hast, vielleicht fünf bis zehn Minuten, wirst du merken, dass ein Gefühl der Zufriedenheit und des Erfolgs aufkommt. Das liegt daran, dass du dir das angenehme Gefühl „verdient" hast. In der Grafik weiter unten erkennst du, wie das aussieht.

Auf dieser Kurve siehst du links deinen Dopaminspiegel (Y-Achse). Du hast deinen Ausgangswert, die Menge an Dopamin, die dein Gehirn normalerweise laufend ausschüttet. Darunter befindet sich der niedrige Dopaminspiegel und darüber der hohe. Von links nach rechts verläuft die X-Achse. Sie steht für die Zeit und zeigt, wie lange es dauert, bis dein Dopaminspiegel steigt.

In diesem Beispiel steigt dein Dopaminspiegel beim Lesen langsam an, weil dein Gehirn sich anstrengt. Dadurch entstehen positive Gefühle von Belohnung und Zufriedenheit. Wenn du mit dem Lesen fertig bist, sinkt dein Dopaminspiegel langsam wieder auf den Ausgangswert.

So wirkt langsames Dopamin

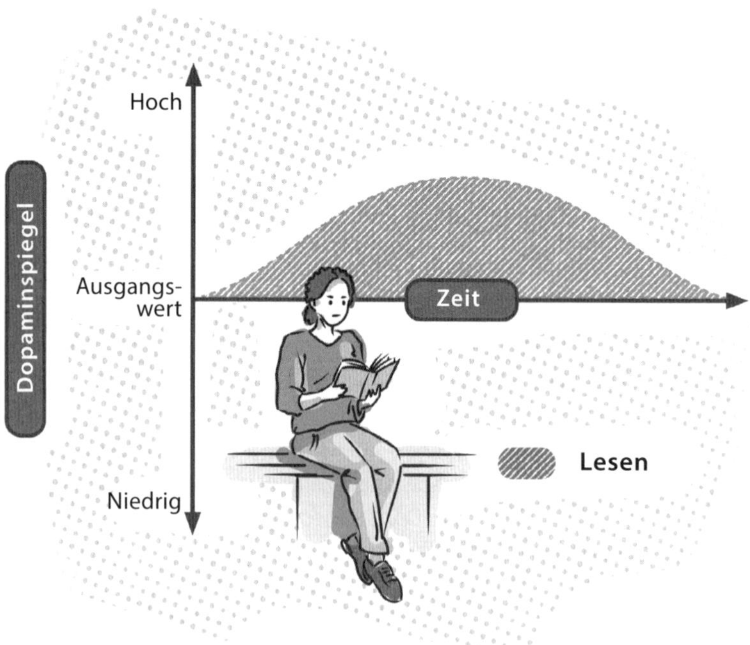

Schauen wir uns jetzt einmal an, was in deinem Gehirn passiert, wenn du durch soziale Medien scrollst – eine Aktivität für schnelles Dopamin. Du öffnest deine Social-Media-Apps, und schon geht es dir richtig gut. Dein Dopaminspiegel steigt unfassbar schnell an und dein Gehirn empfindet

Vergnügen[14]. Das Problem dabei ist dasselbe wie bei allem anderen in unserem Universum: „Was hochgeht, muss auch wieder runterkommen"; das erklären schon die Gesetze der Physik. Dein Gehirn und dein Körper streben immer nach der sogenannten „Homöostase", was einfach Gleichgewicht bedeutet. Wenn also der Dopaminspiegel beim Scrollen durch soziale Medien unglaublich schnell ansteigt, denkt das Gehirn: „Wow, warum ist mein Dopaminspiegel so hoch?" Um die Homöostase oder das Gleichgewicht wiederherzustellen, muss der Dopaminspiegel dann schnell im selben Maß unter den Ausgangswert absinken, wodurch du dich noch schlechter fühlst als vor dem Scrollen[15].

Schauen wir uns mal die zweite Grafik an. Du siehst, dass der Dopaminpegel im Gehirn sofort nach dem Öffnen der sozialen Medien angestiegen ist. Deshalb ist das Scrollen so verlockend und macht so süchtig. Um einen solchen Dopaminanstieg zu erreichen, mussten unsere Vorfahren vier Stunden jagen. Heute können wir das sofort erleben, wann immer wir wollen, anstatt uns wie sie vier Stunden lang langsames Dopamin verdienen zu müssen. In dieser Grafik siehst du, dass die Symptome eines niedrigen Dopaminspiegels wie Demotivation, Aufschieberitis und schlechte Laune steigen, sobald das Handy weggelegt wird.

So wirkt schnelles Dopamin

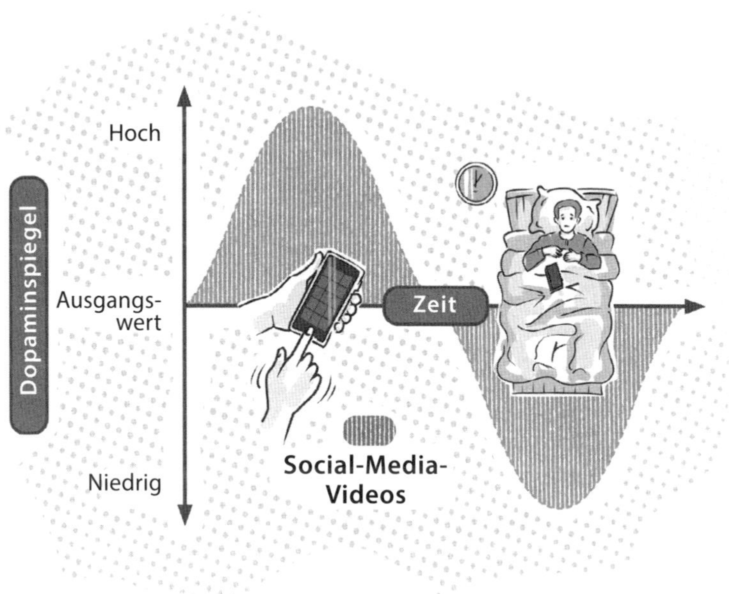

Noch einmal: Denke daran, dass dein Gehirn dir nur helfen will. Es weiß, dass es dich nicht weiterbringt, zwei Stunden lang im Bett zu liegen und zu scrollen, anstatt zu schlafen. Wenn du lernst, auf die Hinweise deines Gehirns zu hören, anstatt dich ihnen zu widersetzen, erwartet dich eine magische neue Lebenserfahrung.

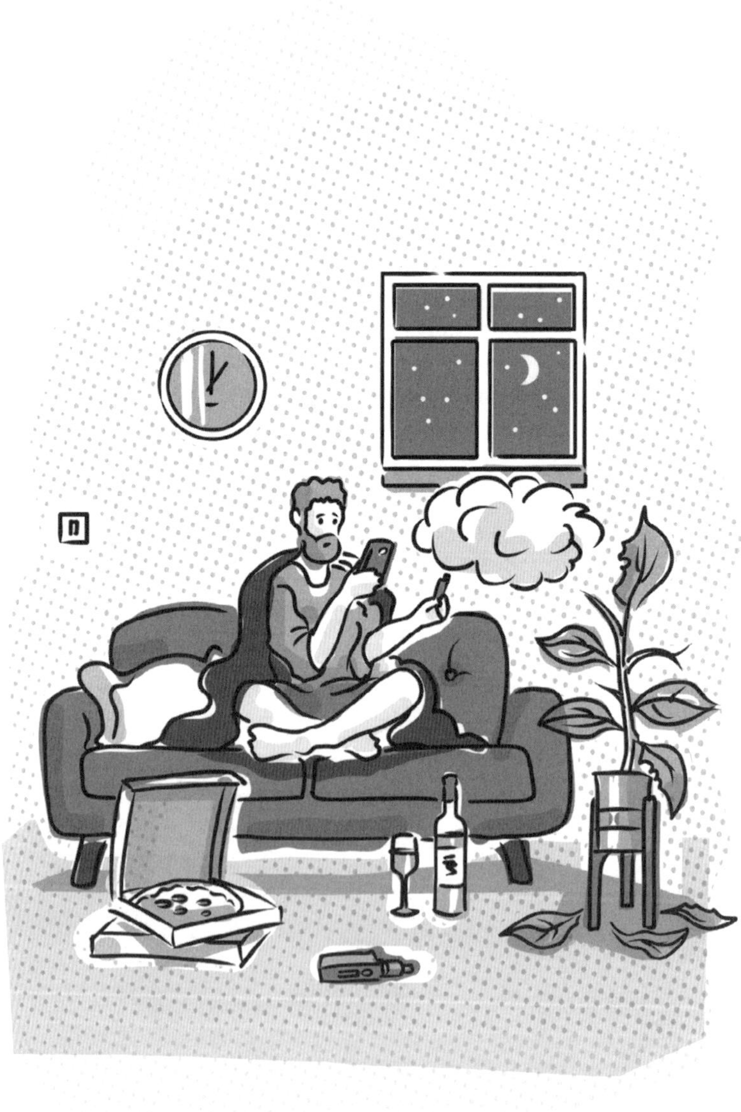

Wenn du deinen Dopaminspiegel immer wieder in die Höhe treibst und dann abstürzen lässt, wird dein Dopaminsystem total ausgelaugt. Du weißt, dass der Motor irgendwann kaputt ginge, wenn du jeden Morgen ins Auto steigen und ihn fünf Minuten auf Hochtouren laufen lassen würdest, ohne loszufahren. Genauso erschöpfen viele von uns ihr Dopaminsystem durch Vergnügungen. Das ist eine der Hauptursachen für die Demotivation und depressiven Symptome, die du vielleicht in deinem Leben verspürst[16].

Alle oben genannten Verhaltensweisen (Zuckerhaltiges, Alkohol, Drogen, Pornografie, Glücksspiel und soziale Medien) führen zu einem starken Anstieg mit anschließendem Absturz deines Dopaminsystems. Diese schnellen Dopaminspitzen machen diese Verhaltensweisen so unglaublich suchterzeugend.

Der extrem populäre Neurowissenschaftler Andrew Huberman definiert Sucht als „die fortschreitende Verringerung der Dinge, die dir Freude machen“[17].

Ich möchte, dass du diesen Satz noch einmal liest und darüber nachdenkst, ob du das auch so erlebst. Bei mir war das jedenfalls lange Zeit so … „die fortschreitende Verringerung der Dinge, die dir Freude machen.“ Vielleicht stellst du fest, dass die angenehmen Momente in deinem Leben häufig vor allem dann eintreten, wenn du durch deine Social-Media-Feeds scrollst, Zuckerhaltiges isst oder Alkohol trinkst. Auch das ist ganz normal und kein Grund, sich zu verurteilen. Das Problem dabei ist, dass dein Dopamin ständig gehackt wird, da dieses Verhalten den einzigen Stoff in deinem Gehirn verbraucht, der dir die Energie gibt, das Leben zu gestalten, das du dir wünschst. Wenn wir uns die Umkehrung von Hubermans Satz ansehen, „ein gutes Leben ist die fortschreitende Erweiterung der Dinge, die dir Freude machen“, können wir uns auf Entdeckungsreise zu einer neuen Lebensweise machen[18].

Wir wollen Freude finden, die über diese Verhaltensweisen für schnelles Dopamin hinausgeht, und stattdessen natürlichere Formen von Glück entdecken.

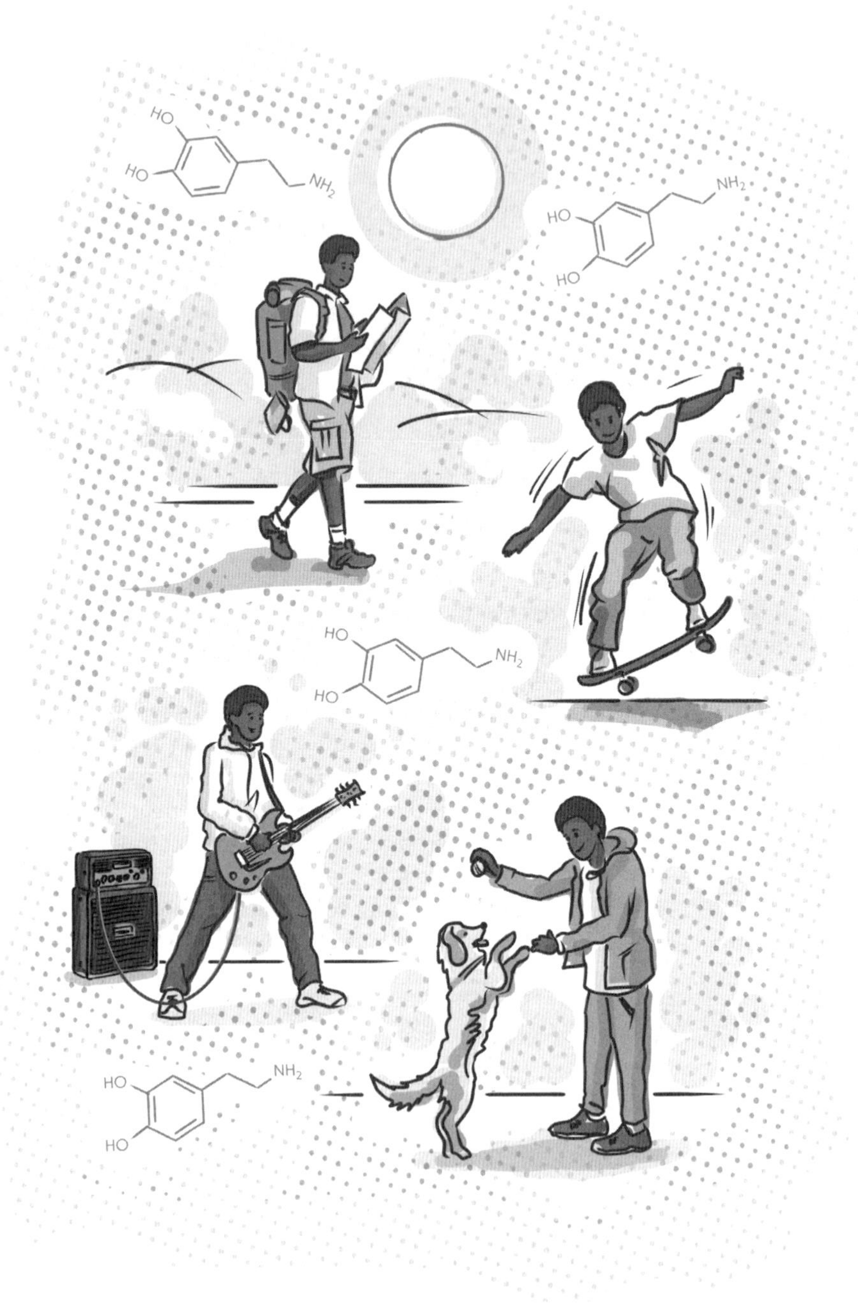
HO
HO
NH2
HO
HO
NH2
HO
HO
NH2
HO
HO
NH2

Natürliche Formen von Glück sind:

1. tiefe zwischenmenschliche Verbindungen eingehen
2. den Körper bewegen
3. nährende Lebensmittel essen
4. Bücher lesen
5. tief schlafen
6. dich um deine Wohnung kümmern
7. auf deine Ziele hinarbeiten

In diesem Buch werde ich dir helfen, den negativen Auswirkungen unserer modernen süchtig machenden Welt entgegenzuwirken, und dir zeigen, wie du echten Spaß an den natürlichen Freuden entdecken kannst, die die Welt zu bieten hat.

So fühlt sich ein hoher Dopaminspiegel an

Wenn du öfter etwas Anstrengendes tust, kannst du auch öfter einen hohen Dopaminspiegel spüren.

Bei einem hohen Dopaminspiegel wirst du zwei wichtige Symptome verspüren. Du wirst dich produktiv fühlen – du wirst feststellen, dass deine Motivation steigt und dass es dir viel leichter fällt, die Dinge zu erledigen, von denen du weißt, dass sie gut für dich sind.[19]. Außerdem wirst du mehr Begeisterung verspüren[20]. Kennst du das Gefühl, wenn dich dein Leben so richtig begeistert? Das ist ein hoher Dopaminspiegel. Wenn du dir einmal anschaust, wie du dich in einer normalen Woche fühlst, ist das ganz leicht zu verstehen. Am Montagmorgen bist du wahrscheinlich alles andere als begeistert, eher fühlst du dich ein bisschen lustlos und unmotiviert. Am Donnerstag und Freitag kann dich dein Leben im Vergleich dazu schon eher begeistern. Als Gesellschaft glauben wir, das liegt einfach daran, dass das Wochenende naht. Aber es ist komplexer. Normalerweise beschäftigen wir uns an Freitagen, Samstagen und Sonntagen eher mit Dingen, die für schnelles Dopamin sorgen. Wir trinken mehr Alkohol, essen mehr Zucker und scrollen länger auf dem Handy herum. Das führt dann zu einem niedrigen Dopaminspiegel am Montagmorgen, daher die mangelnde Begeisterung, Motivation und Konzentrationsfähigkeit. Montags, dienstags, mittwochs und donnerstags beschäftigen wir uns dann mit anstrengenderen Tätigkeiten, die den Dopaminspiegel langsam steigen lassen. Das kann harte Arbeit im Job sein, ein gut organisierter Haushalt oder häufigeres Training im Fitnessstudio. Da wir uns im ersten Teil der Woche mit diesen anstrengenden Tätigkeiten befassen, baut sich unser Dopaminspiegel auf, und das führt zu Begeisterung und Motivation.

Dass du dich auf deine Zukunft freust, ist wichtig für deine mentale Gesundheit. Wie genau du das hinkriegst, entdecken wir auf unserer Reise durch „Der DOSE-Effekt“.

Wenn wir uns zwei Fähigkeiten anschauen wollen – nämlich, wie gut du Sucht erzeugenden Dingen, die dir Spaß machen, widerstehen kannst, und wie zuverlässig du die anstrengenden Dinge, von denen du weißt, dass sie gut für deine Zukunft sind, in deinen Alltag einbauen kannst – müssen wir berücksichtigen, wie stark deine Willenskraft ist. Willenskraftforschung ist super spannend, und wir alle müssen unsere Willenskraft unbedingt stärken, damit es uns in unserer modernen Welt gut geht. Willenskraft kann man als die Fähigkeit bezeichnen, kurzfristigen Versuchungen zu widerstehen, um langfristige Ziele zu erreichen. Ein einfaches Beispiel: Wenn du dir als langfristiges Ziel vorgenommen hast, dich gesünder zu ernähren und deine körperliche Fitness zu steigern, dann würde es dir helfen, Schokolade und Kekse wegzulassen und stattdessen naturbelassene Lebensmittel zu wählen.

Und jetzt die wissenschaftliche Grundlage: Es gibt einen bestimmten Bereich in deinem Gehirn, den sogenannten *anterior mid-cingulate Cortex* oder aMCC[21]. Diese Hirnregion leuchtet immer dann auf, wenn du entweder einem süchtig machenden Verhalten widerstehst oder bewusst etwas Gesundes tust. Das Faszinierende daran ist, dass dieses Areal umso stärker wird, je häufiger es aufleuchtet, ganz ähnlich wie deine Arme stärker werden, wenn du ins Fitnessstudio gehst und Bizeps-Curls machst. Mit jeder Wiederholung werden deine Arme stärker. Mit jeder Aktivierung deines aMCC wird deine Willenskraft stärker[22]. Das Interessante daran ist, dass es dir, je stärker diese Hirnregion wird, auch immer leichter fällt, diszipliniert zu bleiben. Wenn du zum Beispiel nach der Arbeit denkst, ‚eigentlich sollte ich ins Fitnessstudio gehen' und dein Gehirn entgegnet ‚och nöö, ich hab keine Lust', du dich aber trotzdem dazu zwingst, leuchtet dein aMCC auf und wird gestärkt. Wenn du das dann beim nächsten Mal wieder mit dir aushandeln musst, wird es für dich dadurch etwas leichter zu gewinnen. Wenn du also jemanden kennenlernst, der echt diszipliniert ist, sich gesund ernährt, viel Sport macht, hart arbeitet, und du dich fragst: ‚Wie machst du das bloß?', dann weißt du jetzt: Diese Person hat ihren aMCC aktiviert.

SCHNELLE AKTION

Such dir jetzt bitte ein süchtig machendes Dopamin-Verhalten in deinem Leben aus, mit dem du anfangen willst, dein aMCC und deine Willenskraft zu stärken.

Such dir als Erstes das Verhalten aus:

1. **Zuckerhaltige Nahrungsmittel**
2. **Alkohol und Drogen (einschließlich Vapes)**
3. **Pornografie**
4. **Soziale Medien**
5. **Glücksspiel**
6. **Online-Shopping**

Dann denke bitte den Rest der Woche jedes Mal, wenn du das Bedürfnis nach diesem Verhalten verspürst, an diesen Abschnitt im Buch. Bei mir sind es im Moment die sozialen Medien. Gerade jetzt, während ich dieses Buch schreibe, habe ich ein starkes Verlangen, mit dem Schreiben aufzuhören, mein Handy in die Hand zu nehmen, zu scrollen und mir einen schnellen Dopaminkick zu verschaffen. Ich mache mir wieder klar, dass jedes Mal, wenn ich diesem Drang widerstehe, mein aMCC aufleuchtet, meine Willenskraft stärker und meine Fähigkeit zu tieferer Konzentration besser wird. Bei dir sind es vielleicht zuckerhaltige Lebensmittel, Pornos oder Alkohol. Sage dir, dass jeder erfolgreiche Widerstand dagegen ein Rep (Wiederholung) im Fitnessstudio für dein Gehirn ist. Je weniger du diesen Verhaltensweisen für schnelles Dopamin nachgibst, desto motivierter und positiver wird dein Gehirn.

Herzlichen Glückwunsch, dass du die Einführung zu Dopamin gelesen hast. Es ist nicht einfach, dem Lesen Vorrang vor anderen Dingen in deinem Leben einzuräumen. Feiere das als Erfolg. Du machst jetzt wichtige Schritte in Richtung einer positiveren Zukunft. Unsere moderne Welt steckt voller Ablenkung und Spaß. Menschen, die die Disziplin entwickeln, damit umzugehen, werden Erfolg haben. Du bist auf dem Weg, einer dieser Menschen zu werden.

Auf der übernächsten Seite findest du eine Zusammenfassung der wichtigsten Funktionen, Prinzipien, Gefühle und Verhaltensweisen, die mit der Optimierung deines Dopaminspiegels zusammenhängen.

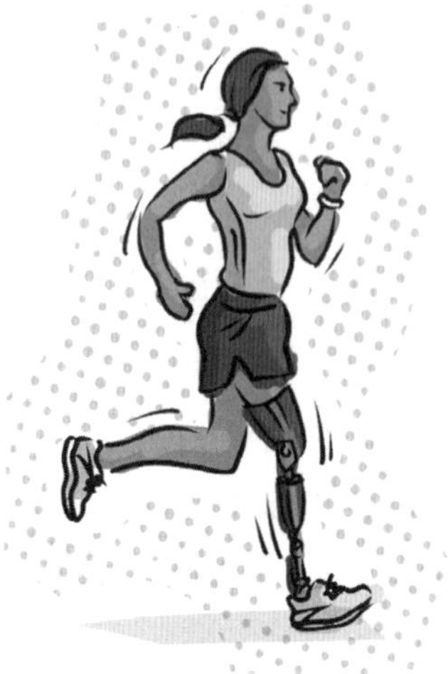

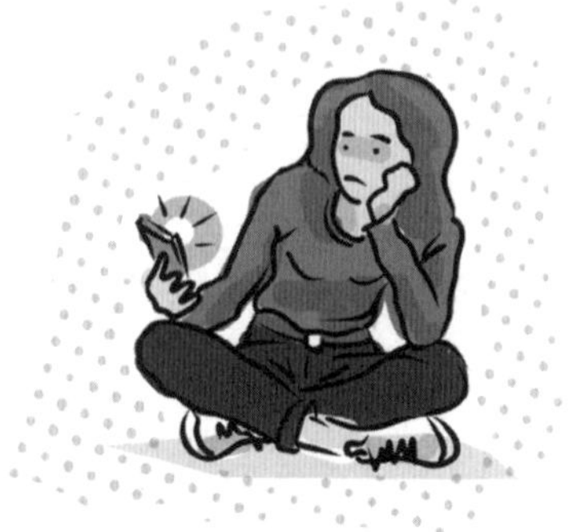

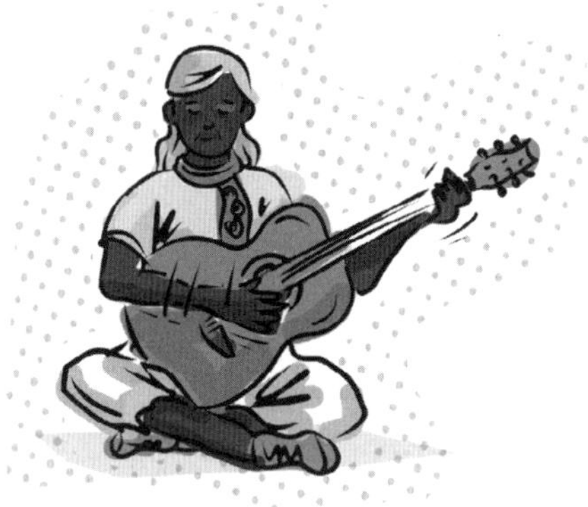

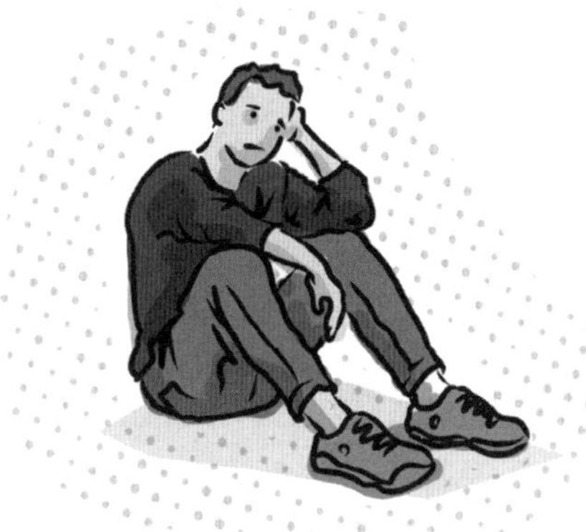

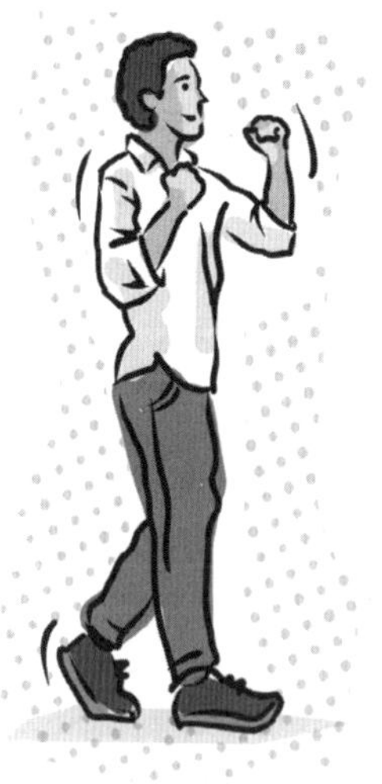

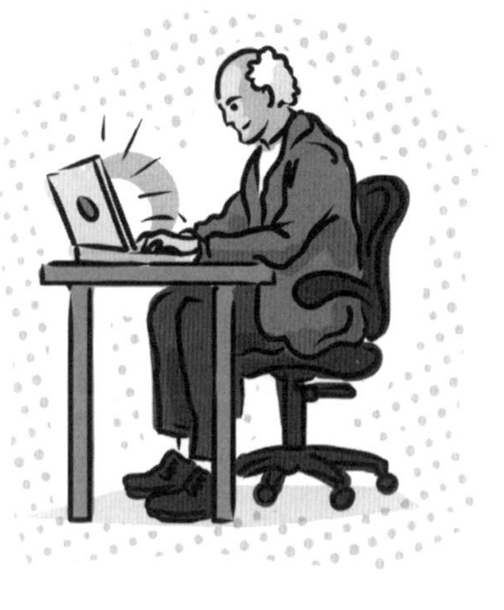

Dopamin im Überblick

Funktion →	• Motivation • Konzentration
Prinzipien →	• Sorgt für ein gutes Gefühl nach harter Arbeit • Steuert die Balance zwischen Vergnügen und Schmerz
Gefühle bei niedrigem Dopaminspiegel →	• Demotiviert • Abgelenkt • Depressiv
Ursachen eines niedrigen Dopaminspiegels →	• Zuckerhaltige Nahrungsmittel • Alkohol und Drogen • Pornografie • Glücksspiel • Online-Shopping • Soziale Medien
Gefühle bei hohem Dopaminspiegel →	• Motiviert • Entschlossen • Begeistert
Dopamin-Booster →	• Flow-Zustand • Disziplin • Handyfasten • Kaltes Wasser • Mein Ziel

1

Entwickle deine Konzentrationskräfte

DOPAMIN
FLOW-ZUSTAND
DOPAMIN
FLOW-ZUSTAND
DOPAMIN
FLOW-ZUSTAND
DOPAMIN
FLOW-ZUSTAND
DOPAMIN
FLOW-ZUSTAND

Lass uns erst mal deine Aufmerksamkeitsspanne einschätzen.

Schätze auf einer Skala von 1 bis 10 ein, wie gut du dich konzentrieren kannst. Sei ehrlich zu dir.

1 → 10

1 = unterirdisch
10 = fantastisch

Den Flow-Zustand verstehen

Puh, ist es dieser Tage nicht schwierig geworden sich zu konzentrieren? Egal, ob wir mit jemandem reden, am Computer arbeiten oder auch nur fernsehen, es ist echt eine Herausforderung geworden, unser Gehirn dazu zu bringen, dass es sich über längere Zeit nur auf eine einzige Sache fokussiert.

Das ist keine große Überraschung, denn es gibt ständig Möglichkeiten sich abzulenken. Gesellschaftlich ist das heute fast schon akzeptiert, und wir haben es aufgegeben, etwas dagegen zu tun. Oft hört man: „Ich kann mich einfach nicht mehr konzentrieren, es ist unmöglich." Das muss aber nicht so sein: Auf Konzentrationsfähigkeit kannst du dein Gehirn trainieren, genau wie auf jede andere Fähigkeit auch. Für deine Zukunft ist es absolut wichtig, dass wir deine Fähigkeit wieder aufbauen, einen Zustand tiefer Konzentration zu erreichen.

Es gibt einen ganz konkreten Grund, warum deine erste DOSE-Aktion der **Flow-Zustand** ist. Weil nämlich das tägliche Lesen in diesem Buch eine Methode ist, mit der wir dich darin trainieren werden, diesen Zustand zu erreichen. Der Flow-Zustand ist ein Konzept, über das ich während meines Masterstudiums eingehend geforscht und geschrieben habe und das mich total begeistert hat. Erstmals entwickelt und bekannt wurde es durch den ungarisch-amerikanischen Psychologen Mihaly Csikszentmihalyi[23]. Flow beschreibt einen Zustand tiefer Konzentration, der eintritt, wenn jemand total in eine Tätigkeit vertieft ist. Im Flow-Zustand verliert man das Zeitgefühl, blendet Ablenkungen aus und erreicht ganz neue Leistungs- und Produktivitätslevel[24]. Denken wir noch einmal an unsere Vorfahren: Bei der Jagd, beim Sammeln, Bauen oder Kämpfen müssen sie unglaubliche Flow-Zustände oder tiefe Konzentration erlebt haben. Noch vor wenigen Jahrzehnten, also bevor wir im heutigen Ausmaß durch Technologie abgelenkt wurden, haben wir Flow wahrscheinlich viel öfter erlebt. Wenn wir heute versuchen, uns bei der Arbeit oder sogar beim Fernsehen zu Hause tief zu konzentrieren, lenken wir uns schon lange bevor dieser Zustand tiefer Konzentration überhaupt einsetzen kann, selbst ab.

Der Flow-Zustand hat ein unfassbar komplexes Verhältnis zu deinem Dopaminsystem[25]. Wenn wir uns in diesem Zustand tiefer Konzentration befinden, strengt sich unser Gehirn sehr an, und in der Folge steigt der Dopaminspiegel deutlich[26]. Nimm zum Beispiel den Moment, in dem du gerade dieses Buch liest. Dein Gehirn strengt sich an, um die Worte darin aufzunehmen. Das ist viel mehr Anstrengung, als wenn du durch deinen Social-Media-Feed scrollst. Du wirst merken, dass du dies viel schneller und müheloser erreichst, je tiefer du dich auf das Lesen dieses Buches einlässt. Das ist der Moment, in dem dein Gehirn in den Flow-Zustand kommt, in dem es nach und nach die Ablenkungen um dich herum und die ablenkenden Gedanken in deinem Kopf ausblendet und sich immer stärker auf die Worte auf dieser Seite konzentriert. Das Interessante an der Konzentration auf eine Aufgabe – egal, ob es sich dabei um dieses Buch oder um ein Projekt handelt, an dem du arbeitest – ist nämlich: Wenn du den ersten Drang nach Ablenkung überwunden hast und dranbleibst, entwickelt sich zunehmend eine Eigendynamik. Das heißt, dein Gehirn legt sich ins Zeug und verarbeitet Informationen immer schneller[27]. Wahrscheinlich hast du das schon einmal erlebt, zum Beispiel, wenn du an einem Projekt arbeiten musstest, einen Abgabetermin hattest und an einen Punkt gekommen warst, an dem es einfach fertigwerden musste. Du hast Ablenkungen ausgeschaltet, dich voll darauf konzentriert und ein höheres Produktivitätslevel erreicht. Wenn du so arbeitest oder so liest, wirst du merken, dass du danach ein sehr viel erfüllteres und zufriedeneres Gefühl hast. Das liegt daran, dass du in den Flow-Zustand gekommen bist und der Dopaminspiegel in deinem Gehirn allmählich angestiegen ist[28].

Nimm dir jetzt kurz Zeit und überlege, wo du im Moment in deinem Leben Flow-Zustände erlebst. Du kennst das vielleicht, wenn du am Computer arbeitest, aber du kannst diesen Zustand auch bei vielen anderen Aktivitäten erreichen.

Der Flow-Zustand ist eine Erfahrung, die wir Menschen zutiefst lieben und nach der wir uns sehnen. Es ist unfassbar wichtig, dass du herauszufinden versuchst, wo er in deinem Leben auftritt und wie du ihm mehr Zeit einräumen kannst. Das wird dir dabei helfen, deinen Dopaminspiegel zu optimieren und immer mehr Motivation in deinem Leben aufzubauen. Das Schöne am Flow-Zustand ist außerdem, dass er uns Erleichterung von unseren eher ängstlichen oder beunruhigenden Gedanken verschafft. Wie wir in Kapitel 14, „Denkpause", entdecken werden, haben viele von uns das Problem, dass sie sich zu viele Gedanken machen. Aktivitäten im Flow-Zustand verankern uns so tief in der Gegenwart, in der Aufgabe, die vor uns liegt, dass das übermäßige Nachdenken, die Sorgen über unsere Vergangenheit oder die Ängste vor unserer Zukunft in den Hintergrund treten und eine ruhige, friedvolle Produktivität an ihre Stelle tritt.

In einen Flow-Zustand kommst du beispielsweise beim

1. Joggen oder im Fitnessstudio
2. Spielen eines Musikinstruments
3. Malen oder Zeichnen
4. Schreiben oder Journaling
5. Programmieren oder Problemlösen
6. Arbeiten im Garten
7. Putzen
8. Lesen

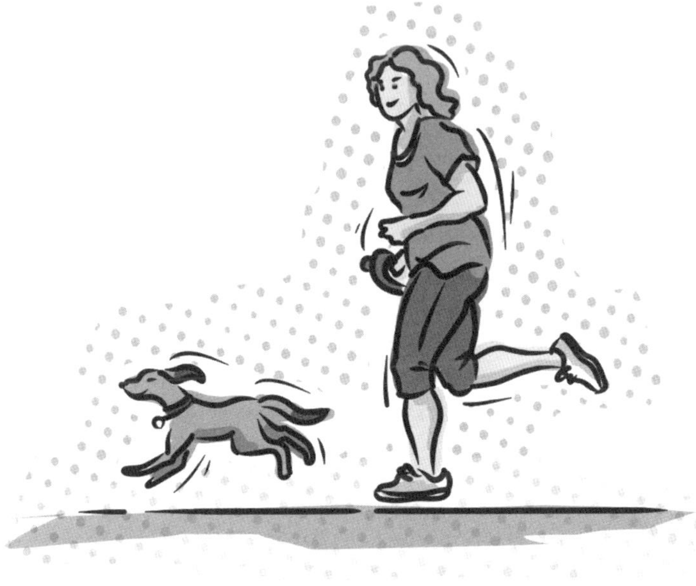

Strategie

So toll das alles klingt, vielleicht denkst du jetzt: „Mensch TJ, ich kann mich echt nicht konzentrieren, ich muss einfach immer wieder aufs Handy gucken; mein Gehirn langweilt sich total und sehnt sich nach Ablenkung." Vergiss nicht, dass ich bei alledem gut mit dir mitfühlen kann. In den letzten drei Jahren musste ich sämtliche Techniken, die ich in diesem Buch vorstelle, auch selbst anwenden, um meine Konzentrationsfähigkeit zu verbessern. Noch vor wenigen Jahren hätte ich mich nicht einmal so lange konzentrieren können, um dieses Buch überhaupt zu schreiben. Der Flow-Zustand ist nicht gerade eine Fähigkeit, mit der ich gesegnet bin, aber ich brauche ihn für meine Arbeit, und ich weiß, dass mein Gehirn und meine mentale Gesundheit enorm davon profitieren. Ich habe mich intensiv mit den neurowissenschaftlichen Hintergründen der Fokussierung beschäftigt und eine Menge Strategien zur Verbesserung meiner Konzentrationsfähigkeit erforscht – viele davon wende ich gerade jetzt, in diesem Moment an, während ich dieses Buch schreibe …

Auch wenn ich gerade Lust habe, mein Handy zu schnappen und meine sozialen Medien zu checken, werde ich dir jetzt eine einfache 4-Schritte-Anleitung zeigen, mit der du deine Konzentrationsfähigkeit trainieren kannst, um in den Flow-Zustand zu kommen. Wir fokussieren uns dabei speziell auf dein Arbeitsleben, da dir der Flow-Zustand hier besonders große Vorteile bringt. Angesichts der großen Vielfalt an Tätigkeiten, bei denen ein Flow-Zustand eintreten kann, zeige ich dir aber auch, wie du Elemente dieser Strategie in allen Bereichen deines Lebens anwenden kannst.

Schritt 1
Wähle die Aufgabe

Zuerst musst du genau überlegen, welche Aufgabe du erledigen willst. Achte dabei darauf, dass es eine ist, die du in der Zeit, die dir zur Verfügung steht, auch schaffen kannst. Wenn die Aufgabe herausfordernd, aber machbar ist, hast du während der gesamten Konzentrationsphase das Gefühl, dass du deinem Ziel näherkommst. Dieses Gefühl, dass du dich dem Ziel näherst, erhöht deinen Dopaminspiegel weiter, sodass du motiviert bleibst. Wie wichtig das ist, werden wir uns in Kapitel 5, „Mein Ziel", genauer anschauen. Um in den Flow-Zustand zu kommen, müssen wir ein ganz konkretes Ziel vor Augen haben, das wir erreichen wollen. Denke daran: Dopamin wird durch Anstrengung gebildet[29]. Je schwieriger die Aufgabe, desto mehr Anstrengung ist nötig und desto mehr Dopamin wird daher produziert. Wenn du versuchen kannst, dich gleich morgens an eine anspruchsvolle Aufgabe zu machen, wird dein Dopaminspiegel für den Rest des Tages deutlich steigen.

Eine Herausforderung, die viele von uns haben, ist eine riesige To-do-Liste. Diese ellenlangen Listen können uns überfordern und zum sogenannten „Procrastiscrolling“ führen. Das ist der Zustand, in dem wir unsere Aufgaben einfach komplett ignorieren und nur noch am Handy hängen. Wir müssen lernen, das zu vermeiden. Im Job machst du vielleicht das genaue Gegenteil: Du wählst nicht nur eine Aufgabe aus, sondern versuchst, irgendwie alle Aufgaben gleichzeitig zu bearbeiten. Ist die eine Aufgabe langweilig oder schwierig, springst du einfach hin und her. Es hat sich gezeigt, dass so ein ständiger Aufgabenwechsel deine Gesamtproduktivität um 40 Prozent senkt[30]. Das bedeutet, dass du für fast jede Aufgabe doppelt so viel Zeit brauchst wie eigentlich nötig. Hast du eine Aufgabe ausgewählt, gehe weiter zu Schritt 2.

Schritt 2

Sage es jemandem

Verantwortlichkeit ist eine wirkungsvolle Methode, wie du dich selbst dazu bringen kannst, deine Ziele zu erreichen. Auf deiner Reise durch dieses Buch werde ich dir empfehlen, die DOSE-Challenges, die du machen wirst, mit Leuten zu teilen, die dir nahestehen, um so die Wahrscheinlichkeit zu erhöhen, dass du dein Ziel erreichst. Wenn du also die Aufgabe ausgewählt hast, die du erledigen willst, musst du das jemandem sagen. Das kann zum Beispiel eine Nachricht an einen Kollegen oder eine Freundin sein, in der du schreibst: „Ich konzentriere mich jetzt darauf, diese Präsentation fertig zu kriegen.“ So verpflichtest du dich zu der Aufgabe und sorgst dafür, dass du auch gleich loslegst. Wenn du jemandem von deiner Aufgabe erzählt hast, mach weiter mit Schritt 3.

Schritt 3

Schalte Ablenkungen aus

Eine besondere Herausforderung für unsere Konzentration stellt es dar, wenn wir uns langweilen oder eine Aufgabe als zu schwierig empfinden. Dann lenken wir uns ab, indem wir an unserem Computer etwas anderes anklicken … unsere E-Mails, die Firmen-Messenger-App, soziale Medien und so weiter. Sobald du deine Aufgabe ausgewählt und einer Freundin oder einem Kollegen mitgeteilt hast, dass du sie jetzt anpackst, musst du ALLE ablenkenden Apps auf deinem Computer schließen und sie erst wieder öffnen, wenn du die ausgewählte Aufgabe erledigt hast. Sind alle Ablenkungen ausgeschaltet, geht es weiter mit Schritt 4.

Schritt 4

Die Timer-Challenge

Nun zum letzten und wirkungsvollsten Teil. Wir müssen dein Gehirn darauf trainieren, sich länger konzentrieren zu können, damit du in den Flow-Zustand kommst und echte Produktivität erreichst. Es ist wirklich wichtig, dass dir klar wird, dass der Anfang einer Aufgabe am schwersten ist, und zwar mit Abstand. Sobald du tief konzentriert bist, entwickelt dein Gehirn eine Eigendynamik, das haben wir ja bereits gesehen. Um diese Eigendynamik zu erreichen, müssen wir dafür sorgen, dass du länger als 15 Minuten konzentriert bleiben kannst. Die ersten 15 Minuten sind am schwersten, weil dein Dopaminspiegel dann noch niedrig ist und gerade erst zu steigen beginnt. In dieser Zeit bist du am anfälligsten für Ablenkungen. Dieses Unbehagen am Anfang zu überwinden, ist der Schlüssel zur Transformation deiner Konzentrationsfähigkeit und Produktivität.

Damit du besser dranbleiben kannst, öffne dein Handy, wenn du mit deiner Aufgabe beginnst, tippe auf die Uhr-App und dann auf die Stoppuhr. Wichtig: Schalte unbedingt den Flugmodus ein, damit du keine Benachrichtigungen bekommst! Sobald du mit der Aufgabe beginnst, tippe in der Stoppuhr auf „Start“, leg dein Handy in einem anderen Zimmer mit dem Display nach oben hin – und schon beginnt die Zeit zu laufen: 00:00, 00:01, 00:02, 00:03.

Geh wieder an deinen Arbeitsplatz und wende dich voll und ganz deiner Aufgabe zu. Du wirst schnell merken, dass du dich ablenken möchtest. Wenn du dann zu deinem Handy rübergehst und siehst, dass es 01:07 anzeigt, denkst du: ‚Wow, ich kann mich nur eine Minute und sieben Sekunden konzentrieren.‘ Und du sagst dir: ‚Okay, ich muss das länger schaffen.‘ Du gehst wieder an die Aufgabe und machst weiter. Ein paar Augenblicke später schaust du vielleicht wieder auf dein Handy und siehst, dass es 08:37 anzeigt. Okay, super, du hast dich jetzt acht Minuten lang konzentriert. Jetzt kannst du diesen Prozess für dich selbst zum Spiel machen und jeden Tag versuchen, die Dauer schrittweise zu erhöhen und deine Konzentrationsfähigkeit zu trainieren. Zuerst ist dein Ziel 15 Minuten, dann solltest du es auf 30 Minuten steigern, dann auf 45. Das Tolle daran ist: Sobald du 15 Minuten geschafft hast, weißt du, dass du allmählich in den Flow-Zustand kommst, und es fällt dir leichter, Ablenkungen zu vermeiden. Denn jetzt denkst du: ‚Ich habe mich gerade so angestrengt, um meinen Dopaminspiegel zu erhöhen. Den lass ich doch jetzt nicht abstürzen!‘

Zusammenfassung Flow-Zustand

Schritt 1: Wähle die Aufgabe

Schritt 2: Sage es jemandem

Schritt 3: Schalte Ablenkungen aus

Schritt 4: Die Timer-Challenge

Tätigkeiten im Flow-Zustand lassen unseren Geist tief in die Gegenwart, in die vor uns liegende Aufgabe eintauchen.

Dopamin und ADHS

Wenn wir uns mit unserer Fähigkeit zu so tiefer Konzentration beschäftigen, müssen wir auch die wachsende heutige Herausforderung durch die Aufmerksamkeitsdefizit-/Hyperaktivitätsstörung (ADHS) im Blick behalten. ADHS wird in unserer modernen Welt immer häufiger. Zum Teil liegt das natürlich auch daran, dass wir diese Störung immer besser diagnostizieren können. Wir müssen aber auch untersuchen, wie schnell Dopamin ihre Verbreitung und die damit verbundenen Herausforderungen beeinflusst[31].

ADHS-Betroffene haben mit zwei Dingen zu kämpfen: zum einen mit Unaufmerksamkeit, also der Schwierigkeit, konzentriert bei einer Sache zu bleiben, und zum anderen mit Impulsivität, also dem starken Drang nach neuen Reizen und Spaß[32]. Menschen mit ADHS haben einen niedrigeren Dopamin-Ausgangswert[33]. Wenn wir uns an die Dopamin-Grafiken auf den Seiten 30 und 31 erinnern, sieht ihr Ausgangswert vielleicht eher so aus wie unten.

Dopamin und ADHS

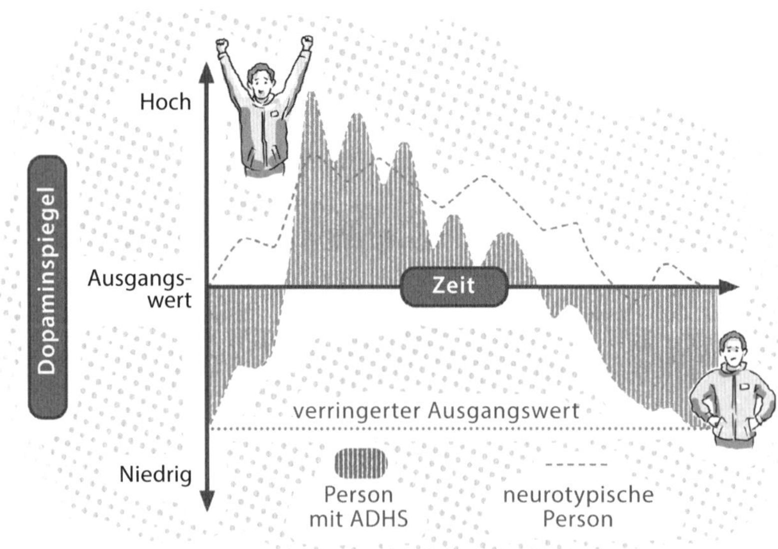

Das heißt, diese Menschen können durch Verhaltensweisen, bei denen schnell Dopamin ausgeschüttet wird, stärkere „Hochgefühle“ erleben, was solches Verhalten für sie noch verlockender macht. Zugleich bedeutet es, dass sie anfälliger für Dopaminmangel sind und mit Prokrastination, also Aufschieberitis, und Konzentrationsschwäche zu kämpfen haben[34]. Wir wissen seit Jahrzehnten, dass ADHS eng mit Dopamin zusammenhängt. Deshalb sind die aktuellen Medikamente gegen ADHS wie Adderall (wird in Deutschland nur individuell und nicht als Fertigpräparat rezeptiert, Anm. d. Ü.) oder Ritalin so konzipiert, dass sie den Dopamin-Ausgangswert im Körper erhöhen[35].

Seit Jahren ist bekannt, dass ADHS eine starke genetische Komponente hat, die dazu führt, dass manche Leute von Natur aus einen niedrigeren Dopaminspiegel haben. Aber weil der Zugang zu schnellem Dopamin heute so einfach ist, können wir diese ständigen rasanten Anstiege und steilen Abstürze des Dopaminspiegels selbst auslösen. Das führt dazu, dass viele von uns Symptome eines niedrigen Dopaminspiegels haben und damit auch einzelne ADHS-Symptome zeigen, vor allem Konzentrationsschwäche und Impulsivität.

Wichtig ist also Folgendes: Wenn du mit ADHS zu kämpfen hast oder Symptome davon zeigst, solltest du dir unbedingt klar machen, wie entscheidend wichtig es für dich ist, besser mit deinem Dopamin umzugehen. Das heißt, du solltest bewusst mehr Aktivitäten in deinen Alltag einbauen, die deinen Dopaminspiegel erhöhen.

Wichtige Aktivitäten, wenn du ADHS hast:

1. **Eine strukturierte Morgenroutine zu der auch gehört, dass du dein Bett machst und raus ans Tageslicht gehst.**
2. **So oft wie möglich Sport treiben, vor allem bevor du dich auf eine schwierige Aufgabe konzentrieren musst.**
3. **Zuckerhaltige Lebensmittel, die für einen schnellen Dopaminanstieg sorgen, reduzieren, besonders morgens.**
4. **Die Zeitabschnitte verkürzen, in denen du durch kurze Social-Media-Videos scrollst.**

Finde etwas, das dir Freude macht

Das Faszinierende an Leuten mit ADHS ist: Wenn sie eine Tätigkeit finden, die ihnen Freude macht, können sie darin nicht nur gut, sondern echt herausragend sein. Ein wichtiger Grund dafür ist ihr niedrigerer Dopamin-Ausgangswert. Das bedeutet nämlich, dass sie während dieser Tätigkeit einen stärkeren Dopaminanstieg erleben. Dadurch fühlt sich das, was sie tun, für sie viel lohnender und angenehmer an, weshalb Menschen mit ADHS gelegentlich eine Hyperfokussierung auf Tätigkeiten erleben, die ihnen Freude machen.

Deshalb ist es unglaublich wichtig, dass du verschiedene Dinge ausprobierst und etwas findest, das dir Freude macht. Als ein Mensch, der in Kindheit und Jugend viele ADHS-Symptome zeigte, hatte ich jahrelang mit meiner Neigung zu sämtlichen süchtig machenden Verhaltensweisen der modernen Welt zu kämpfen. Als ich dann das DOSE-Konzept entwickelt habe und das Halten von Vorträgen, das Schreiben und Erstellen von Videos für mich entdeckt habe, gab mir das etwas, worauf ich mich wirklich konzentrieren konnte, um meinen Dopaminspiegel zu erhöhen und so in den Flow-Zustand zu kommen. Nimm dir einen Moment Zeit und überleg dir, welche Tätigkeit dir am meisten Freude macht und dich so richtig erfüllt. Die von dir gewählte Aktivität ist ausschlaggebend dafür, dass es dir mit einem ADHS-Gehirn sogar richtig gut gehen kann. Einige Ideen findest du in der Infobox unten.

KUNST	BILDUNG	SPORT
Zeichnen	Lernen & Studieren	Fußball
Schreiben	Probleme lösen	Schwimmen
Malen	Rätsel lösen	Fitness
Musik	Podcasts hören	Tanzen
Video	Lesen	Yoga
Basteln & Handarbeit	Neues lernen	Radfahren
Collagen		

Auf deiner Reise durch „Der DOSE-Effekt“ wird dir das alles immer klarer werden. Und schon bald bekommst du ein disziplinierteres, fokussierteres und glücklicheres Gehirn.

Challenge

Nun möchte ich dich bitten, die „Flow-Challenge“ zu machen. Um diese Challenge zu schaffen, musst du in den nächsten sieben Tagen jeweils einmal am Vormittag und einmal am Nachmittag in eine Phase tief konzentrierten Arbeitens kommen. Dazu kannst du dich zum Beispiel mit voller Aufmerksamkeit einem wichtigen Projekt widmen, an einer kreativen Problemlösung im Job arbeiten, ein Kunstprojekt weiterentwickeln, mit dem du dich gerade beschäftigst, deine Garage aufräumen oder dich einfach jeden Tag beim Lesen von „Der DOSE-Effekt“ voll und ganz konzentrieren.

Nachdem du dir nun deine Flow-Challenge ausgesucht hast, sage unbedingt jemandem, der dir nahesteht, dass du das vorhast. Diese Person kann ein Freund, deine Partnerin oder ein Familienmitglied sein. So bist du stärker in der Verantwortung, es auch wirklich zu machen, und außerdem gewinnst du die Chance, mit der Person über dieses Thema zu reden.

Wichtiger Tipp:

Wenn du in den Flow kommen willst, denke an die wissenschaftlichen Grundlagen der Willenskraft aus unserer Einführung zu Dopamin. Mit jedem Moment, in dem es dir gelingt, dich nicht ablenken zu lassen und fokussiert zu bleiben, leuchtet dein aMCC auf, und deine Fähigkeit, in den Flow zu kommen, steigt.

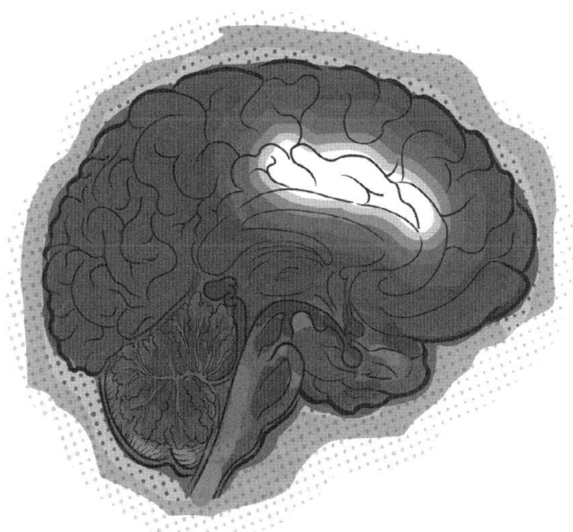

2

Zu Hause Disziplin aufbauen

DOPAMIN
DISZIPLIN
DOPAMIN
DISZIPLIN
DOPAMIN
DISZIPLIN
DOPAMIN
DISZIPLIN

Lass uns erst mal deine Disziplin einschätzen.

Hier geht es speziell um deine Disziplin in deinem häuslichen Umfeld. Schätze auf einer Skala von 1 bis 10 ein, wie gut du es schaffst, immer ein aufgeräumtes Schlafzimmer zu haben. Sei ehrlich zu dir.

1 → 10

1 = unterirdisch
10 = fantastisch

Disziplin verstehen

Unser äußeres Umfeld spiegelt unser Inneres wider. Schaff dir einen klaren Raum, um einen klaren Kopf zu bekommen.

Unsere nächste DOSE-Aktion ist eine der einfachsten und wichtigsten. Um deine Gehirnchemie zu optimieren, musst du **Disziplin** entwickeln. Disziplin ist in der modernen Welt eine grundlegende Eigenschaft für einen glücklichen, leistungsfähigen Menschen. In einer Welt, die ständig alles daransetzt, dich zu schnellem Spaß zu verleiten und von deinen Zielen abzubringen, ist es allerdings unglaublich schwer, Disziplin aufzubringen. In der nächsten Lesephase wirst du deine Selbstkontrolle stärken. Dadurch steigt dein Dopaminspiegel[36] und zudem verbessert sich deine Fähigkeit, auch alle kommenden Aktionen auf deiner DOSE-Reise umzusetzen.

Wenn es darum geht, Disziplin zu entwickeln, lohnt sich ein Blick auf einige interessante Personengruppen, zum Beispiel Angehörige der Streitkräfte, Profisportlerinnen und Profisportler sowie Mönche und Nonnen. Sie alle sind unglaublich diszipliniert. Schaut man sich an, wie Disziplin auf diesen unterschiedlichen Gebieten menschlicher Spitzenleistungen entwickelt wird, dann zeigt sich, dass sie zuallererst dadurch entsteht, wie diese Menschen mit ihrem Umfeld umgehen.

Unser Ziel ist hier nicht nur, deine Disziplin zu stärken, sondern dir dabei zu helfen, viel Liebe und Zuwendung zu dem Umfeld zu entwickeln, in dem du lebst, und zwar indem du gut für dein Zuhause, dein Schlafzimmer, dein Wohnzimmer und deinen Arbeitsbereich sorgst. Es ist wichtig, diesen Räumen eine ruhige und warme Atmosphäre zu geben, in der du dich ausruhen, arbeiten und mit anderen Menschen zusammen sein kannst. In meiner Kindheit hat meine Mum etwas unglaublich Cleveres gemacht, damit ich diese Fähigkeit, gut für meine Wohnumgebung zu sorgen, entwickeln konnte. Als ich noch ein kleiner Junge war, vielleicht fünf Jahre alt, sagte meine Mutter immer zu mir: „Ich freue mich so, dass es dir so viel Freude macht, dafür zu sorgen, dass dein Zimmer immer aufgeräumt ist." Lies das noch einmal: „Ich freue mich so, dass es dir so viel Freude macht". Von klein auf habe ich tatsächlich das Gefühl und die Überzeugung entwickelt, dass es mir Freude macht, ein aufgeräumtes Zimmer zu haben. Als Erwachsener nimmt diese Freude für mich seither ganz konkrete Formen an. Egal, ob ich gerade einen Durchhänger habe und einen Produktivitätsschub brauche, um mich zu motivieren, oder ob ich eher angespannt und unruhig bin und mehr Ruhe um mich herum brauche – jetzt macht es mir wirklich Freude, mein Wohnumfeld aufzuräumen, um in die Stimmung zu kommen, die ich mir wünsche.

Tag 1

Aufgabe

Hast du schon einmal gemerkt, dass du nach dem Aufräumen und Putzen deiner Wohnung, so nervig diese Arbeit auch sein kann, ein Gefühl der Erfüllung und Zufriedenheit verspürst? Genau darum geht es beim Dopamin – etwas Anstrengendes zu tun, das deinem Leben einen Mehrwert gibt[37].

Heute ist dein Ziel ganz einfach: Putze ein Zimmer in deiner Wohnung. Ich empfehle dir, dein Schlafzimmer zu nehmen. Dein Schlafzimmer ist wie ein Spiegelbild deines Inneren. Putze es und schau, was passiert. Wenn du dir vornimmst, es sauber zu machen und dieses Ziel dann auch erreichst, steigt dein Dopaminspiegel und dein Kopf wird frei[38]. Um den größtmöglichen Dopaminanstieg rauszuholen, musst du wirklich gründlich putzen. Das kann bedeuten, dass du deinen Schrank oder deine Schubladen ausräumst, den Inhalt auf dein Bett kippst und alles neu ordnest. Es kann bedeuten, dass du dein Bett abziehst und die Bettwäsche wäschst oder dass du den ganzen Raum staubsaugst. Denk daran, einen Schritt nach dem anderen zu tun.

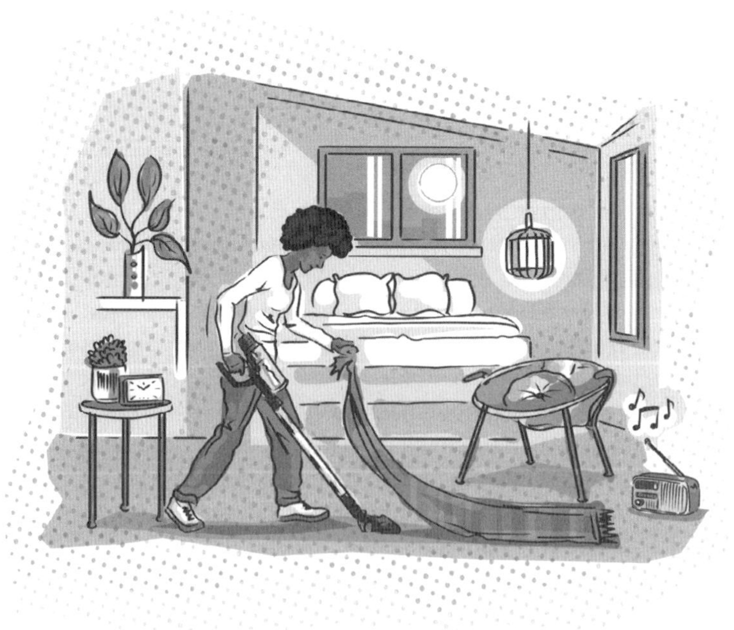

Fang zum Beispiel damit an, dein Bett zu machen. Dann räum deine Klamotten weg. Danach ordne die Sachen, die auf deinem Nachttisch herumliegen. Wenn du einen Schritt nach dem anderen machst, fühlst du dich nicht so überfordert, wenn die Aufgabe riesig wirkt. Ich würde dir empfehlen, deine Lieblingsmusik laufen zu lassen (mehr zu Musik gibt's in Teil 4, Endorphine) und mit dem Aufräumen deines Schlafzimmers einfach loszulegen. Versuche, in deinem Zimmer eine Umgebung zu schaffen, die dir ein Gefühl der Ruhe vermittelt.

Tag 2

Aufgabe

Nachdem dein Schlafzimmer fertig ist, kümmern wir uns um deinen Arbeitsplatz. Das kann ein Bereich in deinem Schlafzimmer oder ein anderer Ort in deiner Wohnung sein. Egal wo, für deine Produktivität ist es unglaublich wichtig, dass dieser Bereich sauber und aufgeräumt ist und bleibt. Nimm dir heute etwas Zeit, um ihn neu zu strukturieren. Das unterstützt uns außerdem bei unserem Plan, dich bei der Arbeit in den Flow zu bringen. Tipp: Wenn du einen Job hast, bei dem du zu Hause keinen Arbeitsplatz brauchst, konzentriere dich stattdessen aufs Aufräumen deiner Küche.

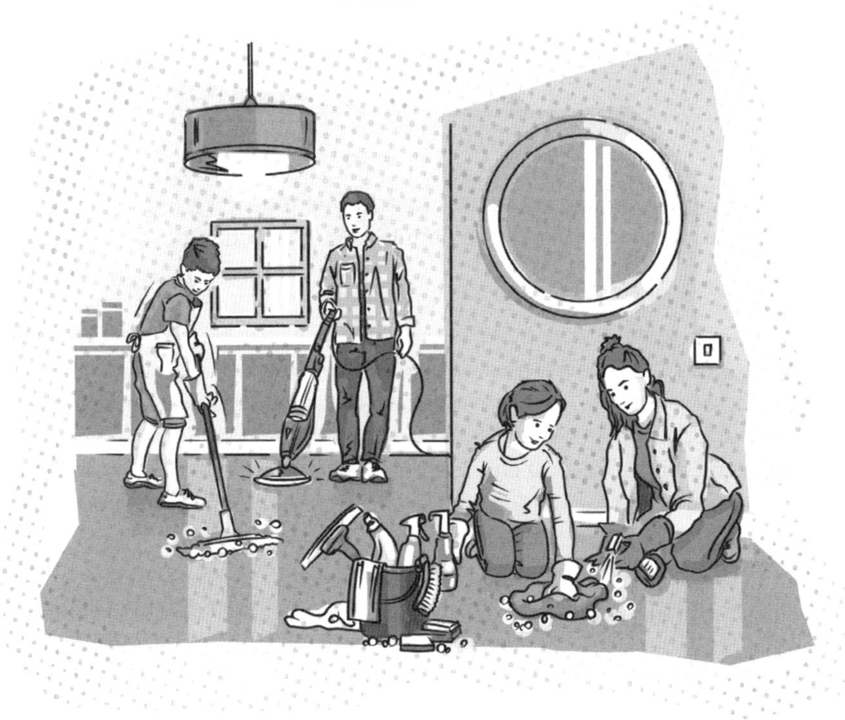

Während du vorankommst, achte mal auf das Gefühl von Erfolg und Zufriedenheit, das dabei entsteht. Ich möchte, dass du dich in den nächsten Tagen vor allem darauf konzentrierst, Schritt für Schritt dein ganzes Zuhause aufzuräumen. Mir ist klar, dass das eine große Aufgabe ist. Mach sie einfach in deinem eigenen Tempo. Wenn du mit anderen zusammenlebst, egal ob Partner, Freunde, Eltern oder Kinder, wäre es unglaublich wertvoll, sie nach Möglichkeit irgendwie mit einzubeziehen. Sag ihnen einfach, dass du gerade „Der Dose-Effekt" liest und dass es auch für ihren Dopaminspiegel super ist. Ich bin mir sicher, dass sie ebenfalls einen ordentlichen Schub gebrauchen können!

Gemeinsam dazu beizutragen, dass eure häusliche Umgebung aufgeräumt ist, ist eine einfache Geste, mit der ihr zeigen könnt, dass ihr euch einbringen und freundlich miteinander umgehen wollt. Das Thema „Miteinander" schauen wir uns in Teil 2, Oxytocin, noch näher an.

Jetzt, wo dein Zuhause aufgeräumter ist, wollen wir, dass es auch so bleibt. Das fängt schon damit an, wie du in den Tag startest.

Das Allererste, was du jeden Tag gleich nach dem Aufwachen tun solltest: Mach dein Bett.

Ich möchte, dass du das machst, bevor du aufs Handy schaust oder irgendetwas anderes tust. Dieser einfache Akt der Disziplin und dieser erste Erfolg geben den Ton für den ganzen Tag vor. Im nächsten Kapitel, Handyfasten, werden wir deine alltägliche Beziehung zu deinem Handy grundlegend verändern und später behutsam die perfekte Morgenroutine für dich zusammenstellen.

Jetzt, wo die Aufgabe, dein Bett zu machen, erledigt ist, möchte ich, dass du alle Hausarbeiten aus einer neuen Perspektive siehst. Aus einer Perspektive, die weiß, wie wichtig es ist, Aufgaben zu erledigen, und wie sich das auf deine Motivation auswirkt. In einem Zustand mit niedrigem Dopamin zum Beispiel fühlst du dich vielleicht faul und lustlos, und die Vorstellung, eine Arbeit zu erledigen, ist eine echte Herausforderung. In einem solchen Moment ist Aufräumen die perfekte Methode, um deinen Dopaminspiegel wieder aufzubauen, auch als Vorbereitung auf eine Aufgabe, die einige Anstrengung erfordert, also etwa vor einer Tätigkeit, bei der du in den Flow kommen kannst. Immer wenn du den Geschirrspüler ausräumen, den Abwasch machen oder den Müll rausbringen musst, betrachte diese Aufgaben als wertvoll für deine mentale Gesundheit. Ich weiß, das klingt ungewöhnlich, aber wenn du eine Woche lang Disziplin in diese Aspekte deines Lebens einbaust, wirst du bemerken, dass sich das auf andere Bereiche überträgt.

Achte mal darauf, ob du beim Putzen in den Flow kommst. Vielleicht findest du es am Anfang nervig und wahnsinnig anstrengend. Aber nach und nach entwickelt das Ganze eine Eigendynamik. Das ist der Anfang des Flow-Zustands. Der Dopaminspiegel in deinem Gehirn steigt und die Aufgabe fühlt sich leichter und befriedigender an.

Strategie

Die VIER WICHTIGSTEN BEREICHE für die Aufrechterhaltung von Disziplin:

1. Mache jeden Morgen dein Bett
2. Sorge für ein aufgeräumtes Schlafzimmer
3. Halte deinen Arbeitsbereich ordentlich
4. Spüle regelmäßig dein Geschirr

Challenge

Nun möchte ich dich bitten, die „Disziplin-Challenge“ zu machen. Um diese Challenge zu schaffen, musst du in den nächsten drei Tagen dein Schlafzimmer, deinen Arbeitsplatz und die Küche gründlich putzen.

Wenn du diese Challenge machst, sage unbedingt jemandem, der dir nahesteht, dass du das vorhast. Das kann ein Freund, deine Partnerin oder ein Familienmitglied sein. So bist du stärker in der Verantwortung, es auch wirklich zu machen, und außerdem gewinnst du die Chance, mit der Person darüber zu reden, wie wertvoll es ist, sich öfter mal mit so etwas zu beschäftigen.

3

Stoppe deine Handysucht

DOPAMIN
HANDYFASTEN
DOPAMIN
HANDYFASTEN
DOPAMIN
HANDYFASTEN
DOPAMIN
HANDYFASTEN
DOPAMIN
HANDYFASTEN

Lass uns erst mal einschätzen, wie gesund deine Beziehung zu deinem Handy ist.

Hier geht es speziell darum, wie viel Zeit du am Tag am Handy verbringst. Schätze auf einer Skala von 1 bis 10 ein, wie süchtig du nach deinem Handy bist. Sei ehrlich zu dir.

1 → 10

1 = schrecklich, ich hab ständig das Handy in der Hand

10 = super, ich gucke nur hin und wieder aufs Handy

Handyfasten verstehen

Herzlichen Glückwunsch, dass du bei der dritten Aktion in „Der DOSE-Effekt“ angekommen bist. Unterschätze nicht, wie wirkungsvoll das ist, was du auf dieser Reise schon geschafft hast. Du bist jetzt auf dem besten Weg, deine Gehirnchemie zu optimieren! Nun ist der Moment gekommen, über deine Beziehung zu deinem Handy zu reden.

Wir konzentrieren uns hier speziell aufs Handy, weil das die einfachste Möglichkeit ist, online zu gehen. Wenn du dich aber hauptsächlich am Tablet mit Online-Content beschäftigst, dann gilt dieser Leitfaden auch dafür.

Dieses Kapitel ist einer der wichtigsten Aspekte von DOSE und wird sich stark darauf auswirken, wie es dir geht. Zuerst müssen wir anerkennen, dass die Abhängigkeit vom Handy unfassbar verbreitet ist. Es ist nicht ungewöhnlich, dass du dein Handy ständig in der Hand hast, dass du gerne scrollst und dich regelmäßig zu sozialen Medien hingezogen fühlst. Da du im Laufe dieses Buches immer mehr über Dopamin erfährst, weißt du auch, dass das Handy, und vor allem soziale Medien, unglaublich schnelle Dopaminkicks liefert[39]. Solche Dopaminkicks wollen wir unbedingt haben, und heute haben wir auch etwas gefunden, womit wir unser tiefes Verlangen nach Dopamin schnell befriedigen können, nämlich indem wir einfach unser Handy in die Hand nehmen und irgendwelche sozialen Medien öffnen. Wir wissen aber auch, dass diese schnellen Dopaminkicks, die wir uns nicht durch Anstrengung verdient haben, unser Dopaminsystem erst hochpushen und dann rasant abstürzen lassen, sodass wir am Ende lustlos, lethargisch und schlecht gelaunt sind[40].

Jahrelang habe ich darüber geforscht, wie wir **eine gesündere Beziehung zu unserem Handy entwickeln** können. Wie alles, was ich in „Der DOSE-Effekt“ empfehle, hat auch das ganz stark mit mir selbst zu tun. Ich finde mein Handy unglaublich süchtig machend. Ich liebe mein Handy und bin schon seit meiner Kindheit total begeistert von Technik. Ich liebe Gaming, iPads, Computer – einfach die ganze Technik, die ich je in die Finger bekommen habe.

Ich erinnere mich noch gut daran, wie ich mit zwölf Jahren mein erstes iPhone bekommen habe, das iPhone 3GS. Es war der Hammer. Zur gleichen Zeit habe ich meine ersten Social-Media-Accounts erstellt und entdeckt, wie viel Spaß mir das macht, angefangen damit, dass ich mit anderen Leuten in Kontakt kommen konnte, bis dahin, dass ich aus meinem Leben erzählen durfte. Nach und nach wurde meine Sucht nach diesen Plattformen immer stärker. Aber das war alles noch im Rahmen, bis TikTok erfunden wurde und während Corona richtig boomte. Diese Social-Media-Plattform hat das Konzept der Kurzvideos populär gemacht, die man schnell durchscrollen kann.

Wenn du mal kurz überlegst, wie du mit deinem Handy umgehst, wirst du vielleicht feststellen, dass du seit drei oder vier Jahren deutlich mehr Zeit damit verbringst. Inzwischen haben alle Plattformen das Konzept von TikTok kopiert und bieten Produkte wie beispielsweise Instagram-Reels und YouTube-Shorts an. Diese Kurzvideo-Plattformen sorgen für eine enorm gesteigerte Dopaminausschüttung[41] – viel mehr als es durch Text und Fotos allein möglich war, bevor sie erfunden wurden. Gerade durch diesen starken, schnellen Dopaminanstieg werden diese Plattformen zu dem Aspekt deines Handys, der zu einem niedrigen Dopaminspiegel führen kann. Vielleicht hast du schon gemerkt – und jetzt wirst du es ganz bestimmt beobachten –, dass es zwar toll ist, wenn du eine Weile durch diese Videos scrollst, aber wenn du dein Handy dann weglegst, fühlst du dich schlapp und lustlos. Das liegt daran, dass die lebenswichtige Ressource Dopamin in deinem Gehirn total ausgelaugt und im Keller ist.

Neben den Kurzvideos sorgen auch ständige Mitteilungen, E-Mails, Nachrichten, das Scrollen durch Stories und negative Eilmeldungen für einen schnellen Dopaminkick im Gehirn[42]. Um deine Beziehung zu deinem Handy zu verbessern, werden wir uns auf zwei zentrale Aspekte konzentrieren. Wenn du die in dein Leben einbaust, wirst du sehen, wie viel motivierter du jeden Tag bist.

Strategie

Erstens, Handyfasten, also eine Pause vom Handy machen. Fasten kennst du vielleicht als religiöse Praxis, bei der man über einen längeren Zeitraum nichts isst. Als spirituelle Praxis tun Menschen das instinktiv schon seit Jahrtausenden. Spannenderweise zeigt die moderne Wissenschaft heute, wie gut das für unsere körperliche und mentale Gesundheit sein kann (mehr dazu in Kapitel 13, „Darmgesundheit“). Genauso wie wir darauf achten, nicht zu viel zu essen, müssen wir auch darauf achten, nicht zu viel Content auf unserem Handy zu konsumieren. Handyfasten überträgt dieses Konzept auf deine Beziehung zu deinem Smartphone. Wir sind als Gesellschaft an einem Punkt angelangt, an dem wir eine klare, tägliche Praxis entwickeln müssen, bei der wir von unserem Handy „fasten“. Dadurch kann sich dein Dopamin wieder auffüllen und es bietet die Chance für mehr Verbindung und Erholung in deinem Leben.

Zweitens, die Einstellungen an deinem Handy. Wir sollten von den verschiedenen Funktionen deines Handys Gebrauch machen, mit denen du deine Nutzung nachverfolgen kannst, und gleichzeitig dafür sorgen, dass du dich öfter mal davon trennst.

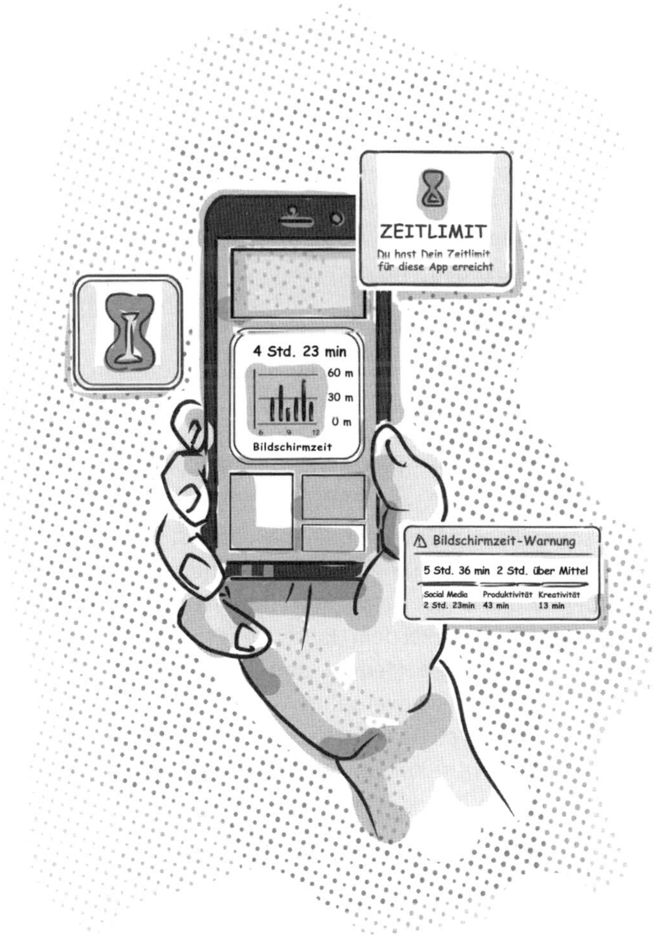
ZEITLIMIT
Du hast Dein Zeitlimit für diese App erreicht
4 Std. 23 min
60 m
30 m
0 m
6 9 12
Bildschirmzeit
Bildschirmzeit-Warnung
5 Std. 36 min 2 Std. über Mittel
Social Media 2 Std. 23min
Produktivität 43 min
Kreativität 13 min

Stufe 1
Handyfasten

Handyfasten ist ein einfaches und wirkungsvolles Konzept, das ich bei dem Versuch, meine Handysucht in den Griff zu bekommen, für mich entwickelt habe. Es gibt einen ganz bestimmten Grund, warum ich gerade diesen Weg gewählt habe, um deine Beziehung zu deinem Handy zu verändern. Vielleicht hast du schon gemerkt, dass du, wenn dein Handy in Reichweite liegt, unweigerlich dazu greifst, ganz egal, wie sehr du versuchst, das nicht zu tun. Nehmen wir zum Beispiel einmal an, du willst eine Fernsehsendung anschauen, und das Handy liegt auf dem Sofa neben dir. Egal, wie sehr du dich dagegen wehrst, sobald dir auch nur ein winziges bisschen langweilig ist, hast du plötzlich ganz automatisch das Handy in der Hand. Um deine Handynutzung deutlich zu reduzieren, muss es Zeitfenster am Tag geben, in denen dein Handy nicht in Reichweite liegt.

Die erste Komponente des Handyfastens besteht aus der gewaltigen Herausforderung, nicht gleich nach dem Aufwachen aufs Handy zu schauen. Mir ist total klar, wie schwer das ist. Doch nachdem ich persönlich über 50 000 Menschen gezeigt habe, wie sie ihre mentale Gesundheit verbessern können, weiß ich, dass das ganz ohne Zweifel eine der beliebtesten und wirkungsvollsten Veränderungen ist, die ich bei ihnen beobachten konnte.

In der Nacht baut dein Gehirn im Rahmen des Erholungsprozesses im Schlaf dein Dopamin wieder auf. Das ist sinnvoll, denn du möchtest ja, dass dein Hirn mit reichlich Dopamin aufwacht, damit du motiviert in den Tag startest[43]. (Weitere Insights, wie du deinen Tiefschlaf verbessern kannst, folgen in Teil 3, Serotonin. Das ist der wichtigste Botenstoff zur Regulierung deiner Schlafmuster.) In diesem Moment des Aufwachens, wenn dein Gehirn voller Dopamin ist, können zwei Dinge passieren: Entweder du tust etwas, was kognitive oder körperliche Anstrengung erfordert, und dein Dopaminspiegel steigt weiter. Oder du checkst dein Handy, steigst ein in die Welt der Benachrichtigungen, der sozialen Medien und der Eilmeldungen und pushst dadurch deinen Dopaminspiegel sofort richtig hoch, worauf er wenig später krachend wieder abstürzt. Da wir wissen, dass Dopamin für deine gesamte Motivation und Konzentration am vor dir liegenden Tag zuständig ist, ist es wichtig, dass wir dein Dopaminsystem von Anfang an in die richtige Richtung lenken.

Deine Morgenroutine

Nach allem, was wir in Kapitel 2 über Disziplin erfahren haben, ist es eine super Idee, wenn du deinen Tag damit beginnst, dein Bett zu machen, um sofort Dopamin aufzubauen. Geh dir danach gleich die Zähne putzen und spritze dir etwas kaltes Wasser ins Gesicht. Wenn du normalerweise morgens als Erstes zur Toilette gehst, ist das oft der Moment, in dem du unwillkürlich wieder auf dem Handy herumscrollst. Diese Gewohnheit zu durchbrechen, ist mir unglaublich schwergefallen. Mit dem Wissen, dass Anstrengung zur Dopaminbildung führt, habe ich diese paar Minuten auf der Toilette stattdessen mit Lesen gefüllt. Wie wir im Zusammenhang mit dem Flow-Zustand wissen, ist Lesen ganz fantastisch für dein Gehirn. Wenn du es dir allmorgendlich zur Übung machst, ein paar Seiten aus „Der DOSE-Effekt“ zu lesen, wird dein Gehirn den ganzen Tag über instinktiv dazu tendieren, sein Wissen erweitern zu wollen. Wie spannende neurowissenschaftliche Erkenntnisse zeigen, passiert das deshalb, weil unser Gehirn den ganzen Tag über das haben möchte, was uns den ersten Dopaminkick verschafft hat[44]. Deshalb ist es so wichtig, dass du dir für deinen Start in den Tag eine der folgenden gesunden Dopamin aufbauenden Verhaltensweisen aussuchst.

WICHTIGE BEISPIELE
für gesundes Verhalten am Morgen

1. Das Bett machen
2. Rausgehen
3. Kalt duschen
4. Das Gesicht waschen
5. Lesen
6. Zähneputzen

Danach gibt es zwei Möglichkeiten, wie dein Morgen weitergehen kann. Entweder machst du dich direkt fertig für den Tag, gehst duschen und ziehst dich an. Oder du gehst kurz raus, um etwas Sonnenlicht zu tanken und vielleicht ein bisschen Natur zu erleben. Das Ziel ist ganz einfach: Schau nicht auf dein Handy, bis du entweder bereit bist für den Tag oder draußen warst und Tageslicht abbekommen hast. Ein einfacher Satz, den ich mir jeden Morgen in Gedanken sage, lautet:

„Ich muss erst das Sonnenlicht sehen, bevor ich in die sozialen Medien schaue."

Das ist ein guter Leitsatz fürs Leben.

Super, die erste Komponente deines Handyfastens ist geschafft. Gut gemacht!

Im Laufe deiner DOSE-Reise werden weitere Komponenten in deine Morgenroutine eingebaut, um deine Hirnchemie noch mehr zu optimieren.

Deine Abendroutine

Bei der zweiten Komponente des Handyfastens geht es darum, wie du dich abends mit deinem Handy beschäftigst. Es ist unfassbar leicht, einen Großteil des Abends mit dem gedankenlosen Scrollen durch verschiedene Social-Media-Plattformen zu verbringen und zwischendurch immer mal wieder zu checken, was auf der Arbeit so los ist. Unmerklich verfliegt die Zeit, und der eigentliche Zweck deines Abends – egal ob persönliche Verbindung, Erholung oder Sport – geht für die Welt schneller Dopaminkicks auf deinem Handy drauf. Deshalb wirst du dir jetzt selbst versprechen, jeden Abend längere Zeit ohne dein Handy zu verbringen. Unser Ziel ist, dass du es schaffst, mindestens 60 Minuten überhaupt nicht aufs Handy zu schauen. Es gibt vier verschiedene Zeitpunkte am Abend, in denen dir das Handyfasten gelingen kann.

1. Training und Bewegung

Trainieren ist die perfekte Gelegenheit, mal eine Pause vom Handy zu machen. Du kannst zum Beispiel ins Fitnessstudio gehen und dein Handy im Spind lassen oder abends spazieren gehen, joggen, Rad fahren oder schwimmen und dein Handy auf Flugmodus stellen. Eine weitere tolle Möglichkeit, abends vom Handy wegzukommen, sind verschiedene Sportarten. Ich habe vor Kurzem meine Liebe zum Tennis wiederentdeckt. Sport habe ich schon als Kind gern gemacht, und es war unglaublich, ihn jetzt als Erwachsener wieder in mein Leben einzubauen. Mehr Insights dazu gibt's in Teil 4, Endorphine, wo wir deine Beziehung zu Sport und Bewegung stärken werden.

Ein Hinweis: Viele Leute werden sich in dem Satz „Aber ich brauche einfach meine Musik beim Sport“ wiedererkennen. Ich würde dir empfehlen, mal ganz ohne Handy zu trainieren. Wenn das nicht geht, schalte dein Handy auf Flugmodus und höre NUR Musik. Lass dich nicht von Benachrichtigungen ablenken und scrolle nicht herum.

2. Essen

Das Abendessen ist eine super Möglichkeit, mal vom Handy wegzukommen. Leg dein Handy beim Kochen und Essen in ein anderes Zimmer. Wenn du etwas Unterhaltung brauchst, kannst du Musik, einen Podcast oder ein

Hörbuch laufen lassen. Unser Ziel ist es, vom schnellen Dopamin und den ständigen Benachrichtigungen wegzukommen. Für alle, die Familie haben, gibt es eine sehr interessante Studie, die zeigt, wie wichtig es für die psychische Gesundheit von Kindern und Jugendlichen ist, beim Kochen miteinbezogen zu werden, gemeinsam als Familie am Tisch zu sitzen und zusammen abzuräumen[45]. Das hilft jungen Leuten, sich von der Technik zu lösen, eine Verbindung zur Familie aufzubauen und zu lernen, wie wichtig es ist, sich einzubringen. Das gemeinsame Tun mit anderen ist eine wichtige Komponente für eine gesunde Psyche. Darauf werden wir in Kapitel 11 noch näher eingehen.

3. Soziale Kontakte pflegen

Soziale Kontakte gehören zu den wichtigsten Faktoren für einen gesunden und glücklichen Geist. Handys stören zunehmend die Qualität unserer sozialen Verbindungen. Ich bin sicher, du kennst das frustrierende Gefühl, wenn du dich mit jemandem unterhalten willst und die Person ständig auf ihr Handy schaut. Egal, ob du mit jemandem einen Spaziergang machst, ob ihr Essen geht oder es euch bei dir zu Hause gemütlich macht, nutze dies als Chance für mindestens 60 handyfreie Minuten und verbinde dich mit deinen Lieben.

4. Fernsehen

Das kommt dir jetzt wahrscheinlich etwas ungewöhnlich vor: Fernsehen, denkst du vielleicht, was soll da der Unterschied zum Scrollen sein? Bestimmt ist dir schon aufgefallen, dass es dir immer schwerer fällt, fernzusehen, ohne während der Sendung oder des Films, den du eigentlich sehen willst, ständig dein Handy zu checken. Für dein Gehirn und insbesondere fürs Dopamin gibt es beim Vergleich zwischen Fernsehen und sozialen Medien jedoch erhebliche Unterschiede. Fernsehen verlangt deinem Gehirn zumindest ein bisschen Anstrengung ab, denn wenn du etwas davon haben willst, musst du dich konzentrieren und das Geschehen aufmerksam verfolgen. Durch Social-Media-Videos zu scrollen, erfordert dagegen null Anstrengung, damit du ein bisschen was davon hast. Früher haben wir uns Sorgen gemacht, dass Fernsehen die Psyche von Kindern und Jugendlichen schädigt, heute gehe ich in Schulen und bringe den jungen Leuten bei, dass sie fernsehen und dabei das Handy weglegen sollen, und das ist tatsächlich ein Gewinn. (Oberste Priorität hat natürlich, sie dazu zu kriegen, dass sie rausgehen und etwas miteinander unternehmen.) Heute Abend und von jetzt an, lege dein Handy beim Fernsehen in ein anderes Zimmer, und achte darauf, wie anders du dich fühlst.

Wenn du beim abendlichen Handyfasten mit anderen zusammen bist, egal, ob bei einer gemeinsamen Unternehmung oder beim Fernsehen mit Freunden und Familie, ist es wichtig, dass die Menschen um dich herum ebenfalls bei der Challenge mitmachen. Der Grund, warum das so entscheidend ist, heißt antizipatorisches Dopamin[46]. Vielleicht hast du schon gemerkt, dass du, wenn jemand zum Handy greift, kurz den Drang verspürst, deins auch zu checken. Das kann auch bei anderen Dingen passieren, die zu einer schnellen Dopaminausschüttung führen. Wenn du an einer Bar vorbeigehst und jemanden ein Glas Wein trinken siehst, bekommst du vielleicht auch Lust darauf. Das gleiche gilt für ungesundes Essen, Rauchen und so weiter. Antizipatorisches Dopamin entsteht, wenn dein Gehirn jemanden bei einer dopaminergen Tätigkeit beobachtet und in der Erwartung, dass du das auch gleich tust, einen Anstieg des Dopaminspiegels auslöst. Dieser Dopaminanstieg weckt dann in dir den Wunsch, ebenfalls auf diese Art Dopamin zu bekommen. Damit dein Handyfasten gelingen kann, wenn du mit anderen zusammen bist, ist es wichtig, dass niemand zum Handy greift, sonst wird es unglaublich schwer, dem durch dieses antizipatorische Dopamin ausgelösten Drang zu widerstehen.

Stufe 2
Handy-Einstellungen

1. Bildschirmzeit

Leg das Widget für die Bildschirmzeit unbedingt entweder auf deinen Startbildschirm oder auf den zweiten Bildschirm, damit du deine Handynutzung jeden Tag im Blick hast. Die Grafik weiter unten zeigt dir ganz einfach, was eine gesunde und was eine ungesunde Nutzung ist. Wenn du bei einer Stunde pro Tag bist, ist das sehr gut. Dein Gehirn kann dann aufblühen. Wenn du bei zwei Stunden pro Tag bist, ist das auch noch ein guter Wert. Bei drei Stunden erreichst du die Obergrenze dessen, was dein Gehirn bewältigen kann. Bei mehr als drei Stunden, also bei vier, fünf und sechs Stunden, hat dein Gehirn ganz schön zu kämpfen. Denk daran, dass eine hohe Bildschirmzeit nichts Ungewöhnliches ist. Handyfasten, um deine tägliche

Nutzung zu reduzieren, wird enorme Auswirkungen auf dein mentales Wohlbefinden haben und es deutlich verbessern.

2. Benachrichtigungen
Sorge dafür, dass praktisch alle Benachrichtigungen ausgeschaltet sind. Zuerst kommt dir das vielleicht ungewöhnlich vor, denn wir haben uns unglaublich an das Gefühl gewöhnt, wir müssten ständig angepingt werden. Das treibt dein Dopaminsystem in die Höhe und macht das Verlangen nach deinem Handy noch größer. Schalte alle Benachrichtigungen in deinen Apps aus, außer Notrufen von deinen „Favoriten". Deaktiviere auch die Benachrichtigungssymbole in den App-Icons. So fühlst du dich empowert, Apps dann zu öffnen, wenn *du* es willst, und nicht gezwungen, sie jedes Mal zu checken, wenn sie dich anpingen.

3. Social-Media-Apps
Verschiebe alle deine Social-Media-Apps in einen Ordner auf deinem zweiten Bildschirm. Wenn deine Social-Media-Apps leicht zugänglich sind, erhöht das die Häufigkeit, mit der du sie nutzt.

Social-Media-Moments

Eine einfache tägliche Regel für Social-Media-Süchtige

Da ich echt Probleme mit meiner Social-Media-Sucht habe, habe ich eine Regel für mich aufgestellt, die mein Leben total verändert hat: die „Social-Media-Moments" oder „SMMs". Das sind drei wichtige Momente am Tag, in denen ich durch die sozialen Medien scrollen darf – ganz ohne schlechtes Gewissen.

Nach allem, was wir über Dopamin wissen, besteht eine der größten Herausforderungen darin, dass wir unser Dopaminsystem auslaugen, wenn wir in jedem unausgefüllten Moment sofort soziale Medien checken. Wenn wir uns also drei zentrale Momente aussuchen, in denen wir scrollen, kann sich unser Dopaminsystem in den Pausen dazwischen wieder aufladen.

Frage dich, nach welcher App du am meisten süchtig bist. Wenn du die Antwort hast, such dir drei Momente aus. Meine drei Momente sind **10 Uhr**, **15 Uhr** und **20 Uhr**. Diese drei Momente habe ich ausgewählt, damit ich …

1. morgens nicht gleich als Erstes soziale Medien checke und deshalb motiviert in den Tag starte
2. in der Mittagspause nicht die ganze Zeit scrolle
3. meinen Sport gemacht habe, bevor ich womöglich nur noch scrolle und alles andere vor mir herschiebe.

Meine Regel für mein letztes Scrollen um 20 Uhr lautet: Ich muss zu Abend gegessen und abgespült haben, bevor ich auf Social Media darf.

Überlege dir einen Moment, wann deine drei Momente am Tag sein könnten. Einer könnte am Vormittag, einer um die Mittagszeit oder am frühen Nachmittag und einer nach dem Abendessen sein. Wenn du sie ausgesucht hast, erzähle einer Freundin oder jemandem in deiner Familie von deinen SMMs, damit diese neue Idee für dich verbindlich wird. Egal, wie sehr es dich drängt, gehe außerhalb deiner selbstgewählten Zeiten nicht auf die sozialen Medien. Am Anfang ist das zwar hart, aber deine Willenskraft wächst schnell, und das positive Gefühl, das du durch weniger Social-Media-Konsum hast, motiviert dich, weiterzumachen.

Wenn Menschen diese SMMs-Regel zum ersten Mal in ihr Leben einbauen, merken sie oft, dass sie ganz automatisch mit dem Daumen über den Startbildschirm wischen und auf die Apps klicken, ohne es zu merken. Es ist echt wichtig, dass du bei jeder Social-Media-App auf „x“ und dann auf „vom Startbildschirm entfernen“ klickst. Während deiner SMMs suchst du dann einfach nach der App. Viele sagen, dass ihnen das enorm viel gebracht hat.

Challenge

Nun möchte ich dich bitten, die „Handyfasten-Challenge“ zu machen. Um diese Challenge zu schaffen, musst du in den nächsten sieben Tagen beim Aufwachen und einmal jeden Abend handyfasten.

Versuche während dieser ganzen Challenge, andere mit einzubeziehen. Eine Freundin, deinen Partner oder Familienangehörige. Das erhöht die Verbindlichkeit für alle und gibt euch die Chance, über eure tägliche Handynutzung zu sprechen. Achte sorgfältig darauf, ob du dich dadurch, dass du weniger Zeit am Handy verbringst, irgendwie anders fühlst. Tauscht euch darüber aus, welche handyfreien Aktivitäten euch am meisten Spaß machen.

4

Unannehmlichkeiten auf sich nehmen

DOPAMIN
KALTES WASSER
DOPAMIN
KALTES WASSER
DOPAMIN
KALTES WASSER
DOPAMIN
KALTES WASSER
DOPAMIN
KALTES WASSER

Lass uns erst mal deine Fähigkeit einschätzen, deine Komfortzone zu verlassen.

Schätze auf einer Skala von 1 bis 10 ein, wie gut du dich selbst aus deiner Komfortzone herausschubsen kannst. Sei ehrlich zu dir.

1 → 10

1 = unterirdisch
10 = fantastisch

Kaltes Wasser verstehen

Bestimmt hast du mitbekommen, welchen kometenhaften Aufstieg kalte Duschen, Eisbäder und Kaltwasser-Schwimmen in den letzten Jahren genommen haben.

Vielleicht kennst du Wim Hof, den faszinierenden Niederländer, der dieses Phänomen als wahrer Pionier so bekannt gemacht hat. In diesem ganzen Kapitel versorge ich dich mit den wissenschaftlichen Grundlagen dafür, warum es unfassbar positive Effekte haben kann, wenn wir unseren Körper **kaltem Wasser** aussetzen. Das lädt nicht nur dein Dopaminsystem unwahrscheinlich auf, sondern es hat noch jede Menge weitere Vorteile für Körper und Geist. Natürlich ist mir klar, dass es nicht nach einem besonders angenehmen oder wünschenswerten Erlebnis klingt, deinen Körper unter der kalten Dusche schockzufrosten. In diesem Sinne werde ich mein Bestes geben, dich davon zu überzeugen, dass dieses Tool eine Bereicherung für dein Leben sein wird.

Bevor ich anfange, das zu erklären, denke bitte einmal an eine Situation, als du in kaltes Wasser gesprungen bist. Vielleicht im Urlaub, als du ins kalte Meer gerannt oder in ein kaltes Schwimmbecken gehüpft bist. Beim Gedanken daran hat es dich vielleicht gegraust, und als du ins kalte Wasser gekommen ist, hast du vielleicht geschrien. Aber sobald dein Körper ganz eingetaucht war, hattest du bestimmt auch dieses erfrischende, energiegeladene Gefühl, und später, nachdem du wieder herausgekommen warst und dich aufgewärmt hattest, das Erfolgserlebnis, es geschafft zu haben. Ein beliebter Sketch von Michael McIntyre (ein großartiger Comedian aus dem UK), den ich sehr mag, dreht sich um die nervige Situation, wenn du versuchst, dich dazu zu überreden, ins kalte Wasser zu springen, während dein Freund schon ganz lässig darin herumschwimmt und sagt: „Wenn du erst mal drin bist, ist es super.“ Wie wir noch entdecken werden, ist das wirklich so. Dein Körper ist eine unglaublich leistungsfähige physische Maschine, die in freier Wildbahn überleben kann. Wenn dir die Vorteile von kaltem Wasser erst einmal klar geworden sind, wird dir das zu einer wichtigen Praxis, die dir im Leben weiterhilft.

Um zu verstehen, inwiefern das Eintauchen deines Körpers in kaltes Wasser deinen Dopaminspiegel positiv beeinflussen kann, müssen wir noch einmal auf unser Modell des Gleichgewichts zwischen Vergnügen und Schmerz zurückkommen (Seite 23). Wie wir zu Beginn von Teil 1 gesehen haben, sind die Bereiche deines Gehirns, die für das Empfinden von Vergnügen und Schmerz zuständig sind, nebeneinander angesiedelt und funktionieren wie eine Wippe. Unser Gehirn hat sich so entwickelt, dass es bei anstrengenden, schmerzhaften Aktivitäten eine Lustempfindung hervorruft, damit wir motiviert und widerstandsfähig gegenüber den Herausforderungen unserer Lebensreise bleiben, die uns als Menschen seit unseren Vorfahren bis hierher gebracht hat. Wenn wir auf dieser Reise nur auf Vergnügen aus gewesen wären, zum Beispiel durch Sex oder Essen, und uns kaum um die anstrengenden Tätigkeiten zur Sicherung unseres Überlebens gekümmert hätten, hätte unser Gehirn eine „Schmerzreaktion" ausgelöst, um uns damit klarzumachen, dass das nicht der richtige Lebensstil für ein optimales Überleben ist.

Jetzt stell dir einen Moment lang vor, du stehst unter einer eiskalten Dusche. Das ist alles andere als angenehm, im Gegenteil, es tut weh. In diesem Moment des Schmerzes, wenn das kalte Wasser auf deinen Körper trifft, setzt der Vergnügen-Schmerz-Mechanismus ein. Um dir etwas Kontext dazu zu liefern, mit wie viel Kraft dieser Mechanismus anspringt, möchte ich dir erklären, wie bestimmte Verhaltensweisen in der modernen Welt den Dopaminspiegel beeinflussen.

Zum besseren Verständnis musst du daran denken, dass du immer einen bestimmten „Dopamin-Ausgangswert" hast, also die Menge an Dopamin, die ständig in deinem Gehirn und in deinem Blutkreislauf zirkuliert (siehe Seite 30). Schauen wir uns im Gegensatz dazu eine unglaublich süchtig machende, starke Droge wie Kokain an: Durch sie steigt der Dopamin-Ausgangswert um das Zweieinhalbfache[47], und zwar unfassbar schnell, weil die Droge die Belohnungszentren im Gehirn aktiviert. Schon kurz danach, nämlich sobald die Wirkung des Kokains nachlässt, kippt die Wippe zur anderen Seite, damit das Gehirn wieder ins Gleichgewicht kommt. Das löst eine entsprechende „Schmerzreaktion" im Gehirn aus, die als Angst oder Depression wahrgenommen wird.

Eine andere spannende Studie, die die Reaktion von Körper und Gehirn auf verschiedene Wassertemperaturen untersucht hat, zeigt, dass kaltes Wasser den Dopaminspiegel ebenfalls um das Zweieinhalbfache erhöhen kann[48] – genau wie Kokain! Das passiert, weil kaltes Wasser im Gehirn eine „Schmerzreaktion" auslöst, die dann bei der Ausgleichsbewegung der Wippe wieder zu einem Anstieg des Wohlbefindens und natürlich der Motivation führt. Statt negativer Folgen erzeugt kaltes Wasser also ein positives Gefühl. Ein weiterer Grund, warum der Dopaminspiegel deutlich ansteigt, wenn du kaltem Wasser ausgesetzt bist – und zugleich gut zu wissen, wenn du diese Strategie in deinem Leben anwenden möchtest – ist die Wechselwirkung zwischen Dopamin und Adrenalin.

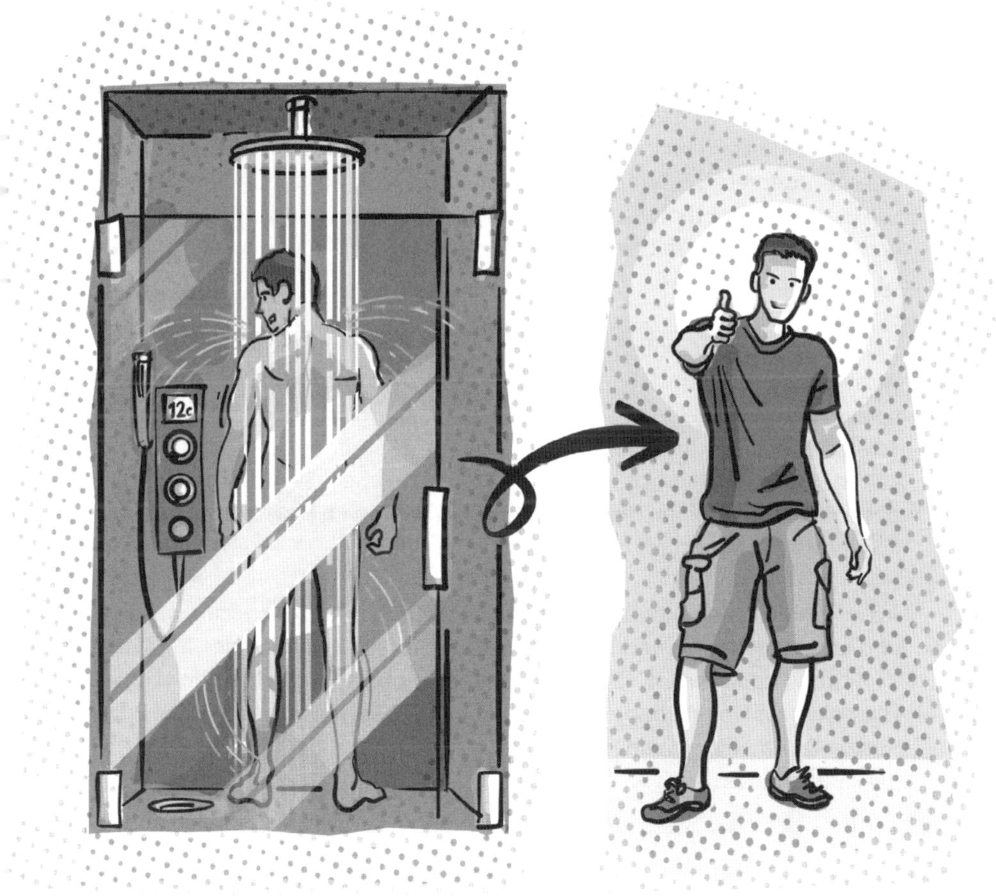

Adrenalin ist das Hormon, das den Körper mit Energie versorgt und die Aufmerksamkeit steigert. Interessanterweise wirken Dopamin und Adrenalin in deinem Gehirn und Körper wie „Cousins“. In dem Moment, in dem das kalte Wasser auf deinen Körper trifft, schießt der Adrenalinspiegel in die Höhe, weil dein Körper eine potenzielle Gefahr in deiner Umgebung wahrnimmt. Mit diesem schnellen Anstieg des Adrenalins steigt auch der Dopaminspiegel entsprechend, was zu einer deutlichen Steigerung von Motivation und Konzentration führt.

Neben diesem unglaublichen Anstieg von Dopamin – einem unserer Hauptziele, wenn wir DOSE in unserem Leben umsetzen – gibt es noch jede Menge weitere Vorteile. Wenn wir uns kaltem Wasser aussetzen, verbessert das nachweislich die Funktion des Immunsystems[49]. Eine Studie hat gezeigt, dass Menschen in den Niederlanden, die 90 Tage lang jeden Tag kalt geduscht haben, sich um 29 Prozent seltener krankgemeldet haben als diejenigen ohne tägliche kalte Dusche. Außerdem hat sich gezeigt, dass kalte Duschen depressive Symptome reduzieren[50], Muskel- und Gelenkschmerzen lindern[51], die Erholung nach dem Training verbessern[52] und, so unglaublich es klingt, Körperfett reduzieren, weil in der Zeit, in der der Körper kalt ist, „braunes Fett“ verbannt wird[53].

Bei allem, was wir über Dopamin und seine antriebsfördernde Wirkung wissen, kannst du dir sicher vorstellen, wie wertvoll es wäre, den Dopaminspiegel gleich zu Beginn des Tages deutlich zu erhöhen. Bei der folgenden Strategie und der dazugehörigen Challenge experimentierst du mit einer kalten Dusche am Morgen, um genau das zu erreichen. Sie wird dazu führen, dass du dich bei deinen morgendlichen Tätigkeiten im Flow-Zustand besser konzentrieren kannst und produktiver wirst.

Als ich zum ersten Mal auf diese ganzen Studien gestoßen bin, war ich, ehrlich gesagt, fast genervt. Die Vorstellung, morgens mit kaltem Wasser in Berührung zu kommen, fand ich nicht so prickelnd, vor allem im Winter. Über ein paar Monate habe ich verschiedene Strategien ausprobiert, um das Ganze nachhaltig in meinen Alltag zu integrieren. Mit der folgenden Strategie kannst du das auch schaffen.

Wichtiger Hinweis: Wenn du unter starken Angstzuständen, Stress oder Atemnot leidest, sodass du Schwierigkeiten hast, dich zu erholen und wieder in deinen „Normalzustand“ zurückzufinden, rate ich dir dringend davon ab, eine Kaltwassertherapie zu machen. Auch wenn du mit Erkältungs- oder Grippeviren kämpfst, solltest du kaltes Duschen vermeiden. Wenn du an einer Erkrankung leidest und dir nicht sicher bist, wie sich der Kontakt mit kaltem Wasser darauf auswirken könnte, sprich zuerst mit deinem Arzt. In solchen Momenten ist „Wärme“ deine Freundin, wie du in Teil 4, Endorphine, erfahren wirst. Bitte konsultiere immer deine Hausärztin.

Denk daran: Wenn du gesündere Verhaltensweisen in dein Leben einbauen möchtest, ist es unverzichtbar, dass du die Fähigkeit entwickelst, den Teil in dir zu überwinden, der nichts Herausforderndes tun will. Kaltes Wasser ist genau das Richtige, um das zu schaffen.

Strategie

Damit du eine nachhaltige Gewohnheit zum regelmäßigen Kontakt mit kaltem Wasser entwickeln kannst, möchte ich nicht, dass du dich sofort unter die eiskalte Dusche stellst, sie hasst, mich hasst und das Buch aus dem Fenster wirfst. Unser Ziel ist es, dich nach und nach ans kalte Duschen zu gewöhnen. Geh morgen früh unter die warme Dusche und wasch dich so lange wie immer. Wenn du fertig bist, ist es unser Ziel, das Wasser auf „kalt" zu stellen; nicht so kalt, dass du mich tatsächlich hasst, sondern gerade so kalt, dass du in deinem Gehirn und Körper eine „Schmerzreaktion" spürst. Atme in diesem Moment langsam und tief ein und lang und vollständig aus. Denk daran, das Ziel ist nicht, es zu genießen. Alle, die dir erzählen, sie fänden es toll, sind schräg – es soll schwer sein, denn gerade die Schwierigkeit treibt ja deinen Dopaminspiegel in die Höhe und trainiert deine Resilienz. Diese langsamen Atemzüge beruhigen dein Nervensystem (mehr zum Verständnis deines Nervensystems gibt's in Teil 3, Serotonin). Sobald du fünf bis zehn Sekunden unter kaltem Wasser gestanden hast, stell die Dusche ab und steig aus. Es ist wichtig, dass du mit kaltem Wasser abschließt und nicht noch einmal zu warmem Wasser zurückkehrst, denn die Phase, in der sich dein Körper wieder aufwärmt, trägt zur Dopaminproduktion bei.

Am nächsten Morgen versuchen wir dann einfach, die Dusche ein bisschen kälter zu drehen und etwas länger drunter zu bleiben. Die Vorteile zeigen sich schon, sobald du kaltes Wasser auf deinem Körper spürst, aber wir wollen erreichen, dass du 30 bis 60 Sekunden unter kaltem, fließendem Wasser stehst. Ein interessanter zusätzlicher Tipp: Wenn du darauf achtest, dass dein Kopf oder dein Gesicht unter Wasser sind, wenn du das Wasser kälter drehst, fällt es dir leichter. Das klingt zwar kontraintuitiv, aber es gibt eine faszinierende neurowissenschaftliche Erkenntnis, die unter dem Begriff „Tauchreflex" bekannt ist und zeigt, dass unser Körper seine Temperatur schneller reguliert, wenn der Kopf unter kaltem Wasser ist. Deshalb ist es oft einfacher, ins Meer zu springen, als langsam hineinzugehen[54].

Musik

Ein weiterer Tipp, der mich einen RIESIGEN Schritt weitergebracht hat, ist Musik. Musik hat aus vielen Gründen eine unglaubliche Kraft, wie wir in Teil 4 sehen werden. Lass ein Lied laufen, bevor du unter die Dusche gehst. Wenn dann der Refrain oder deine Lieblingsstelle kommt, dreh das Wasser kalt. Sing mit, tanz, beweg dich. Die Musik hebt deine Stimmung und motiviert dich, länger unterm kalten Wasser zu bleiben.

Kater-Tipp

Wie wir durch unser immer besseres Verständnis von Dopamin wissen, ist Alkohol eine der häufigsten und am meisten verbreiteten Absturzursachen für unser Dopaminsystem. Da kaltes Wasser genau das Gegenteil bewirkt, kannst du es an den Tagen nach dem Trinken super einsetzen. Fülle dazu einfach eine große Schüssel mit Wasser und Eis und halte dein Gesicht hinein. Das Ganze drei Mal wiederholen und dabei jedes Mal zehn Sekunden lang die Luft anhalten. Natürlich solltest du vorsichtig sein, den Atem nicht zu lange anhalten und dir nicht zu viel Hirnfrost verpassen. Wenn dir das zu heftig ist, denk dran, dass auch ein paar Spritzer kaltes Wasser aus dem Waschbecken einen leichten Dopaminanstieg bringen, was ich dir ohnehin jeden Morgen direkt nach dem Aufstehen wärmstens empfehle.

Challenge

Nun möchte ich dich bitten, die „Kaltes-Wasser-Challenge" zu machen. Um diese Challenge zu schaffen, musst du die nächsten sieben Tage jeden Morgen das Wasser unter der Dusche auf „kalt" drehen.

Versuche während dieser Challenge, einen Freund, deine Partnerin oder ein Familienmitglied zum Mitmachen zu überreden! Das erhöht für euch alle die Verbindlichkeit und gibt euch die Chance, über die Herausforderungen und Vorteile der Kaltwassertherapie zu reden.

5

Dein Ziel im Leben finden

DOPAMIN
MEIN ZIEL
DOPAMIN
MEIN ZIEL
DOPAMIN
MEIN ZIEL
DOPAMIN
MEIN ZIEL

Lass uns erst mal einschätzen, wie klar du dir über dein Ziel bist.

Schätze auf einer Skala von 1 bis 10 ein, wie klar du deine wichtigsten Ziele im Leben in Worte fassen kannst. Sei ehrlich zu dir.

1 → 10

1 = unterirdisch
10 = fantastisch

Mein Ziel verstehen

Wir sind beim letzten Kapitel von Teil 1 angekommen. Aus meiner Sicht ist das der wichtigste Teil über Dopamin und vielleicht sogar vom ganzen Buch „Der DOSE-Effekt“. Denn dieses Kapitel bringt dich dazu, darüber nachzudenken, was du im Leben wirklich willst – und vor allem, was du dafür zu opfern bereit bist.

Seit Jahren ist Dopamin als das sogenannte „Belohnungshormon“ bekannt, also als der Botenstoff, der uns ein gutes Gefühl gibt, wenn wir etwas geschafft haben. Doch das trifft die eigentliche Funktion von Dopamin nicht ganz. Wie wir durch unsere Erkenntnisse über die Jäger und Sammler wissen, steigt der Dopaminspiegel, wenn wir ein Ziel verfolgen, sei es die Jagd auf ein Tier, der Bau einer Unterkunft oder die Suche nach Nahrung. Der Dopaminspiegel steigt, um uns mit der nötigen Motivation und Konzentration zu versorgen, damit uns das, was wir erreichen wollen, auch gelingt. Wir glauben, dass es unser Lebensziel ist, das, was wir uns vorgenommen haben, tatsächlich zu erreichen. Das beste Gefühl entsteht aber eigentlich dadurch, dass wir unsere Ziele verfolgen[55].

Wenn du Leute beobachtest, die im Lotto gewinnen, Promis, die riesige Erfolge feiern, oder Sportlerinnen und Sportler, die Medaillen gewinnen, dann siehst du, wie sich diese wissenschaftlichen Erkenntnisse im richtigen Leben auswirken. Nach so großen Erfolgen folgen oft psychische Probleme. Das kann passieren, weil die Leute nichts mehr haben, was sie anstreben können. Für unsere Neurobiologie ist es unglaublich wichtig, dass wir ein Bedürfnis nach Fortschritt haben. Ohne diesen tiefsitzenden Antrieb hätten wir als Jäger und Sammler schlicht nicht überlebt. Wenn ich zum Beispiel auf einen Stamm von Jägern und Sammlern treffen und ihnen alle Ressourcen zur Verfügung stellen würde, die sie sich nur vorstellen können, wären sie zunächst vielleicht begeistert, aber nach ein paar Monaten würden sie Anzeichen für Demotivation, Depression und Faulheit zeigen. Sie hätten unter den Folgen zu leiden und müssten sich wieder mit anstrengenden Tätigkeiten beschäftigen, die ihren Dopaminspiegel länger anhaltend aufbauen.

Es ist unglaublich wichtig, dass du ein klares Ziel im Leben hast, ein Ziel, das du erreichen kannst, das aber auch eine Herausforderung ist und viel Einsatz erfordert. Ein Ziel vor Augen erhöht nicht nur deinen Dopaminspiegel, sondern hilft auch, mit den verschiedenen süchtig machenden Verhaltensweisen umzugehen, mit denen wir alle zu tun haben. Wie ich zu Beginn dieses Buches schon gesagt habe, ist es mir unfassbar schwergefallen zu lernen, wie ich ein ganzes Spektrum von Verhaltensweisen für schnelles Dopamin in den Griff kriegen kann. Nachdem ich mir wirklich klar gemacht habe, was **mein Ziel** ist, hat sich meine Beziehung zu diesen Verhaltensweisen in den letzten drei Jahren aber deutlich verändert. Wenn ich jetzt drauf und dran bin zu viel zu trinken und dann einen Kater zu kriegen oder Pornos zu gucken und mir meinen ganzen Antrieb zu ruinieren, schlechtes Zeug zu essen oder übertrieben auf dem Handy herum zu scrollen und alles andere vor mir her zu schieben, denke ich wieder an mein Ziel und frage mich, ‚okay, bin ich bereit, diese schnellen Dopaminkicks für das langfristige, nachhaltige Glück zu opfern, das mir das Hinarbeiten auf mein Ziel bietet?' Wenn wir nun immer klarer herausfinden, was dein Ziel ist, hilft dir das, solche kurzfristigen Glücksgefühle für diese Form länger anhaltender echter Freude zu opfern.

Ein weiterer Grund, warum es so wichtig ist, ein klares Ziel im Leben zu haben, zeigt sich, wenn du der eigentlichen Funktion von Dopamin tiefer auf den Grund gehst. Dopamin soll uns am Leben halten und erreicht das, indem es dafür sorgt, dass wir uns mit Dingen beschäftigen, die seine Ausschüttung fördern. Damit dein Dopaminspiegel so gesund und hoch wie möglich bleibt, musst du eine freudige Erwartung im Hinblick auf deine Zukunft haben[56], genau wie Jäger und Sammler wissen mussten, dass sie Nahrung und Unterkunft finden würden. In unserem modernen Leben ist dieser Mechanismus allerdings ein bisschen komplexer. Nimm dir einen Augenblick Zeit und denk an ein paar Momente in deinem Leben: an einen, in dem du unglaublich niedergeschlagen warst, und an einen, in dem du unglaublich glücklich warst. In schlechten Zeiten sieht die Zukunft für uns oft düster aus und nicht so, wie wir sie uns wünschen. Das kann durch den Verlust des Jobs, den Verlust eines Partners, gesundheitliche Probleme oder alle möglichen anderen Erfahrungen passieren, die dir die Freude an der Zukunft nehmen. In extrem glücklichen Momenten hingegen, zum Beispiel bei einer Beförderung, wenn du dich verliebst oder einen aufregenden Urlaub buchst, freust du dich auf das, was in deinem Leben noch kommt.

Es gibt viele Bereiche im Leben, die dir ein Ziel liefern können, das du verfolgen möchtest. Wir werden herausfinden, was für dich und dein Leben gerade am besten passt.

Dazu haben wir fünf Bereiche, in denen du dir ein Ziel setzen kannst: Beruf, Familie, Gesundheit, Kreativität und dein DOSE. Wenn du dir die fünf Bereiche durchgelesen hast, gebe ich dir eine einfache Übung, mit der du herausfinden kannst, was dein wichtigstes Ziel ist.

1. Beruf

Unser Job gehört zu den wichtigsten Aspekten in unserem Leben. Einen Großteil unserer Zeit verbringen wir bei der Arbeit. Dir zu überlegen, was dein wichtigstes Ziel in deinem beruflichen Leben ist, ist eine wertvolle Übung. Wahrscheinlich hast du schon gemerkt, dass in Momenten, in denen dir klar wird, dass du beruflich vorankommst, ein richtig positives Gefühl entsteht. Vielleicht hast du bei einem Projekt hervorragende Arbeit geleistet, dir eine Beförderung verdient oder du wurdest von einem Kollegen für deine Beiträge gelobt. All diese Erfahrungen sorgen für einen deutlichen Anstieg deines Dopaminspiegels, während du auf dein Ziel hinarbeitest.

Nimm dir einen Moment Zeit und überleg dir, was du gerade beruflich am meisten willst. Gibt es ein Projekt, das du unbedingt umsetzen willst? Willst du eine bestimmte Beförderung oder eine Gehaltserhöhung erreichen? Willst du mehr Verantwortung in deiner Position übernehmen?

Wenn du dir ein ganz konkretes Ziel aussuchst, das du unbedingt erreichen willst, und regelmäßig darauf hinarbeitest, hilft dir das, deinen Dopaminspiegel zu optimieren, und ganz nebenbei verbessert es natürlich auch dein Leben.

2. Familie

Unsere Familie ist ein wichtiger Teil von dem, was uns zu Menschen und wirklich glücklich macht. In Teil 2, Oxytocin, werden wir uns eingehend mit der Bedeutung deiner familiären Beziehungen beschäftigen. Mir ist natürlich klar, dass alle, die dieses Buch lesen, jeweils in einer etwas anderen Situation sind. Vielleicht bist du 18 oder 19, Mitte 20 oder Mitte 30, vielleicht hast du kleine Kinder oder du bist 40, 50 oder 60 plus und kümmerst dich um deine Familie.

Das Bemühen um tiefere familiäre Beziehungen ist eine geniale Möglichkeit, deinen Dopaminspiegel zu optimieren und gleichzeitig Oxytocin aufzubauen. Überleg dir einen Moment lang, wie du deine familiären Bindungen stärken könntest. Hast du das Gefühl, dass du wieder Kontakt zu einem Elternteil aufnehmen solltest? Mehr Zeit mit deinen Geschwistern verbringen? Dir Zeit nehmen, um den Kontakt zu deinen Großeltern zu pflegen? Oder dir öfter handyfrei nehmen und dich intensiv mit deinen Kindern beschäftigen? Oder vielleicht eine Freundschaft wieder aufleben lassen, wieder Kontakt zu jemandem knüpfen, zu dem du in letzter Zeit den Kontakt verloren hast.

Wenn du dir in Bezug auf deine Familie ein konkretes Ziel aussuchst und es mit Engagement und Aufmerksamkeit verfolgst, hilft dir das, deinen Dopaminspiegel anzukurbeln, und es bringt mehr Liebe in dein Leben.

3. Gesundheit

Deine Gesundheit ist, wie wir gerade entdecken und im Laufe von „Der DOSE-Effekt" immer besser verstehen werden, einer der wichtigsten Aspekte deines Lebens. Ein Freund hat mir neulich gesagt: „Ich will mein Leben auf die Reihe kriegen, und das fängt mit meiner Gesundheit an." Ich finde, das bringt es unglaublich gut auf den Punkt.

Wenn wir auf unserer DOSE-Reise zum Serotonin und zu den Endorphinen gelangen, wirst du viel darüber erfahren, wie du deine Gesundheit durch Darmgesundheit, Natur, Bewegung, Tiefschlaf und vieles mehr optimieren kannst. Bei der Beschäftigung mit dem Konzept, ein Ziel zu verfolgen, ist deine Gesundheit ein perfekter Ausgangspunkt. Vielleicht hast du schon mal gemerkt, dass du dich großartig fühlst, wenn du dich gesünder ernährst oder mehr Sport machst. Dabei musst du unbedingt wissen, dass dieses Gefühl nicht nur durch die physiologischen Vorteile der Ernährung oder Bewegung entsteht, sondern auch dadurch, dass du Schritt für Schritt ein Ziel erreichst.

Nimm dir jetzt einen Moment Zeit und überleg dir, was dein wichtigstes gesundheitliches Ziel im Leben ist. Hast du das Gefühl, dass du dich gesünder ernähren solltest? Musst du mehr an die frische Luft und dich öfter bewegen? Solltest du mehr Wert auf deine Schlafqualität legen? Solltest du endlich mal zum Arzt gehen, um deine Sorgen abzuklären?

Wenn du dieses Gesundheitsziel verfolgst, wird dein Dopaminspiegel optimiert und ganz nebenbei profitierst du von einer Menge weiterer gesundheitlicher Vorteile, die mit diesen gesünderen Verhaltensweisen verbunden sind.

4. Kreativität

Menschen haben von Natur aus ein unglaublich kreatives Gehirn. Tatsächlich nutzen wir diesen Aspekt jedoch immer weniger, je mehr wir uns in Richtung einer technologisch orientierten Welt bewegen. Wo wir früher unsere Freizeit vielleicht mit Zeichnen, Malen, Lesen oder Schreiben gefüllt haben, sitzen wir heute oft mit dem Handy in der Hand vor dem Fernseher auf dem Sofa. Na ja ... jetzt nicht mehr, denn du bist ja auf dem besten Weg, Profi im Handyfasten zu werden!

Wenn du zum Beispiel in deiner Freizeit ein Puzzle machst oder anfängst, dich mit etwas Künstlerischem oder Musikalischem zu beschäftigen, wird sich das unglaublich positiv auf dein Leben auswirken. Dein Gehirn will unbedingt Fortschritte auf ein Ziel hin machen, und kreative Ventile sind dafür der perfekte Weg.

Was könntest du als kreatives Ventil in deinem Leben nutzen? Könntest du zu Hause kreativ werden, vielleicht mit einem DIY-Projekt? Könntest du ein Instrument lernen? Könntest du ein künstlerisches Projekt finden? (Es gibt echt tolle „Malbücher für Erwachsene“, die ich total entspannend finde.) Oder vielleicht ist ja das Lesen dieses Buches für dich ein kreatives Ventil.

Nimm dir Zeit, mal darüber nachzudenken, in welche Richtung du dich kreativ entwickeln könntest. Das bringt außerdem eine Menge weiterer Vorteile. Vielleicht kannst du diese Tätigkeit mit jemandem zusammen machen, zum Beispiel mit einem Freund, deinen Kindern, deiner Partnerin oder deinen Geschwistern. Ganz nebenbei unterstützt das auch dein Ziel beim Handyfasten, nämlich, eine Auszeit von Technologie und den sozialen Medien zu nehmen, sodass sich zugleich deine Dopaminspeicher wieder füllen können.

5. Deine DOSE

Den Zielstrebigkeits-Aspekt von Dopamin erkläre ich immer besonders gern; denn jetzt kannst du wirklich verstehen, warum ich dieses Buch in der Form aufgebaut habe, wie es ist. Ich habe dieses Buch mit seinen Strategien und Challenges, die du machen kannst, aus dem einen einzigen Grund so schablonenhaft gestaltet, damit du bereits ab dem Moment, in dem du es in die Hand nimmst, dabei bist, ein Ziel zu verfolgen. Ob durch die Verbesserung deiner Fähigkeit zu tiefen Flow-Zuständen, mehr Disziplin in deinem häuslichen Umfeld, regelmäßiges Handyfasten oder dadurch, dass du dir in kaltem Wasser den Arsch abfrierst – du bist jetzt auf der Erfolgsspur.

Wenn du nicht so richtig weißt, was du anstreben sollst, hab ich was für dich. Deine DOSE ist dein Ziel, solange du dieses Buch liest und auch in deinem ganzen weiteren Leben.

Das einfache Konzept, zu verstehen, dass dein Gehirn aus tiefstem Inneren und schon rein biologisch nach Erfüllung strebt, und deinen ganz eigenen Weg zu finden, dieses Gefühl zu erzeugen, muss in deinem Leben Priorität bekommen.

Strategie

Damit du herausfinden kannst, was dein Ziel konkret ist, möchte ich dir eine der wirkungsvollsten, wenn nicht sogar *die* wirkungsvollste Gewohnheit empfehlen, die ich je in mein Leben integriert habe: den handyfreien Morgenspaziergang. Ich kann gar nicht in Worte fassen, was das mit meinem Leben, meiner beruflichen Entwicklung und meiner mentalen Gesundheit gemacht hat.

Nimm dir einen Moment Zeit zu überlegen, welcher dieser fünf Bereiche für dich als derjenige heraussticht, den du im Moment in deinem Leben am liebsten verfolgen möchtest.

Ziel, das mir am wichtigsten ist:

1. **Beruf**
2. **Familie**
3. **Gesundheut**
4. **Kreativität**
5. **Deine DOSE**

Nun möchte ich, dass du gleich morgen früh einen Spaziergang in der Natur machst, ohne dein Handy. Wenn du dein Handy brauchst, um dich sicher zu fühlen, dann steck es bitte in deine Tasche und schalt es auf Flugmodus. Such dir eine schöne Umgebung in der Natur und frag dich selbst: „Was ist mein Ziel?“, „Was will ich in meinem Leben gerade wirklich erreichen?“ In unserer modernen Welt haben wir oft Hoffnungen und Träume, werden aber vom ständigen Angebot an schnellem Dopamin abgelenkt, das unsere Aufmerksamkeit von ihnen abzieht.

Wenn du etwa 45 Minuten lang intensiv über diese Frage nachdenkst und in Gedanken mit dir selbst darüber sprichst, wirst du mit einer Vision und einem Plan nach Hause kommen, um mit dem Weg zu deinem Ziel zu beginnen. Ich habe früher nie Zeit in Stille verbracht. Einmal, ich war gerade an der Uni und habe in der Bibliothek gearbeitet, ging mein Handy-Akku leer. Bis nach Hause waren es nur 15 Minuten Fußweg, doch ich hasste den Gedanken an 15 Minuten Stille. Wenn ich das jetzt schreibe, klingt es lächerlich, aber ich habe tatsächlich meinen Laptop mitgenommen und die Kopfhörer angeschlossen, um diese Stille zu vermeiden. Ich kann sehr gut nachempfinden, dass du den Wunsch nach Ablenkung hast und dass deshalb immer Podcasts, Musik oder Fernsehsendungen laufen müssen.

Heute glaube ich jedoch, dass die Zeit, die ich in den letzten paar Jahren in Stille verbracht habe, die mit Abstand wirkungsvollste Maßnahme ist, die ich in mein Leben integriert habe. In unserem Kapitel über die Natur werden wir tiefer ins Thema Stille eintauchen und ich werde dir zeigen, wie du dich nicht nur mit der Stille anfreunden, sondern sie sogar zu einem der wichtigsten Aspekte deines Lebens machen kannst.

Challenge

Nun möchte ich dich bitten, die „Mein-Ziel-Challenge“ zu machen. Um diese Challenge zu schaffen, musst du einen Spaziergang in der Natur machen, in der Stille, ohne dein Handy, und darüber nachdenken, was für dich gerade das wichtigste Ziel in deinem Leben ist.

Sorge während dieser ganzen Challenge dafür, dass du mit jemandem, der dir nahesteht, über dein Ziel sprichst. Beginne das Gespräch damit, dass du ihm oder ihr ganz konkret beschreibst, was du in deinem Leben gerade erreichen willst. Gib der Person die Chance, sich auch Gedanken darüber zu machen.

Deine DOSE zusammenstellen

In Teil 1 hast du entdeckt, wie wichtig es ist, die wahre Kraft deines Dopaminsystems zu verstehen. Du hast das spannende Abenteuer begonnen, mit verschiedenen neuen Verhaltensweisen zu experimentieren, die zur Optimierung dieses Systems in deinem Gehirn beitragen.

Nimm dir jetzt bitte etwas Zeit und überlege, welche der fünf wichtigsten Dopamin-Aktionen dir am wichtigsten ist und weiterhin Priorität haben soll. Es wäre unglaublich, wenn alle diese Verhaltensweisen in deinem Leben auch weiterhin eine wichtige Rolle spielen würden. Entscheidend ist auf jeden Fall, dass du dir eine zentrale Verhaltensweise aussuchst und dafür sorgst, dass sie fester Bestandteil deines Lebens wird. Mache immer nur einen Schritt auf einmal und feiere jede positive Veränderung bei deinen Gewohnheiten.

Was wird deine wichtigste Dopamin-Aktion?

1. FLOW-ZUSTAND

Die Fähigkeit, Zustände tiefer Konzentration zu erreichen.

2. DISZIPLIN

Dafür sorgen, dass dein Zuhause immer ordentlich, sauber und ruhig ist.

3. HANDYFASTEN

Die Selbstverpflichtung, dir jeden Tag morgens und abends handyfreie Zeit zu verschaffen.

4. KALTES WASSER

Täglich kalt duschen, um deine Motivation zu pushen.

5. MEIN ZIEL

Die überlegte Entscheidung für das wichtigste Ziel in deinem Leben, das du erreichen willst.

Zentrale Erkenntnis: Das wichtigste Prinzip, das du aus deinem unglaublichen Wissen über Dopamin mitnehmen solltest, lautet, dass du es selbst in der Hand hast, wie motiviert du dich fühlst. Du sitzt am Steuer. Wenn du der Versuchung nach schnellen Dopaminkicks zu oft nachgibst, wirst du dich definitiv schlapp und unmotiviert fühlen. An irgendetwas dranzubleiben, das dir wichtig ist, fühlt sich dann wie eine lästige Pflicht an. Wenn du aber den neuen Dopamin-Aktionen, die du kennengelernt hast, Priorität gibst, wird dein Dopaminspiegel steigen und es wird leichter denn je zuvor, das Leben deiner Träume auch tatsächlich zu verwirklichen.

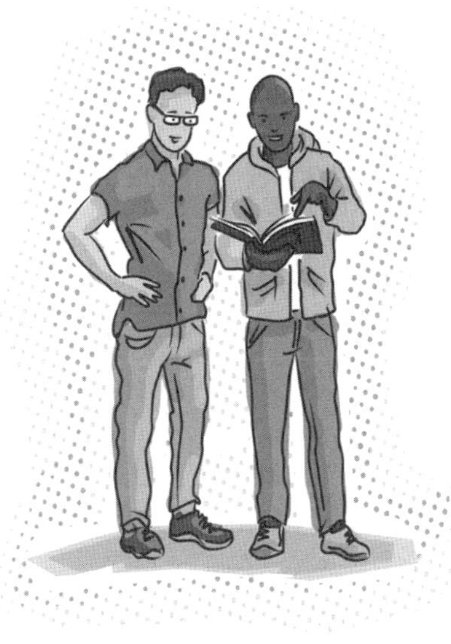

Sprich auf jeden Fall mit einer Freundin, einem Freund oder jemandem aus deiner Familie über die wichtigste Dopamin-Challenge, die du dir ausgesucht hast!

TEIL 2

Fühl dich selbstsicher und verbunden

OXYTOCIN
OXYTOCIN
OXYTOCIN
OXYTOCIN
OXYTOCIN
OXYTOCIN
OXYTOCIN
OXYTOCIN
OXYTOCIN

Oxytocin verstehen

Willkommen zu Teil 2 deiner DOSE-Reise, Oxytocin. Oxytocin, auch „der große Lebenshelfer“ genannt, ist einer der stärksten Botenstoffe in deinem Körper und mit am wichtigsten sowohl für unsere Fortpflanzung als auch für unser Überleben als Menschen[1].

Das liegt daran, dass Oxytocin einen starken Einfluss auf unser menschliches Bedürfnis hat, Kontakt zueinander zu finden, Bindungen aufzubauen, eng in Gruppen zusammenzuarbeiten und Kinder zu haben. Seit vielen Jahren bin ich auf einer intensiven Reise, bei der ich mich mit dieser Substanz beschäftige und lerne, wie ich sie in meinem Leben und dem Leben der Menschen um mich herum pushen kann. Denn ich habe gesehen, wie grundlegend Oxytocin Beziehungen, den Glauben an uns selbst und unser Weltbild zu verändern vermag.

In Teil 2 werden wir intensiv in die wahre Funktion von Oxytocin eintauchen, uns anschauen, inwiefern unser moderner Lebensstil dazu führen kann, dass es immer weniger aktiviert wird, und vor allem wirst du eine Reihe von Challenges machen, um zu lernen, wie du deinen Oxytocinspiegel erhöhen kannst.

Um Oxytocin zu verstehen, müssen wir zurück zum Moment deiner Geburt. Ein Moment, an den du dich nicht erinnerst, aber der Moment, in dem zum ersten Mal Oxytocin durch dein Gehirn und deinen Körper strömte[2]. Im Moment der Geburt wird sowohl im Gehirn deiner Mutter als auch in deinem Gehirn Oxytocin ausgeschüttet, um zwischen euch beiden die allererste Paarbindung herzustellen[3]. Bei deiner Mutter löst es ein starkes, angeborenes Bedürfnis aus, sich intensiv um dich zu kümmern, dir Liebe zu schenken, dich zu beschützen und zu behüten. Bei dir als Neugeborenem entsteht ein tiefes Verlangen nach dieser Liebe, nach dieser Verbindung zu deiner Mutter und den Menschen, die sich um dich kümmern. Das hilft dir, am Leben zu bleiben[4].

Die Oxytocin-Prinzipien

Prinzip 1

Braucht gute persönliche soziale Kontakte

In den ersten Lebensmonaten bekommst du dann Liebe in vielen Formen, zum Beispiel durch Stillen (wobei sich ähnliche Ergebnisse auch erzielen lassen, wenn Stillen nicht möglich ist), körperliche Berührungen und liebevolle Worte. Diese Erfahrungen sorgen dafür, dass immer mehr Oxytocin in dir gebildet wird, wodurch eine tiefe Bindung zwischen dir und den Menschen entsteht, die sich um dich kümmern[5]. Auch im weiteren Verlauf deines Lebens bleibt Oxytocin unglaublich wichtig. In jedem Moment, in dem du Liebe bekommst oder anderen Liebe gibst, steigt der Oxytocinspiegel sowohl bei dir als auch bei der Person, mit der du im Kontakt bist[6].

Prinzip 2

Braucht positive, dankbare innere Selbstgespräche

Oxytocin hat noch einen weiteren Aspekt, den du unbedingt kennen solltest, vor allem mit Blick auf die Auswirkungen unseres digitalen Lebensstils. Liebe geben und Liebe bekommen – das findet nicht nur mit anderen statt, sondern das geht auch mit dir selbst. Unsere vergleichsorientierte Gesellschaft kann oft dazu führen, dass viele von uns mit dem inneren Geschichtenerzähler in ihrem Kopf zu kämpfen haben. Vielleicht hast du einen inneren Kritiker, der ständig beurteilt, wie du lebst, wie du aussiehst, wie erfolgreich du bist. Für dein Oxytocin ist das verheerend. Um deinen Oxytocinspiegel zu optimieren, ist es deshalb unverzichtbar, dass wir zentrale Aktionen in dein Leben einbauen, die diese kritische Stimme in deinem Kopf zum Schweigen bringen und nicht nur deine Beziehung zu dir selbst erheblich verbessern, sondern auch deine Fähigkeit, dir selbst Liebe zu geben[7]. Ich habe schwer daran arbeiten müssen, meine eigenen negativen Gedanken und Denkmuster zu verändern. Ich bin jemand, der sehr mit einer kritischen und verurteilenden inneren Stimme zu kämpfen hatte. Deshalb habe ich mit den verschiedensten Strategien experimentiert und dabei einige gefunden, die diese Stimme in meinem Kopf wirklich verändert und dazu geführt haben, dass ich liebevoller und mitfühlender mit mir umgehen konnte. Ein interessanter Nebeneffekt dieser Veränderung in meiner Beziehung zu mir selbst ist, dass sie auch großen Einfluss auf meinen Erfolg bei den verschiedenen Zielen hatte, die mir wichtig sind. Ich bin mir absolut sicher, dass es dir genauso gehen wird, wenn du nun die nächste Phase deiner DOSE-Reise antrittst.

Blicken wir erst einmal wieder zurück zu unseren Vorfahren und zu der wichtigen Rolle, die Oxytocin in unserer Evolution gespielt hat[8]. Wie wir aus unseren Insights über Dopamin wissen, steht Überleben bei allen unseren Verhaltensentscheidungen im Vordergrund. In der Frühzeit unserer Evolution hätte ein einzelner Mensch allein tief im Wald nur schwer überleben können. Jemand, der eng mit einer Gruppe anderer Menschen zusammenarbeitet, um Nahrung und Unterschlupf zu finden, hat es dagegen schon viel leichter. Deshalb haben wir das tiefe Bedürfnis entwickelt, zu einer Gruppe zu gehören, denn das war überlebenswichtig. In Gruppen konnten wir uns entwickeln, allein wären wir untergegangen. Denk mal darüber nach, wenn du dein Leben betrachtest. Vielleicht hast du Momente erlebt, in denen du dich von einer Gruppe von Freunden, einem Event oder einer Party ausgeschlossen gefühlt hast und dir das ein mulmiges Gefühl oder sogar Angst eingejagt hat. Wir sind innerlich so verdrahtet, dass uns das Gefühl der Ausgrenzung Angst macht und uns motiviert, wieder in die Gruppe zu kommen. Tief in deinem Inneren weißt du, dass Alleinsein nicht der optimale Weg für Überleben und Erfolg ist.

Mit der Entwicklung unseres von Technologie geprägten Lebens ändern sich die Dinge heute schnell. Denk mal an den Unterschied zu früher, als wir die ganze Zeit eng miteinander im Kontakt waren und persönlich zusammen auf ein gemeinsames Ziel hingearbeitet haben. Und jetzt überleg mal, wie viele von uns den Großteil des Tages am Computer sitzen und überwiegend allein arbeiten. Oft verbringen wir dann auch noch den Abend am Handy und vor dem Fernseher, wieder ohne direkten Kontakt zueinander. Diese neue Art und Weise, wie wir als Gesellschaft leben, führt ganz klar dazu, dass dieses wichtige Bindungshormon weniger produziert wird. Herauszufinden, wie wir wieder Aktivitäten einbauen können, die uns zusammenbringen, und trotzdem weiter ein modernes, digitales Leben zu führen – das ist unser Ziel.

Wir sind alle verschieden. Manche von euch, die von Natur aus eher Extrovertierten, erleben einen Anstieg ihres Oxytocinspiegels vielleicht bei Ereignissen, bei denen viele Menschen zusammenkommen[9]. Bei anderen, die von Natur aus eher introvertiert sind, steigt der Oxytocinspiegel wahrscheinlich am stärksten bei Gesprächen und Erlebnissen in einem intimeren Rahmen mit nur einer anderen Person[10]. So oder so, beides erhöht unseren Oxytocinspiegel und ist unschätzbar wertvoll für unser Wohlbefinden. Eines wissen wir sicher: Wenn wir etwas davon haben wollen, brauchen wir den Kontakt zu anderen. Wir müssen uns geliebt fühlen, und wir müssen einander Liebe geben. Neueste Untersuchungen haben gezeigt, dass mehr als drei von fünf US-Amerikanerinnen und -Amerikanern unter Einsamkeit leiden und das Gefühl haben, dass ihnen Gemeinschaft fehlt[11]. Um einordnen zu können, wie bedeutend dieses Problem ist: Das *National Institute on Aging* in den USA betrachtet die Auswirkungen längerer sozialer Isolation als ebenso gesundheitsschädlich wie das Rauchen von 15 Zigaretten pro Tag[12], und man schätzt, dass Einsamkeit die Lebenserwartung eines Menschen um bis zu 15 Jahre verkürzt[13].

Wir brauchen unsere gegenseitige Liebe, heute mehr denn je. In Teil 2 machen wir uns an Aufgaben, die Liebe, das Miteinander und die Verbindung mit den Menschen in deinem Umfeld fördern.

Hast du einen niedrigen Oxytocinspiegel?

Wenn du einen niedrigen Oxytocinspiegel erkennen möchtest, kannst du zwei Symptome beobachten.

Erstens fühlst du dich vielleicht einsam und isoliert[14]. Das habe ich in verschiedenen Phasen meines Lebens auch so erlebt, besonders stark in den letzten paar Jahren. Mit etwa Mitte 20 wurde mir klar, dass das Leben, das ich führen wollte, etwas anders war als das meiner besten Freundinnen und Freunde. Um ein bisschen Kontext zu liefern: Ich bin in einer Stadt in der Nähe von London im UK aufgewachsen und in meinem Freundeskreis hat sich immer alles ums Trinken gedreht. Viele Jahre habe ich total gerne gefeiert, so sehr sogar, dass ich mich ganz stark darüber definiert habe, dass ich „hart feiern“ konnte. Als ich mich dann mehr in meine neurowissenschaftlichen Studien und mein Wissen über mentale Gesundheit vertieft habe, bin ich zu dem Schluss gekommen, dass ich ein anderes Leben wollte. Ein ruhigeres, gesünderes Leben, in dem ich mehr Energie und Motivation habe, die Ziele zu verfolgen, die mir am wichtigsten sind. Da sich meine Wünsche veränderten, zog ich aus London und von diesem Party-Lifestyle weg. Am Anfang hat das dazu geführt, dass ich mich einsam und isoliert gefühlt habe.

Aber ich habe mir die Zeit genommen und einen unfassbaren Prozess durchlaufen, bei dem ich wieder eine unglaublich starke Verbindung zu meiner Familie, zu meinen Freunden und zu meinem unmittelbaren Umfeld aufgebaut habe. Und mit ein paar echt hilfreichen Challenges nehme ich dich an die Hand, damit du das auch kannst.

Das zweite Gefühl, das durch einen niedrigen Oxytocinspiegel entstehen kann, ist ein Mangel an Selbstbewusstsein und Glauben an sich selbst[15]. Dadurch, dass unsere Gesellschaft so stark durch die sozialen Medien geprägt ist, leben wir in einer unfassbar ungewöhnlichen Zeit, und das Problem eines geringen Selbstbewusstseins begegnet mir jeden Tag und jeden Tag helfe ich Menschen deswegen. Fehlendes Selbstbewusstsein kann sich als kritische, zweifelnde Stimme in deinem Kopf äußern, die nicht glaubt, dass du überhaupt imstande bist, deine Ziele zu erreichen. Oder es zeigt sich in innerer Kritik an deinem Aussehen und in mangelndem Glauben an dich selbst, wenn du in Gesellschaft bist. Ähnlich wie bei dem Prozess, den ich durchlaufen habe, um wieder Gefühle von Liebe und Verbindung in meinem Leben aufzubauen, habe ich auch hart an meinem Selbstbewusstsein und dem Glauben an mich selbst gearbeitet. Und ich zeige dir die Techniken, mit denen du das ebenso schaffst. In den Kapiteln 9 und 10, „Dankbarkeit“ und „Erfolge“, werden wir mit ein paar tollen, einfachen Strategien experimentieren, die meinen Glauben an mich selbst und die Art und Weise, wie ich mit mir spreche, transformiert haben, und mit denen du das auch erleben kannst.

Die vier Ursachen eines niedrigen Oxytocinspiegels

Der Einfachheit halber habe ich die wichtigsten Ursachen für einen niedrigen Oxytocinspiegel in vier Hauptkategorien eingeteilt. Als wir nach den Gründen für einen niedrigen Dopaminspiegel gesucht haben, sind wir die Sache etwas anders angegangen. Wir haben raffinierte Methoden entwickelt, um die Dopaminausschüttung durch soziale Medien, Junkfood, Alkohol und so weiter zu „hacken"[16], die ja alle zu einem rasanten Anstieg mit anschließendem krachendem Absturz führen. Bei Oxytocin, Serotonin und Endorphinen haben wir keine solchen Hacks entwickelt. Stattdessen müssen wir uns anschauen, in welcher Weise unser tägliches Verhalten dazu führt, dass ihre Produktion unterdrückt wird.

1 Die erste der vier Ursachen eines niedrigen Oxytocinspiegels sind mangelnde soziale Kontakte[17]. Das ist einfach, trifft hier aber genau den Kern des Problems. Da die Gesellschaft immer digitaler wird, nimmt die Qualität des persönlichen Austauschs schnell ab. In Kapitel 8, „Soziales Leben" schauen wir uns näher an, wie du dich mit den Menschen in deinem Leben verbindest.

2 Der zweite Grund ist die Handynutzung in Momenten sozialer Kontakte. Wenn unsere Aufmerksamkeit ständig von den Menschen, mit denen wir gerade zusammen sind, abschweift, weil wir unsere Benachrichtigungen checken, leidet die Qualität der Beziehung, die wir aufbauen könnten. Ist es dir schon einmal passiert, dass du jemandem etwas erzählt oder über deinen Tag berichtet hast, und die Person schaut die ganze Zeit nur aufs Handy, und wenn du fertig bist, fragt sie: „Was hast du gesagt?" Das ist unglaublich frustrierend und entmutigend und schwächt mit der Zeit unsere emotionale Verbindung zueinander. Das ist ein weiterer Grund, warum Handyfasten am Abend so wichtig ist – nicht nur, um dein Dopamin wieder aufzuladen, sondern um die beste Form der Verbindung zu ermöglichen und eine maximale Oxytocin-Ausschüttung zu erreichen[18].

3 Bei der dritten und vierten Ursache lernen wir das Oxytocin von seiner anderen Seite kennen – nämlich mit Blick auf deine Beziehung zu dir selbst. Die dritte Ursache ist der schädliche Einfluss von Online-Vergleichen, die zu einer kritischen inneren Stimme führen[19]. Online-Vergleiche sind definitiv eine der größten Herausforderungen der

Eine geniale Formel,
die man sich merken sollte:

Glück
ist gleich
Wirklichkeit
minus
Erwartungen

Lies das noch mal, ganz langsam.

modernen Welt. Sie führen zu einem ungeheuren Mangel an Anerkennung für das, was wir erreicht haben, und zu fehlender Dankbarkeit für das Leben, das wir führen dürfen. Soziale Medien können zwar wunderbar sein, weil sie uns von unglaublichen Dingen träumen lassen, aber wir müssen auch unfassbar vorsichtig sein mit den Erwartungen, die wir an unser Leben, unsere Beziehungen, unseren Beruf, unser Aussehen und vieles mehr stellen, wenn wir uns die sorgfältig kuratierten und perfektionierten Inhalte ansehen, die andere Leute online stellen.

Wie glücklich du bist, hängt ganz stark damit zusammen, welche Erwartungen du hast. Stell dir vor, du hast bald Geburtstag und möchtest, dass das der tollste Tag deines Lebens wird. Wenn der Geburtstag dann nicht ganz so verläuft, wie du erwartet hast, bist du am Ende unzufrieden und enttäuscht. Wenn du deine Erwartungen dagegen auf ein normales, natürliches Maß zurückschraubst, stellst du am Ende womöglich fest, dass dein Geburtstag sogar noch besser war als erhofft – und genau dann kannst du das größte Glück erleben. Das liegt daran, dass die Realität deine Erwartungen übertroffen hat. Im Kapitel über Dankbarkeit werden wir eine praktische Strategie besprechen, die dein Verhältnis zum Vergleichen transformiert und deinen Fokus auf dein Leben und das Leben der Menschen richtet, die du liebst.

4 Der vierte und letzte Grund für einen niedrigen Oxytocinspiegel ist Selbstkritik[20]. In unserer bildfixierten und imagebewussten Welt geht es hier vor allem um die Analyse deines Aussehens und die Auswirkungen, die das auf dein Selbstwertgefühl und deine mentale Gesundheit hat[21]. Für viele von uns ist das ein Riesenthema. Die Welt, in der wir heute leben, ist unfassbar bildfixiert und imagebewusst. Egal, wo deine Herausforderung liegt, ob bei der Kritik an deinem Körper, deinem Haar, deinem Gesicht oder was auch immer, diese inneren Gespräche sind richtig schädlich für deinen Geist und deine Beziehung zu dir selbst. DOSE bietet zwei Lösungen dafür. Erstens, lerne dich so zu lieben, wie du bist, und zweitens lebe dein Leben so, dass du dich in deinem Körper wirklich gesund fühlen kannst.

So fühlt sich ein hoher Oxytocinspiegel an

Wenn dein Oxytocinspiegel hoch ist, fühlst du dich mit den wichtigen Menschen in deinem Leben viel mehr verbunden, glaubst stärker an dich selbst und hast mehr Selbstvertrauen[22]. Jetzt schauen wir uns die fünf wichtigsten Aktionen an, mit denen du deinen Oxytocinspiegel optimieren und deine Reise zur neurowissenschaftlich fundierten Selbstfindung fortsetzen kannst. Es erwartet dich ein glücklicheres, stärker verbundenes Leben.

Auf der nächsten Seite findest du eine Zusammenfassung der wichtigsten Funktionen, Prinzipien, Gefühle und Verhaltensweisen, die mit der Optimierung deines Oxytocinspiegels zusammenhängen.

Oxytocin im Überblick

Funktion →	• Beziehungen • Selbstvertrauen
Prinzipien →	• Braucht gute persönliche soziale Kontakte • Braucht positive, dankbare innere Selbstgespräche
Gefühle bei niedrigem Oxytocin →	• Einsam • Unsicher
Ursachen von niedrigem Oxytocin →	• Fehlende soziale Kontakte • Handy bei Aktivitäten in Gesellschaft • Online-Vergleiche • Kritische Selbstgespräche
Gefühle bei hohem Oxytocin →	• verbunden • selbstsicher
Oxytocin-Booster →	• Miteinander • Berührung • Soziales Leben • Dankbarkeit • Erfolge

6

Nimm andere Menschen wichtig

OXYTOCIN
MITEINANDER
OXYTOCIN
MITEINANDER
OXYTOCIN
MITEINANDER
OXYTOCIN
MITEINANDER
OXYTOCIN
MITEINANDER

Lass uns erst mal einschätzen, wie viel Miteinander du im Moment lebst.

Schätze auf einer Skala von 1 bis 10 ein, wie viel du deiner Meinung nach zum gemeinsamen Leben mit anderen beiträgst. Sei ehrlich zu dir.

1 → 10

1 = trage überhaupt nichts bei
10 = trage unfassbar viel bei

Miteinander verstehen

In diesem Kapitel geht es um eine der schönsten Seiten unseres Menschseins.

Wenn du etwas für jemanden tust, egal ob für einen Freund, eine Kollegin oder ein Familienmitglied, hast du dann schon einmal gemerkt, dass das ein warmes, ruhiges Gefühl in dir auslöst? Es liegt in der Natur des Menschen, die Leute um sich herum zu lieben und zu unterstützen. Stell dir deine Vorfahren vor, wie sie alle Herausforderungen, die das Leben ihnen in den Weg gestellt hat, gemeinsam überstanden haben. Dazu war es absolut notwendig, dass sie den tiefen, angeborenen Wunsch hatten, der Gruppe zu helfen, wo sie nur konnten. Seit wir uns von einem gemeinschaftsorientierten Leben entfernt haben und uns mehr auf selbstbezogene Ziele konzentrieren, hat dieses Gefühl für das **Miteinander** in einer Gruppe immer mehr abgenommen. In diesem Kapitel werden wir herausfinden, wie du dich auf effektive und wertvolle Weise für die Menschen in deinem Leben einbringen kannst.

Das einfachste Beispiel dafür, wie sich ein Miteinander anfühlt, kannst du an Weihnachten erleben. Als kleines Kind habe ich mich immer total auf Weihnachten gefreut und konnte es kaum erwarten, nach unten zu rennen und Geschenke auszupacken. Später dann fand ich es zunehmend schöner, anderen Geschenke zu machen, als selbst welche zu bekommen. Ganz bestimmt hast du das auch schon einmal erlebt – die Freude, jemandem, den du magst, ein Geschenk zu überreichen, vor allem, wenn du dir Gedanken gemacht hast und weißt, dass es der Person gefallen wird. Das ist Miteinander. Das ist Oxytocin.

Die moderne Neurowissenschaft hat unser instinktives Gefühl bestätigt, dass prosoziales Verhalten wie zum Beispiel Gruppenunterstützung, Empathie und Kooperation zu einem enormen Anstieg des Oxytocinspiegels führt[23]. Selbstloses Handeln und die Fokussierung auf andere sind eine notwendige und bewundernswerte Eigenschaft, die wir entwickeln sollten. Wenn du die TV-Serie „Friends“ gesehen hast, erinnerst du dich vielleicht an eine Folge, die diesen Mechanismus perfekt veranschaulicht. In dieser Folge sagt Joey zu seiner Freundin Phoebe: „So etwas wie eine selbstlose gute Tat, gibt es nicht“. Er meint, es sei unmöglich, etwas für einen anderen Menschen zu tun, ohne sich danach gut zu fühlen. In dieser Folge erledigt Phoebe verschiedene Aufgaben für andere, unter anderem harkt sie heimlich das Laub in jemandes Garten, und das alles nur um herauszufinden, ob sie etwas für andere tun kann, ohne sich hinterher selbst gut zu fühlen. Phoebe stellt fest, dass das nicht geht; immer, wenn sie anderen hilft, geht es ihr auch selbst gut. Das ist eine echt starke Entdeckung und eine sehr schöne Seite unserer menschlichen Natur. Wenn du andere unterstützt, dient das natürlich der Person, der du hilfst, aber es gibt auch dir selbst ein tolles Gefühl. Das kommt vom Oxytocin, das die Liebe zu der Gruppe um dich herum in den Vordergrund stellt.

In der Zeit, als ich die neurowissenschaftlichen Grundlagen des Miteinanders zu entdecken und allmählich zu begreifen begann, habe ich auch mein eigenes Leben und mein Verhalten darauf abgeklopft. Beim Nachdenken wurde mir klar, dass es mir die meiste Zeit um mich selbst ging und nicht unbedingt darum, meine Familie, meine Freunde und meine Mitmenschen zu unterstützen. Deshalb habe ich mich nach und nach auf die unfassbar schöne und erfüllende Reise gemacht, mein alltägliches Verhalten darauf auszurichten, wie ich die Leute, die ich liebe, und auch die Menschen auf der ganzen Welt unterstützen kann. Wenn ich nun zum Beispiel jeden Tag dasitze und dieses Buch schreibe, verschafft es mir natürlich persönliche Befriedigung, dass ich beim Schreiben vorankomme. Mein stärkster Antrieb ist aber der Gedanke an dich, die oder der du dieses Buch in diesem Moment liest und anfängt, in verschiedenen Bereichen deines Lebens positive Schritte zu unternehmen.

Wie bei allen Aspekten deiner DOSE-Reise habe ich auch das Thema Miteinander der Einfachheit halber in verschiedene wichtige Aktionen und Challenges eingeteilt, mit denen du andere in deinem Leben unterstützen und natürlich auch deinen Oxytocinspiegel ankurbeln kannst. Wir werden uns jetzt mit vier zentralen Bereichen beschäftigen, in denen du dich fürs Miteinander einbringen könntest. Lies sie sorgfältig durch und achte darauf, welcher dir instinktiv für dich und deine Mitmenschen am wichtigsten und wertvollsten erscheint, und fange dort an.

1. Freunde und Familie

Denken wir zuerst einmal an deine Freundinnen und Freunde und deine Familie. Überlege einen Moment lang anhand der folgenden Beispiele, in welcher Form du dich für die Menschen einbringst, die du liebst.

- **Finanzielle Unterstützung:** Du trägst zum finanziellen Wohlergehen deiner Familie bei.
- **Putzen und Aufräumen:** Du trägst dazu bei, dass das Zuhause deiner Familie sauber ist.
- **Kinderbetreuung:** Du bringst dich ein durch Unterstützung und indem du dich um deine eigenen Kinder oder die von Freunden oder aus deiner Familie kümmerst.
- **Emotionale Unterstützung:** Du bringst dich dadurch ein, dass deine Familie und deine Freunde immer zu dir kommen können, wenn sie emotionale Unterstützung brauchen.
- **Kochen:** Du bringst dich ein, indem du einkaufst und für deine Freunde und deine Familie kochst.
- **Bildung und Erziehung:** Du bringst dich ein, indem du den Menschen, die dir wichtig sind, Wissen und Werte vermittelst.
- **Quality Time:** Du bringst dich ein, indem du dir Zeit für Freunde und Familie nimmst und sie in deinem Terminkalender an die erste Stelle setzt.
- **Erfolge feiern:** Du bringst dich ein, indem du die Erfolge anderer anerkennst und feierst (mehr dazu in Kapitel 10, „Erfolge“).
- **Überraschungen:** Das muss nicht unbedingt eine Riesen-Überraschungsparty zum Geburtstag sein (kann es aber natürlich, wenn du dich dazu berufen fühlst). Es kann ganz einfach bedeuten, einen besonderen Abend für dich und deine Partnerin oder deinen Partner zu gestalten, oder die Wohnung zu putzen, bevor sie von der Arbeit nach Hause kommen, oder jemandem, den du liebst, ein kleines Geschenk zu machen (dieses Buch wäre übrigens eine tolle Idee). Überraschungen zeigen, dass du an deine Lieben denkst, dass du sie schätzt und dass du dir gerne Mühe gibst, um sie mit einer kleinen Aufmerksamkeit zu verwöhnen.

2. Arbeit

Deine Arbeit ist ein weiterer Bereich deines Lebens, in dem du dich fürs Miteinander einbringst. Überlege, welche der folgenden Beispiele gut dazu passen, wie du dich im Arbeitsleben einbringst.

- **Du lieferst hochwertige Arbeit ab.**
- **Du schaffst ein gutes Klima im Team.**
- **Bei Projekten ergreifst du die Initiative.**
- **Du bist eine gute Führungskraft.**
- **Du löst Probleme und schlichtest Konflikte.**
- **Mit deiner Arbeit bewegst du etwas in der Welt.**

Es passiert leicht, dass wir viel Energie in unsere Arbeit stecken, dabei aber unseren eigenen Beitrag nicht unbedingt anerkennen. Nimm dir mal einen Moment Zeit, um dich dafür zu feiern, wie du deine Kolleginnen und Kollegen unterstützt und was deine Arbeit bewirkt.

3. Gemeinnützige Arbeit

Ehrenamtliches Engagement für einen guten Zweck ist ebenfalls eine super Möglichkeit, dich fürs Miteinander einzubringen. Es sorgt natürlich für reichlich Oxytocinausschüttung und ein grandioses Gefühl, aber das Wichtigste ist, dass du anderen auf irgendeine Art und Weise hilfst[24]. Hier sind ein paar Beispiele, wie du dich fürs Gemeinwohl in deinem Umfeld einbringen kannst.

- **Ehrenamtliche Arbeit in einer Suppenküche:** Bring Zeit ein fürs Zubereiten und Ausgeben von Essen an Bedürftige.
- **Blut spenden:** Mach bei Blutspendeaktionen mit, um lebensrettendes Blut für medizinische Notfälle zu spenden.
- **Mentoringprogramme:** Engagier dich ehrenamtlich als Mentor oder Mentorin für junge Menschen oder Personen, die in Ausbildung oder Beruf Rat suchen.
- **Mitarbeit im Tierheim:** Biete einem Tierheim Zeit und Unterstützung an, etwa durch Gassigehen, Gehege putzen, Adoptionen vermitteln.
- **Clean-up-Aktionen:** Mach bei Müllsammel-Aktionen mit, zum Beispiel am Strand oder im Stadtpark, um die Umwelt zu schützen.

- **Altenpflege:** Besuche oder begleite ältere Menschen in Pflegeheimen oder Einrichtungen für betreutes Wohnen, die vielleicht einsam sind oder soziale Kontakte brauchen.
- **Fundraising für gemeinnützige Organisationen:** Organisiere oder beteilige dich an Fundraising-Aktionen wie Benefizläufen, Kuchenverkäufen oder Versteigerungen, um Geld für gemeinnützige Organisationen zu sammeln.
- **Sachen spenden:** Wie wir wissen, wirkt ein gründlicher Putz- und Aufräumprozess Wunder für deinen Dopaminspiegel. Wenn du dazu noch ein paar Sachen an gemeinnützige Organisationen spendest, kriegst du noch eine kräftige Oxytocinausschüttung obendrauf.

4. Allgemeinheit

Lächle Unbekannten zu! Okay, zugegeben, das klingt ungewöhnlich und ziemlich schräg. Aber es ist ein total wichtiger Punkt, und ich möchte dir unbedingt ans Herz legen, das in deinem Alltag umzusetzen. 2014 machte eine brilliante Psychologin namens Gillian Sandstorm eine spannende Entdeckung zur Kraft flüchtiger sozialer Kontakte[25]. Sandstorm entdeckte, dass kurze Kontakte mit Unbekannten einen unglaublich positiven Einfluss auf unser Wohlbefinden und ganz nebenbei auch auf unser Gemeinschaftsgefühl haben können.

Vielleicht hast du schon gemerkt, dass es eine kleine Dosis Freude auslöst, wenn du beim Gassigehen mit dem Hund einem Unbekannten zulächelst, oder dass du dich mit dem Barista in einem Coffeeshop kurz verbunden fühlst, wenn du ihn fragst, wie's heute so läuft. Unsere moderne Welt wird immer schneller, und viele von uns drehen sich nur noch um sich selbst. Eine tolle Möglichkeit, dich in deinem Umfeld einzubringen, besteht ganz einfach darin mitzumischen, mit den Menschen zu interagieren, die dir begegnen: lächle, nicke, sag hallo. Unsere digitale Welt kann bei vielen zu großer Einsamkeit führen; das kurze Gespräch mit der Verkäuferin im Supermarkt hat vielleicht größere Auswirkungen als du denkst.

Du hast jetzt eine klare Vorstellung davon, wie du dich in der Welt um dich herum fürs Miteinander einbringen kannst. Ob in der Beziehung zu deiner Familie, deinen Freundinnen, deinen Kollegen oder deinem örtlichen Umfeld – es ist wichtig, dass du dies zu einer Priorität machst. Wir fühlen uns am besten, wenn wir andere an die erste Stelle setzen.

Strategie

Überleg dir, wie du dich nächste Woche auf folgenden Gebieten fürs Miteinander einbringen kannst:

1. Familie und Freunde
2. Arbeitskollegium
3. gemeinnützige Organisation
4. dein örtliches Umfeld

Challenge

Nun möchte ich dich bitten, die „Miteinander-Challenge“ zu machen. Um diese Challenge zu schaffen, musst du in den nächsten sieben Tagen jeden Tag eine gute Tat tun. Das kann in irgendeinem der vier wichtigsten Lebensbereiche geschehen.

Probiere eine der folgenden guten Taten aus:

- Koche etwas Leckeres für jemanden.
- Hilf jemandem mit den Kindern.
- Nimm dir Zeit, um jemandem zuzuhören.
- Hilf einem Kollegen oder einer Kollegin mit einem Problem bei der Arbeit.
- Schenk einer gemeinnützigen Organisation deine Zeit oder Sachen von dir.
- Denk dir selbst eine gute Tat aus.

7

Schaffe körperliche Nähe

OXYTOCIN
BERÜHRUNG
OXYTOCIN
BERÜHRUNG
OXYTOCIN
BERÜHRUNG
OXYTOCIN
BERÜHRUNG
OXYTOCIN
BERÜHRUNG

Lass uns erst mal dein momentanes Level an körperlicher Nähe einschätzen.

Schätze auf einer Skala von 1 bis 10 ein, wie viel körperliche Nähe du deiner Meinung nach in deinem Leben hast. Dazu gehören Berührungen romantischer Art, mit Freunden und Familie und sogar mit Haustieren.

1 → 10

1 = keine
10 = jede Menge

Berührung verstehen

Im Mittelpunkt der Funktion von Oxytocin steht das tiefe Bedürfnis nach körperlicher Geborgenheit, das es weckt[26]. In deinen ersten Lebensmonaten hier auf Erden wirst du mit jeder Menge körperlicher Berührung empfangen. Kurz nach deiner Geburt wirst du deiner Mutter auf die Brust gelegt. In diesen Momenten durchströmt dich Oxytocin und trägt dadurch ganz wesentlich dazu bei, dass sich eine emotionale Bindung zwischen euch beiden entwickelt[27]. Weiterer Körperkontakt und anderes fürsorgliches Verhalten wie zum Beispiel Stillen (wenn das eine Option ist), werden zu integralen Bestandteilen deiner Entwicklungsreise.

Wichtiger Hinweis: *Wenn du nicht stillen kannst, kannst du die gewünschte Oxytocin-Ausschüttung auch erreichen, indem du bewusst mehr Körperkontakt mit deinem Kind pflegst[28].*

In den ersten Lebensmonaten kannst du nur durch Gefühlsausdruck und Laute kommunizieren. Immer wenn du emotionalen Kummer hast, kommen deine Bezugspersonen zu dir, nehmen dich in den Arm, kuscheln mit dir, wiegen dich, und die Geborgenheit dieser körperlichen Nähe beruhigt dich. Faszinierende moderne neurowissenschaftliche Forschungen haben gezeigt, dass in den Momenten, in denen jemand dich in den Arm nimmt, Oxytocin in deinen Blutkreislauf ausgeschüttet und dadurch auch dein primäres Stresshormon Cortisol gesenkt wird[29]. Hier ist zum ersten Mal von Cortisol die Rede, und es ist ein wichtiger Bestandteil unserer weiteren Reise durch „Der DOSE-Effekt". Viele Aspekte unseres modernen Lebensstils führen dazu, dass unser Cortisolspiegel (den wir teilweise als unseren „Stresspegel" bezeichnen können) unglaublich hoch ist. Aus neurowissenschaftlichen Erkenntnissen wissen wir heute, dass körperliche Nähe nicht nur Liebe und emotionale Bindung aufbaut, sondern auch einen tiefgreifenden Einfluss darauf hat, dass dein Körper zur Ruhe kommt.

Wenn du mal darüber nachdenkst, leuchtet das total ein. Wie du inzwischen sehr gut weißt, haben wir früher viel Zeit draußen in freier Natur verbracht und waren mit Überleben beschäftigt. Momente körperlicher Nähe, egal ob in den ersten Lebensmonaten oder zu jedem anderen Zeitpunkt im Leben, haben uns ein Gefühl von Geborgenheit und Sicherheit gegeben. Seither hat sich das Ausmaß an **Berührung**, das wir alle täglich erleben, ständig weiter verringert, insbesondere seit den tiefgreifenden gesellschaftlichen Veränderungen, die wir alle während der COVID-Pandemie durchlebt haben. Bei den DOSE-Workshops, die ich in Unternehmen und Schulen auf der ganzen Welt live gebe, setze ich interaktive Fragen ein, die die Teilnehmenden anonym beantworten können, damit ich sie besser verstehen kann und sie sich auch untereinander besser verstehen können. Während unserer Oxytocin-Sitzung frage ich die Teilnehmerinnen und Teilnehmer: „Wie viele Umarmungen erhalten Sie durchschnittlich pro Tag, von 0 bis 10?" Bevor du weiterliest, beantworte bitte diese Frage: Wie viele Umarmungen bekommst du pro Tag? Das können Umarmungen von derselben Person oder von verschiedenen Personen sein; hier geht es nur um die Gesamtzahl der Umarmungen.

Wenn wir Erwachsene in Unternehmen fragen, antworten die meisten, sie erlebten ein bis zwei Umarmungen pro Tag. Fragen wir junge Leute in Schulen, liegt die durchschnittliche Antwort zwischen null und einer pro Tag. Das reicht einfach nicht. Als ich diese Frage zum ersten Mal live auf der Bühne gestellt habe und die Antworten einen Durchschnitt von 1,4 ergaben, tat mir das buchstäblich in der Seele weh. Ich liebe Menschen, ich weiß, dass wir körperliche Berührung brauchen, und es hat mir das Herz gebrochen zu erfahren, wie wenig körperliche Nähe wir alle bekommen. In dem Moment dachte ich: „Mensch, diese Leute brauchen Umarmungen." Also bat ich alle aufzustehen und drei Personen im Raum zu umarmen. Daraufhin erntete ich entsetzte Blicke aus dem Publikum, die zu sagen schienen: „Oh Gott, warum verlangst du das bloß von uns, das ist doch total peinlich!" Ich ermunterte sie trotzdem weiter dazu. Sie standen auf, begannen sich zu umarmen, und was ich dann beobachtete, war unglaublich. Aus den Menschen, die eben noch so verlegen gewesen waren, wurden die ruhigsten und glücklichsten Leute, die ich je gesehen hatte. Als sie sich wieder hinsetzten, lachten sie und lächelten einander zu. Die Wirkung von Oxytocin live zu erleben, war einfach phänomenal.

Seither mache ich diese Übung bei jedem Oxytocin-Workshop, und es ist jedes Mal dasselbe. Die Leute schauen mich an und ihre Augen sagen: „Warum????? Ich will das nicht machen." Dann stehen sie auf, umarmen sich, Gelächter und Freude bricht aus, und die Energie im Raum verändert sich für den ganzen Rest des Events.

Bei meinen Workshops in Schulen, vor allem mit jungen Mädchen, sind die Auswirkungen, die ich beobachten konnte, wenn mehr Berührung stattfindet, wirklich umwerfend. Viele junge Leute, die mir über soziale Medien schreiben, erzählen mir von ihren Problemen mit Freundschaften, Mobbing und Selbstvertrauen. Bei dieser Trainingseinheit gebe ich ihnen eine einfache Aufgabe, auf die wir gleich noch zu sprechen kommen. Sie sollen sich bemühen, ihre Freundinnen und Freunde jeden Tag so und so oft zu umarmen. Das Feedback, das ich von ihnen bekomme, wie sich das auf ihre Freundschaften und ihr Selbstvertrauen auswirkt und wie stark ihre Ängste zurückgehen, ist ganz ehrlich einfach wunderschön. Wir brauchen körperliche Berührungen, wir brauchen Oxytocin[30].

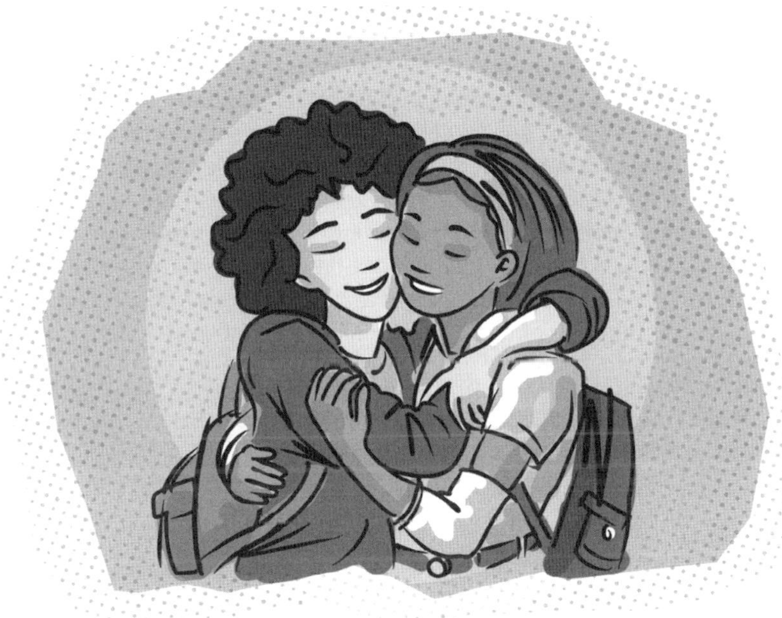

Natürlich ist es ganz wichtig zu beachten, dass wir alle im Hinblick auf Berührung unterschiedliche Vorlieben haben. Manche Menschen mögen eine lange Umarmung, andere finden das eher unangenehm. Wenn du zu den Menschen gehörst, die Berührung nicht als so dringendes Bedürfnis empfinden, ist es wichtig, dass du sie auf eine Art und Weise bekommst, die für dich stimmt. Das kann bedeuten, dass du nur hin und wieder einen Menschen umarmst, bei dem du dich sicher fühlst, oder es kann heißen, dass du Nähe zu Haustieren suchst. In diesem Teil meiner Live-Workshops melden sich die Leute immer zu Wort und fragen: „Und was ist mit Haustieren?“ Vielleicht fragst du dich das in diesem Kapitel auch schon die ganze

Zeit. Keine Sorge, auch das Kuscheln mit Haustieren sorgt für eine unglaubliche Oxytocin-Ausschüttung[31]. Ganz gleich, ob du Berührung liebst oder sie eher scheust, die regelmäßige Nähe zu deinem Hund oder deiner Katze ist eine tolle Möglichkeit, den Effekt zu erzielen, den wir hier erreichen wollen. Und denk daran, dass wir vorhin gesagt haben, dass Berührung zu einer signifikanten Verringerung deiner Stresshormone führt[32]. Wenn du also einen besonders anstrengenden Tag gehabt hast, dann knuddle unbedingt deinen Partner oder deine Partnerin, deine Freunde, deine Kinder oder deine Haustiere.

Beim Thema Knuddeln lohnt sich natürlich auch der Hinweis auf das Verhältnis zwischen Oxytocin und deinen Liebesbeziehungen. Alle, die dieses Buch lesen, sind jeweils individuell in einer anderen Situation. Manche sind vielleicht verheiratet, in einer Beziehung, auf Partnersuche oder im Moment ganz gerne Single. Intime körperliche Berührung ist ein Moment, in dem sich die ganze Kraft dieses Hirnbotenstoffs zeigt. Denke einmal kurz an den ersten intimen Moment mit einem Partner oder einer Partnerin zurück, mit dem oder der du dich verbunden gefühlt hast. An diesen ersten Moment, wenn eure Hände oder eure Körper sich berühren, dieses Kribbeln wie unter Strom, das dir durch Kopf und Körper schießt. Das ist Oxytocin. Das ist ein Gefühl, das wir brauchen.

Für Menschen in Beziehungen

Für alle, die in einer Beziehung sind: Überlegt euch zuerst mal, wie viel körperliche Nähe ihr mit eurem Partner oder eurer Partnerin habt. Ich rede hier nicht nur von Sex, obwohl ich natürlich hoffe, dass Sex Teil eurer Beziehung ist. Ich meine auch Händchenhalten, Küssen, auf dem Sofa kuscheln, sich gegenseitig massieren oder einander umarmen, wenn ihr euch verabschiedet. Ich höre von vielen Leuten, dass sie mit ihrem Sexualleben und ihrer Lust auf Sex zu kämpfen haben. In vielen Kapiteln dieses Buches, darunter „Darmgesundheit“, „Tiefer Schlaf“, „Bewegung“, „Dehnen“ und „Wärme“, gibt es Abschnitte, die sich positiv auf die Lust auf Sex auswirken[33]. Berührung ist jedoch unglaublich wichtig. Aus einem neueren Workshop habe ich eine Geschichte, die das deutlich zeigt.

Als ich in einem Unternehmen, in dem ich einen Workshop gab, über Berührung sprach, vertraute sich ein Mann mir an. Er war Mitte 50 und ziemlich genervt, dass seine Firma ihn zu einem „Mental Health Training“ geschickt hatte, was ich total verstehen kann. Ein großer Teil meines Lebens besteht darin, Leuten zu zeigen, wie sehr sich der Ansatz von DOSE von dem unterscheidet, was man normalerweise unter „Mental Health Training“ versteht. Während unseres Gesprächs sagte er mir, ihm sei bewusst geworden, wie selten er seine Frau umarme. Zu seiner Beruhigung konnte ich ihm sagen, dass ich das in letzter Zeit ziemlich oft höre. Ich gab ihm eine einfache Challenge: Er sollte seine Frau jeden Tag, bevor er zur Arbeit geht und wenn er wieder nach Hause kommt, richtig umarmen. Als er in der nächsten Woche wiederkam, strahlte er übers ganze Gesicht. Ich fragte ihn, wie es gelaufen sei, und seine Antwort war einfach magisch. Er erzählte mir, was für große Auswirkungen das auf ihre Verbindung gehabt hätte, und – um jetzt nicht zu persönlich zu werden – er sagte auch, es habe einen Teil ihres Privatlebens wiederbelebt, der anscheinend seit ein paar Jahren brach gelegen hatte. Welcher das war, überlasse ich deiner Fantasie. Was ich damit sagen will: Bitte unterschätze nicht die Kraft von etwas so Einfachem wie einer Umarmung.

Wir Menschen sind eine einfache Spezies mit einfachen Bedürfnissen, durch die wir optimal funktionieren können. Egal, ob du zu jemandem engere emotionale Verbindungen aufbauen oder sogar dein Sexleben verbessern möchtest, achte darauf, dass du der körperlichen Verbindung, die du zu dieser Person schaffst, hohe Priorität einräumst.

Für Menschen, die Single sind

Dieser Abschnitt ist für alle, die gerade keinen Partner und keine Partnerin haben. Das ist eine wichtige Phase, die man bewusst erleben sollte, und eine tolle Erfahrung. Nimm es als Chance und genieße es, eine starke Beziehung zu dir selbst aufzubauen und einen Punkt zu erreichen, an dem du dich mit dir selbst richtig wohl und glücklich fühlst. So bist du in einer viel besseren Position, wenn du die nächste Beziehung eingehst. Du lässt dich nicht auf eine Beziehung ein, um Einsamkeit zu vermeiden, sondern weil diese Person dein Leben wirklich bereichert. Wenn du dich in dieser Situation befindest, ist es trotzdem wichtig, dass du körperliche Berührung gibst und bekommst. Das heißt, wenn du deine Freunde, deine Familie, deine Nichten, deine Neffen oder andere Menschen siehst, zu denen du eine Verbindung hast, solltest du die Bedeutung der Umarmungen mit ihnen noch wichtiger nehmen. Verlängere deine Umarmungen ein bisschen, möglichst drei bis fünf Sekunden, damit mehr Oxytocin ausgeschüttet wird[34]. Wenn du dich bewusst bemühst, mehr körperliche Nähe zu allen Menschen zu schaffen, die du liebst, hilft dir das, dich auf diesem Gebiet viel erfüllter und zufriedener zu fühlen.

Neuere Studien zeigen, dass Berührungen einen zusätzlichen Einfluss auf das subjektive Einsamkeitsempfinden von Menschen haben[35]. Im nächsten Kapitel, „Sozialleben", geht es um die Bedeutung von sozialen Kontakten, Einsamkeit und wie du dich mit den Menschen in deinem Leben besser verbunden fühlen kannst. Einsamkeit ist ein Problem, mit dem in der heutigen Welt viele zu kämpfen haben. Berührungen sind ein wichtiges Mittel dagegen.

Wenn du dich bewusst bemühst, mehr körperliche Nähe zu allen Menschen zu schaffen, die du liebst, hilft dir das, dich auf diesem Gebiet viel erfüllter und zufriedener zu fühlen.

Strategie

Der Fokus deiner Strategie in Bezug auf Berührungen liegt darauf, in dieser Woche bewusst mehr körperliche Nähe in dein Leben zu bringen. Das kann bei jedem Menschen etwas anders aussehen. Wenn du in einer Beziehung bist, bedeutet das vielleicht mehr Küsse, Umarmungen, Kuscheln, Massagen, Händchenhalten und Sex. Wenn du Single bist, kannst du deine Familie sowie Freundinnen und Freunde öfter und länger umarmen, wenn du sie siehst. Du könntest dir auch eine Massage gönnen – das wäre natürlich ein Verwöhnprogramm, aber eines, das unglaublich wertvoll für deinen Oxytocinspiegel und deine Gesundheit wäre[36]. Einfache Berührungen könnten auch ein Schwerpunkt deiner alltäglichen Selbstfürsorge sein; zum Beispiel können ein kleiner Feuchtigkeitsschub für deinen Körper und das Auftragen von Gesichtscreme als Teil deiner Pflegeroutine ebenfalls Oxytocin freisetzen[37]. Wenn du ein Haustier hast, verbringe diese Woche mehr Zeit mit ihm, setz dich mit ihm aufs Sofa und kuschle mit ihm, nimm es auf den Schoß oder geh öfter mit ihm spazieren.

Challenge

Nun möchte ich dich bitten, die „Berührungs-Challenge“ zu machen. Um diese Challenge zu schaffen, setzen wir uns zum Ziel, dass du jeden Tag fünf Umarmungen erlebst. Ich weiß, das klingt vielleicht viel, aber das ist eine der DOSE-Challenges, zu der ich TOTAL VIEL positives Feedback bekommen habe. Und wenn es nicht viel wäre, wäre es ja keine Challenge!

Du kannst eine Person fünfmal umarmen. Du kannst fünf verschiedene Leute umarmen oder irgendwas dazwischen machen. Das können ein paar Umarmungen mit deinem Partner, ein paar mit deiner Familie oder Freundinnen und Freunden und ein paar mit deinen Kolleginnen und Kollegen sein. Vielleicht klingt das ungewohnt, aber wie bei allem im DOSE-Effekt empfehle ich dir einfach, es auszuprobieren und zu schauen, wie du dich dabei fühlst. Denk daran, die Umarmungen ein paar Sekunden lang zu halten, damit möglichst viel Oxytocin ausgeschüttet wird.

Halte deine Umarmungen ein bisschen länger – möglichst drei bis fünf Sekunden, weil dann noch mehr Oxytocin ausgeschüttet wird.

8

Nimm soziale Kontakte wichtig

OXYTOCIN
SOZIALLEBEN
OXYTOCIN
SOZIALLEBEN
OXYTOCIN
SOZIALLEBEN
OXYTOCIN
SOZIALLEBEN
OXYTOCIN
SOZIALLEBEN

Lass uns erst mal dein aktuelles Sozialleben einschätzen.

Schätze auf einer Skala von 1 bis 10 ein, wie häufig du mit anderen im Kontakt bist.

1 → 10

1 = nie

10 = dauernd

Sozialleben verstehen

Wie sehr wir Menschen soziale Kontakte brauchen, zeigt sich am einfachsten und deutlichsten, wenn wir an die ersten Lockdowns wegen COVID zurückdenken. Erinnert euch an die total verrückten Pub-Quizze auf Zoom, die es damals gab. An das nervige WLAN. An den Wunsch, unbedingt alle gleichzeitig online zu bringen. An die Herausforderung, wenn alle gleichzeitig geredet haben. Auch wenn diese Zoom-Quiz-Phase ziemlich schnell vorbei war, hat sie doch eins gezeigt: Menschen brauchen einander. In dem Moment, als die Lockdowns eingeleitet wurden, haben wir sofort Strategien entwickelt, um in Verbindung zu bleiben. Das ist Oxytocin.

Seit 87 Jahren läuft die weltweit längste Studie zum Thema menschliches Glück. Seit 1938[38] begleitet die „Harvard Study of Adult Development“[39] Familien über drei Generationen hinweg, um herauszufinden, was wirklich zu unserem Glück beiträgt. An dieser Studie nehmen über 700 Menschen aus unterschiedlichen wirtschaftlichen Verhältnissen teil. Jährlich melden sich die Forschenden bei ihnen und befragen sie zu ihrem Arbeitsleben, ihrem Privatleben und ihrer Gesundheit.

Leitender Wissenschaftler dieser Studie ist inzwischen Dr. Robert Waldinger, und die Ergebnisse sind wirklich spannend. Anders als wir als Gesellschaft vielleicht denken, sind Reichtum, Ruhm und Erfolg nicht die wichtigsten Faktoren für Gesundheit und Glück der Teilnehmenden. Der wichtigste Faktor für langfristiges mentales und körperliches Wohlbefinden ist tatsächlich die Qualität ihrer Beziehungen. Studienteilnehmende, die engere Beziehungen zu ihren Freunden und ihrer Familie hatten, lebten deutlich länger als andere, bei denen das nicht der Fall war. Sie zeigten sogar im Alter bessere kognitive Fähigkeiten und blieben länger geistig fit als diejenigen, die sich einsam fühlten!

Interessanterweise ging es nicht darum, wie viele soziale Kontakte die Leute hatten oder ob sie ihr ganzes Leben lang verheiratet waren, sondern es ging um die Qualität der bestehenden Verbindungen. Diejenigen, die sich mit 50 am zufriedensten mit ihren Beziehungen fühlten, waren mit 80 am gesündesten. Herzliche, liebevolle Beziehungen können offenbar eine Reihe körperlicher und psychischer Herausforderungen abfedern, die mit dem

Alter eintreten. Die Ergebnisse dieser Studie legen nicht nahe, dass Beziehungen perfekt sein müssen. Es kann auch mal Streit und schwierige Zeiten geben. Der wichtigste Faktor war aber, dass die Menschen in den Beziehungen das Gefühl hatten, dass sie sich aufeinander verlassen können, wenn es darauf ankommt.

Jahrtausendelang haben wir in kleinen, vertrauten Gruppen gelebt, in denen soziale Kontakte im Vordergrund standen. Mit der Entwicklung der modernen Welt verbringen wir immer mehr Zeit hinter Bildschirmen, sei es im Job oder zum Spaß. In diesem Kapitel sehen wir uns dein **Sozialleben** an und schauen, welche Priorität es für dich hat. Natürlich ist mir klar, dass wir alle unterschiedlich sind. Manche sind eher extrovertiert und gerne in großen Gruppen unterwegs. Andere sind introvertierter, und ihnen ist das vertraute Gespräch zu zweit lieber. Eines ist in jedem Fall klar: Wenn es uns gut gehen soll, muss es uns wichtig sein, in unserem Leben liebevolle Beziehungen aufzubauen.

Die moderne Forschung über die Rolle von Oxytocin in sozialen Beziehungen ist wirklich spannend. Wir wissen, dass am Beginn unseres Lebens durch die menschlichen Kontakte, die wir erfahren, Oxytocin gebildet wird[40]. Das bleibt auch so, wenn wir älter werden. Momente mit guten, intensiven sozialen Kontakten, sowohl in persönlichen als auch in Liebesbeziehungen, sind entscheidend, um diesen Neurotransmitter in deinem Gehirn und Körper anzukurbeln[41].

Überlegen wir uns erst einmal Aktivitäten, die gute soziale Kontakte fördern, und schauen wir dann, wie du deinen Oxytocinspiegel in diesen Momenten steigern kannst. Wie wir schon durch unsere Erkenntnisse über Dopamin wissen, ist Alkohol eine der größten Herausforderungen unserer modernen Welt. Ein großer Teil unseres Soziallebens ist mit Alkohol verbunden. Ich weiß, dass mein Leben in jeder Hinsicht besser ist, wenn ich weniger trinke und ein ausgewogeneres Verhältnis zu meinem Alkoholkonsum habe. Meine Beziehungen sind stärker, ich bin viel produktiver, meine Stimmung ist besser, ich habe mehr Energie und es fällt mir viel leichter, in meinem Leben Disziplin zu wahren. Mir ist zwar klar, dass es in unserer gesellschaftlichen Kultur dazugehört, Alkohol zu trinken, aber die Aktivitäten, die ich dir vorschlagen werde, kommen ohne Alkoholkonsum aus und bieten dir alternative Möglichkeiten, Kontakte zu knüpfen.

Aktivität 1: Gemeinsam trainieren und bewegen

Denk mal an deine Vorfahren und was sie zusammen gemacht haben. Bauen, umherziehen, erkunden, jagen, sammeln. Einen Großteil unserer Zeit hier auf der Erde haben wir bei gemeinsamer Bewegung verbracht. Wie wir in Kapitel 16, „Trainieren“, noch sehen werden, ist Bewegung ein wichtiges Element für eine optimale körperliche und mentale Gesundheit. Bewegung ist eine tolle Möglichkeit, deine sozialen Beziehungen zu stärken.

→ *Aktivitäten, die du mit einem Freund, einer Freundin oder jemandem aus deiner Familie machen kannst, sind Joggen, Radfahren, Krafttraining, Tanzkurse, Yoga, Pilates, Kampfsport und andere Freizeitsportarten.*

Aktivität 2: Spazierengehen und Entspannen in der Natur

Wie wir in „Natur“, meinem Lieblingskapitel in diesem Buch, das mich auch am stärksten verändert hat, noch erfahren werden, ist das Spazierengehen im Grünen eine tolle Möglichkeit, mit jemandem in Kontakt zu kommen. Die Natur wirkt unglaublich beruhigend auf Körper und Gehirn, und so eine Umgebung fördert richtig gute Beziehungen[42]. Spannenderweise hat eine aktuelle Studie gezeigt, dass Menschen, wenn sie sich gemeinsam in der Natur aufhalten, besser aufeinander achten und tiefere Verbindungen aufbauen[43].

→ *Aktivitäten, die du in der Natur machen kannst, sind zum Beispiel Spazierengehen, Radfahren, auf der Wiese entspannen oder Pflanzen betrachten und an ihnen riechen.*

Aktivität 3:
Zusammen Musik hören

Seit Jahrtausenden machen und hören Menschen die unterschiedlichste Musik. In Kapitel 18, „Musik", schauen wir uns an, wie wirkungsvoll Musik für unser Gehirn und unseren Körper ist[44]. Musikhören als soziale Aktivität ist eine tolle Möglichkeit, um mit anderen in Kontakt zu kommen. Im Vergleich zum gemeinsamen Fernsehen gibt Musik Raum für Gespräche und Verbindungen. In verschiedenen innovativen Studien hat sich gezeigt, dass Musikhören in sozialen Situationen zu mehr Verbindung und besserer Stimmung führt[45].

➔ *Wenn du das nächste Mal mit Freunden oder Familie entspannen willst, überleg mal, ob ihr nicht lieber den Fernseher aus lassen und stattdessen gemeinsam Musik machen oder hören wollt.*

Aktivität 4:
Anrufen statt Nachricht schreiben

Ein Großteil unserer sozialen Kontakte läuft heute über Messengerdienste auf dem Handy. Eine spannende Studie hat die Unterschiede in der Oxytocin-Ausschüttung untersucht, wenn wir einer nahestehenden Person eine Nachricht schreiben oder wenn wir mit ihr telefonieren. Beim Nachrichtenschreiben wurde überhaupt kein Oxytocin ausgeschüttet. Die Stimme zu hören, tat hingegen gut und sorgte für eine viel deutlichere Oxytocin-Ausschüttung[46]. Es kann dir so vorkommen, als würde dein Bedürfnis nach sozialen Kontakten durch Nachrichten erfüllt. Viele von uns empfinden das so. Es ist aber ganz klar, dass wir einander sprechen hören müssen, um eine optimale Bindung aufzubauen.

➔ *Wenn du mit jemandem Kontakt aufnehmen willst, den du magst, ruf die Person einfach an oder mach einen Videocall.*

Aktivität 5:
Zusammen essen und trinken

Eine der beliebtesten Arten, soziale Kontakte zu knüpfen, funktioniert in unserer Gesellschaft natürlich über unsere Liebe zum Essen und Trinken, egal ob du Freunde oder Familie zum Essen einlädst oder dich mit ihnen zum Spazierengehen und Kaffeetrinken verabredest. Diese Momente sind fantastisch, um sich miteinander zu verbinden. Zugleich ist es wichtig, dass du dabei mit deinem täglichen Handyfasten weitermachst. Mit jemandem in einem Café zu sitzen, während er oder sie hektisch Nachrichten beantwortet, ist nicht gerade die angenehmste Erfahrung. Achte in solchen Momenten darauf, dass dein Handy im Flugmodus ist und nicht auf dem Tisch liegt. Dann kannst du dich auf das Gespräch konzentrieren, anstatt dich so zu verhalten, als wären die Leute an deinem Handy wichtiger als die Person, die vor dir sitzt.

Überleg dir, wie du dich nächste Woche auf folgenden Gebieten fürs Miteinander einbringen kannst:

1. Gemeinsame Bewegung
2. Miteinander Spazierengehen und Entspannen in der Natur
3. Zusammen Musik hören
4. Anrufen statt Nachrichten schreiben
5. Zusammen Essen und Trinken

Tipps: So stärkst du deine sozialen Kontakte

Wenn du in der nächsten Woche in solchen sozialen Situationen bist, dann denke bitte an die folgenden Dinge, die du zusätzlich tun kannst, um dein Oxytocin wirklich zu optimieren und die Liebe und Verbindung, die du empfindest, zu stärken.

1. Handy weglegen

Handys, insbesondere die Benachrichtigungen, sind ein Hindernis für echte Verbindung und gute Gespräche. Wenn du mit jemandem in einer sozialen Situation zusammen bist, dann achte immer darauf, dass dein Handy nicht auf dem Tisch liegt, sondern gut verstaut in einer Tasche steckt.

2. Aktiv zuhören

Aufmerksam zu sein und zuzuhören, wenn Leute reden, ist wirklich wichtig und fällt vielen von uns schwer. Ging es dir auch schon einmal so, dass du im Gespräch mit jemandem warst, dein Gegenüber einfach drauflos geplappert hat und du, anstatt ihm oder ihr zuzuhören, in Gedanken bereits deine Antwort vorbereitet hast? Dann hörst du dem anderen nicht wirklich zu und schaffst es nicht, eine richtige Verbindung aufzubauen.

Wenn du selbst gerade redest, merkst du dagegen ganz leicht, ob dein Gegenüber zuhört. Vielleicht gibt es Freundinnen und Freunde, bei denen du den Eindruck hast, dass sie dir wirklich zuhören; sie schauen dir in die Augen, sie nicken, und du hast das Gefühl, dass sie sich wirklich dafür interessieren, was du sagst. Mit anderen Bekannten erlebst du vielleicht das genaue Gegenteil. Sie wirken immer abgelenkt oder versuchen, das Gespräch auf sich selbst zu lenken.

Eine unfassbar einfache Möglichkeit, in sozialen Momenten die Verbindung zu anderen zu stärken, ist schlicht, aktiv zuzuhören, wenn Leute reden. Wenn du dich erst einmal darauf konzentrierst, verbessert sich die Fähigkeit dazu ganz schnell. Deine Gespräche werden besser und offener. Deine

Gesprächspartnerin oder dein Gesprächspartner fühlt sich sicherer, wohler und geliebter.[47]

3. Komplimente machen

Hast du schon mal ein Kompliment bekommen, egal ob für den Umgang mit deinen Kindern, deine Intelligenz, deine Gesundheit oder deine Liebe zu anderen Menschen? Ein echtes Kompliment zu bekommen, ist ein tolles Gefühl. Die moderne Neurowissenschaft hat gezeigt, dass es gut für unser Oxytocinsystem ist, wenn wir Komplimente machen und bekommen[48].

Komplimente kannst du ganz leicht öfter machen. Es ist eine tolle Möglichkeit, die Verbindung zu den Menschen, die du magst, zu vertiefen. Komplimente können natürlich oft das Aussehen betreffen. Ich finde es aber schön und wichtig, dass wir Menschen auch zu anderen Aspekten Komplimente machen. Hier sind ein paar Ideen, wie du heute jemandem ein Kompliment machen kannst.

- Du hast ein schönes Lächeln, das den ganzen Raum zum Strahlen bringt.
- Du bist sehr nett und einfühlsam zu den Menschen, die du magst.
- Du bist ein guter Zuhörer; mit dir zu reden ist immer total entspannend.
- Deine positive Einstellung ist echt ansteckend; es ist immer sehr schön, mit dir zusammen zu sein.
- Du hast einen tollen Stil; du siehst immer fantastisch aus.
- Deine Entschlossenheit und dein Fleiß inspirieren mich total.
- Du gibst den Leuten um dich herum das Gefühl, wertgeschätzt und anerkannt zu werden.
- Deine Intelligenz und dein Durchblick sind echt beeindruckend.
- Du hast ein Herz aus Gold; deine Großzügigkeit ist einfach magisch.
- Du hast einen super Sinn für Humor; bei deinen Witzen muss ich einfach immer lächeln.

4. In die Augen schauen

Hast du in einem Gespräch schon einmal gemerkt, wie sehr es das Gefühl der Verbindung zwischen euch beeinflusst, wenn du deinem Gegenüber direkt in die Augen schaust? Egal, ob du mit jemandem in der Familie, im Kollegenkreis oder in einer romantischen Situation redest, du wirst merken, dass sich die Verbindung zu deinem Gegenüber verbessert, wenn ihr euch in die Augen schaut. Spannenderweise haben moderne Studien gezeigt, dass Augenkontakt während eines Gesprächs mit einem höheren Oxytocinspiegel verbunden ist[49]. Außerdem werden Menschen, die Augenkontakt herstellen, als deutlich selbstbewusster wahrgenommen, was ja viele von uns gerne wären.

5. Körperkontakt herstellen

Wie wir aus dem letzten Kapitel, „Berührung", wissen, führt körperlicher Kontakt durch Umarmungen dazu, dass sowohl die Oxytocin-Ausschüttung als auch das Gefühl der Verbindung deutlich steigen[50]. Achte darauf, dass beim Begrüßen von Freunden oder Familie Körperkontakt im Vordergrund steht. Wenn du an diesem Tag noch nicht viel Körperkontakt hattest, ist das zugleich eine gute Gelegenheit für eine längere Umarmung.

6. Gute Fragen stellen

Soziale Situationen können einen manchmal leicht dazu verleiten, vor allem über sich selbst zu sprechen. Achte darauf, dass du deinem Gegenüber gute Fragen stellst und echtes Interesse an seinem Leben zeigst. Dadurch fühlt sich die andere Person wertgeschätzt und bedeutend – eine wichtige Erfahrung für uns alle. Erreichen kannst du das relativ einfach, indem du Dinge wiederholst, die sie gesagt hat, beispielsweise Namen, die genannt wurden, und indem du klare Anschlussfragen stellst. So zeigst du deutlich, dass du aktiv zuhörst.

SOZIALER KONTAKT

Checkliste

1. Handy weglegen
2. Aktiv zuhören
3. Komplimente machen
4. In die Augen schauen
5. Körperkontakt herstellen
6. Gute Fragen stellen

Dein soziales Selbstvertrauen stärken

In all den Jahren, die ich nun schon Workshops gebe, haben mich sehr oft Menschen angesprochen, die mit sozialer Phobie zu kämpfen haben. Das ist ein Gefühl der Anspannung und Beklemmung in sozialen Situationen. Wenn du das kennst, schau dir gerne die folgenden Tipps an.

Während meines Studiums der klinischen Psychologie bin ich auf das Konzept des „Spotlight"- oder „Rampenlicht-Effekts" gestoßen[51]. Der Begriff bezeichnet die Erfahrung, dass man in sozialen Situationen überbewertet, wie sehr andere Leute das eigene Aussehen oder Verhalten analysieren[52]. Vielleicht hast du das schon mal erlebt, wenn du in einer Gruppe warst und dich gefragt hast, was die anderen über dein Outfit denken, darüber, was du sagst oder wie du rüberkommst.

Hier ist es wirklich wichtig zu wissen, dass das bei uns Menschen ganz üblich und nur natürlich ist. Es ist völlig normal, dass wir von der Gruppe, in der wir sind, gemocht und akzeptiert werden wollen. Jahrtausendelang war es wichtig für unser Überleben, dass wir in eine Gruppe aufgenommen wurden und darin willkommen waren. Schwierig wird es, wenn wir uns zu sehr mit diesen Gedanken identifizieren und uns darin verlieren, sodass wir den Gesprächen nicht mehr folgen können.

In solchen Momenten ist es unser Ziel, unsere Aufmerksamkeit von der inneren Stimme in unserem Kopf wegzulenken und auf die Leute zu richten, mit denen wir zusammen sind.

Drei Schritte für mehr Selbstvertrauen

Schritt 1

Akzeptiere deine Angst

Der erste Schritt, damit umzugehen besteht darin, nicht dagegen anzukämpfen, sondern sich klarzumachen, dass das ganz normal ist und jeder diese Erfahrung macht. Wenn du dagegen ankämpfst und versuchst, deine Ängste zu unterdrücken, wird das Problem nur noch schlimmer. Das Witzige am Spotlight-Effekt ist, dass die Leute oft so sehr damit beschäftigt sind, sich Gedanken darüber zu machen, was du wohl von ihnen hältst, dass sie gar nicht dazu kommen, dich zu analysieren. Es ist fast schon komisch, dass wir in sozialen Situationen alle so wahnsinnig darauf bedacht sind, was andere von uns denken, dass wir gar keine Zeit haben, die anderen zu analysieren. Wenn du akzeptierst, dass du dieses Gefühl hast, wie viele andere in sozialen Situationen auch, wirst du ganz von selbst ruhiger.

Schritt 2

Schau anderen in die Augen und bleib aufrecht

Augenkontakt und eine gute Körperhaltung erhöhen nachweislich das Selbstvertrauen und wirken auf andere selbstbewusst[53].

Schritt 3

Sei aufmerksam und beteilige dich

Dieser Schritt ist wirklich wichtig. Wie wir wissen, liegt das Problem zum großen Teil darin, dass wir uns in unseren Gedanken verlieren. Deshalb akzeptiere deine Angst, schau anderen in die Augen, halte dich aufrecht und – superwichtig! – höre dem Gespräch zugleich aufmerksam zu und beteilige dich daran. Je mehr du dich auf das Gespräch einlässt, desto mehr verlagert sich deine Aufmerksamkeit von der Selbstanalyse auf das, was um dich herum passiert. Dadurch werden die analytischen Gedanken in deinem Kopf ganz von selbst leiser.

Schritte zu sozialem Selbstvertrauen Zusammenfassung

Schritt 1 Akzeptiere deine Angst

Schritt 2 Schau anderen in die Augen und bleib aufrecht

Schritt 3 Sei aufmerksam und beteilige dich

In solchen Momenten ist es unser Ziel, unsere Aufmerksamkeit von der inneren Stimme in unserem Kopf wegzulenken und auf die Leute zu richten, mit denen wir zusammen sind.

Strategie

Hier müssen wir das Thema Einsamkeit angehen. In der kommenden Woche solltest du dein soziales Leben und deine Beziehungen in den Vordergrund stellen. Egal, wie du dich gerade fühlst, ob du Lust hast, dich mit einer großen Gruppe von Leuten zu treffen, oder ob du einfach nur ein Familienmitglied oder einen Freund anrufen möchtest, mit dem du schon länger nicht mehr gesprochen hast – ich möchte, dass du soziale Kontakte an die erste Stelle setzt. Wie wir wissen, ist das Gefühl der Einsamkeit in unserem modernen Leben eine zunehmende Herausforderung. Wenn du dir in deinem Terminkalender bewusst Zeit freihältst, um mit den Menschen in Verbindung zu bleiben, die du liebst, erhöht das nicht nur deinen Oxytocinspiegel, sondern hat, wie wir aus der weltweit längsten Glücksstudie wissen, einen großen, wenn nicht sogar den größten Einfluss auf dein Wohlbefinden[54].

Challenge

Nun möchte ich dich bitten, die „Sozialleben-Challenge" zu machen. Um diese Challenge zu schaffen, musst du in den nächsten sieben Tagen drei Momente mit einer richtig guten sozialen Verbindung planen und erleben.

Hier ein paar Ideen:

- Gemeinsame Bewegung
- Miteinander Spazierengehen und Entspannen in der Natur
- Zusammen Musik hören
- Anrufen statt Nachrichten schreiben
- Zusammen Essen und Trinken

Und nicht vergessen:

- Handy weglegen
- Aktiv zuhören
- Komplimente machen
- In die Augen schauen
- Körperkontakt herstellen
- Gute Fragen stellen

9

Sei jeden Tag dankbar

OXYTOCIN
DANKBARKEIT
OXYTOCIN
DANKBARKEIT
OXYTOCIN
DANKBARKEIT
OXYTOCIN
DANKBARKEIT
OXYTOCIN
DANKBARKEIT

Lass uns erst mal den aktuellen Stand deiner Dankbarkeit einschätzen.

Schätze auf einer Skala von 1 bis 10 ein, wie oft du dich deiner Meinung nach aktiv damit beschäftigst, wofür du jeden Tag dankbar bist.

1 → 10

1 = nie

10 = dauernd

Dankbarkeit verstehen

Am Anfang von Teil 2 habe ich erwähnt, dass Oxytocin nicht nur durch die Liebe und Verbindung entsteht, die du zu den Menschen um dich herum aufbaust. Oxytocin entsteht auch durch die Liebe und Verbindung, die du zu dir selbst aufbaust[55]. In den nächsten beiden Kapiteln, „Dankbarkeit" und „Erfolge", werden wir uns mit der Beziehung zu dir selbst beschäftigen. Damit meine ich die Gespräche, die jeden Tag in deinem Kopf ablaufen.

Oft haben wir mit einer inneren Stimme zu kämpfen, die kritisch ist und bei Schwierigkeiten in unserem Leben gleich die passenden persönlichen Schwächen findet. Hier sollten wir uns klar machen, dass dies eine natürliche und evolutionär vorteilhafte Eigenschaft ist. Es ist etwas wert, einen Verstand zu haben, der erkennen kann, wo er Fehler macht, und der daran arbeiten kann, Fortschritte zu erzielen. In einer Welt der sozialen Medien, in der uns ständig gezeigt wird, wie anders wir aussehen, fühlen und leben könnten, führt dieser Mechanismus jedoch zu einer Analyse unserer selbst und unseres Lebens, die uns überfordert.

„Der Vergleich ist der Dieb der Freude."

Das ist ein ikonischer und treffender Satz[56]. Oft nimmt das Nachdenken darüber, was wir nicht haben, sei es Reichtum, ein Haus, Urlaub, Kleidung, Autos, Aussehen oder Erlebnisse, sehr breiten Raum ein. Da Vergleichen, einfach ausgedrückt, der Prozess ist, über das nachzudenken, was du nicht hast, ist die einzige brauchbare Lösung dafür die **Dankbarkeit**, durch die du aktiv über das nachdenkst, was du hast.

Ich weiß, dass in der Gesellschaft sehr wohl angekommen ist, dass „wir dankbar sein sollten". Es ist ein viel diskutiertes Thema. Aber frag dich mal selbst: Hast du eine klar definierte, tägliche Praxis, bei der du dir bewusst machst, was du alles erleben und haben darfst und worüber du glücklich bist? Lautet die Antwort ja? Ich finde, wenn es uns in unserer heutigen Welt mental gut gehen soll, ist Dankbarkeit eine unverzichtbare Strategie.

Denken wir noch mal an unsere Vorfahren. Stell dir vor, es gäbe einen Stamm, dem es richtig gut geht. Die Leute hätten tolle Methoden für die

Nahrungssuche, fürs Wasserholen, für den Bau von Unterkünften, kurzum, fürs Überleben. Sie wären glücklich und zufrieden mit ihrem Leben. Jetzt stell dir vor, ich käme mit einem iPad zu diesem Stamm und zeigte ihnen ein Video von drei anderen Stämmen, die noch bessere Methoden für die Nahrungssuche, fürs Wasserholen, für den Bau von Unterkünften und fürs Überleben hätten. Da wäre die erste Gruppe sehr schnell neidisch und enttäuscht, weil sie ihr Leben mit dem im Video vergleichen würde. In genau diesem Zustand leben wir in unserer modernen Welt, weil uns ständig gezeigt wird, wie das Leben noch besser sein könnte.

Kommen wir noch einmal auf die Gleichung zurück, über die wir am Anfang von Teil 2 gesprochen haben:

Glück ist Realität minus Erwartungen.

Wenn unsere Erwartungen ans Leben zu hoch und fern unserer Alltagsrealität sind, führen wir ein Leben voller Enttäuschung und Neid. Dankbarkeit ist die Lösung für dieses Problem. Noch dazu ist sie einfach umzusetzen und gigantisch wirkungsvoll für deine mentale Gesundheit[57]. Dankbarkeit ist eine Praxis von enormem Wert für zwei Bereiche deines Lebens: für deine Beziehungen und Erfahrungen mit anderen und für die Gespräche über dein Leben, die jeden Tag in deinem Kopf stattfinden.

Diese ZWEI BEREICHE sind „Dankbarkeit zeigen“ und „dankbar sein“.

1. Dankbarkeit zeigen

Eine aktuelle Studie hat ergeben, dass Praktiken der Dankbarkeit in Beziehungen, mit denen die Partner einander bewusst mehr Dankbarkeit zeigen, mit einem höheren Oxytocinspiegel verbunden sind. Die Forschenden sagten, Oxytocin und Dankbarkeit seien „der Klebstoff, der Erwachsene in sinnvollen und wichtigen Beziehungen miteinander verbindet“[58].

Wenn heute dein Freund, deine Partnerin, dein Kollege oder dein Kind zu dir kommen und einfach „Danke“ sagen würde – „Danke, dass du mich in meinem Leben unterstützt, dass du für mich da bist, dass du so lecker kochst, dass du so hart arbeitest, dass du unsere Wohnung putzt, dass du mir zuhörst“ oder für irgendetwas anderes, mit dem du dich für diese Person einbringst – würdest du wahrscheinlich ein schönes, warmes Gefühl in dir spüren. Ein Gefühl, dass du für alles, was du für diese Person tust, gesehen und geschätzt wirst.

Ein schwieriges Gefühl kann aufkommen, wenn wir den Eindruck haben, dass wir uns in unseren Beziehungen richtig viel Mühe geben und diese Mühe nicht anerkannt oder gesehen wird. So etwas höre ich ständig, vor allem wenn ich Unternehmen coache, in denen die Leute das Gefühl haben, dass sie sich sehr für ihr Team einsetzen und energisch auf das Unternehmensziel hinarbeiten, und diese Mühe nicht unbedingt respektiert oder gesehen wird. Das Gleiche beobachte ich bei Workshops mit Familien, in denen die Beiträge einzelner Personen nicht anerkannt und gewürdigt werden. Besonders oft sehe ich das im Zusammenhang mit dem Muttersein, wenn die unglaubliche Leistung der Mütter nicht unbedingt im richtigen Umfang gewürdigt wird.

Es ist ganz entscheidend, dass wir die Fähigkeit entwickeln, dieses Gefühl der Dankbarkeit regelmäßig zu zeigen. Wenn du heute zum Beispiel deine Familie, deine Freundinnen und Freunde oder Kolleginnen und Kollegen siehst, sag einfach mal „danke“. Sag ihnen, wie sehr sie dein Leben bereichern. Gib ihnen das Gefühl, dass sie gesehen und wahrgenommen werden. In diesem Moment werdet ihr beide einen unglaublichen Anstieg eures Oxytocinspiegels spüren und eure Bindung wird sich vertiefen[59].

2. Dankbar sein

Der Begriff „dispositionelle Dankbarkeit“ beschreibt die Fähigkeit, die positiven Aspekte des eigenen Lebens zu erkennen und zu schätzen. Diese Fähigkeit ist mit einem deutlich verbesserten Wohlbefinden und einem höheren Oxytocinspiegel verbunden[60]. Eine der größten Herausforderungen unserer Zeit ist das Bewusstsein für die ganzen Probleme, vor denen unsere Welt jeden Tag steht. Tagtäglich hören wir Nachrichten über schreckliche Ereignisse. Hier muss man unbedingt wissen und begreifen, dass das menschliche Gehirn eine Lernmaschine ist. Es lässt sich unglaublich leicht konditionieren. Wenn wir in den Nachrichten sehen und hören, dass etwas schiefläuft auf der Welt, kann das sehr leicht auch deine Sicht auf dein eigenes Leben beeinflussen. Manchmal merkst du vielleicht, dass deine Gedanken sich auf das Negative konzentrieren, auf das, was in deinem Leben nicht nach Plan läuft. An diesem Punkt wird „dispositionelle Dankbarkeit”, also die Kunst, positive Erfahrungen wahrzunehmen und wertzuschätzen, absolut und grundlegend wichtig.

Bitte nimm dir jetzt mal kurz Zeit, um darüber nachzudenken, wofür du in deinem Leben dankbar bist. Vielleicht fallen dir ganz schnell Dinge wie deine Familie, dein Zuhause oder deine Freunde ein. Unser Ziel ist es hier, noch einen Schritt weiterzugehen und so konkret wie möglich über jeden Bereich nachzudenken. Anstatt zum Beispiel zu denken „Ich bin dankbar für meine Familie”, frag dich lieber „Für wen in meiner Familie bin ich in diesem Moment dankbar?”. Gut, jetzt hast du eine bestimmte Person im Kopf. Frag dich selbst: „Warum bist du dankbar für diese Person?“ Liegt es an etwas, das sie kürzlich für dich getan hat? An ihrer positiven Energie? Einfach an der Freude, mit ihr in Verbindung zu sein? Je konkreter du werden kannst, desto tiefer tauchst du in den Zustand der Dankbarkeit ein, den wir erleben möchten.

Hier kommen nun ein paar ganz unterschiedliche Aspekte des menschlichen Lebens, für die du dankbar sein könntest. Nimm dir ein paar Minuten Zeit, lies sie durch und such dir drei aus, zu denen du gerade einen besonderen Bezug hast.

Ich bin jemand, der manchmal schwierige Tage und Tiefpunkte erlebt. Das kann an Problemen in der Beziehung oder bei der Arbeit, an Erschöpfung oder an zu vielen schnellen Dopaminkicks liegen. Und manchmal habe ich einfach so Gefühlsschwankungen. Ganz unabhängig von der Ursache habe ich festgestellt, dass Dankbarkeit das Mittel mit der größten Tiefenwirkung ist, um meine Stimmung zu ändern und wieder zu innerer Ruhe und Energie zu finden.

Ich bin dankbar für ...

1. Einen bestimmten Freund, eine bestimmte Freundin oder ein bestimmtes Familienmitglied
2. Mein Zuhause und das Umfeld, in dem ich lebe
3. Meine Gesundheit, sei es, dass ich mich bewegen kann oder dass ich mich energiegeladen und vital fühle
4. Meine finanzielle Stabilität
5. Meine Chancen und die neuen Erfahrungen, die für mich möglich werden
6. Die Natur und die schöne Welt, in der wir leben
7. Meine Ernährung; für das, was ich jeden Tag essen und trinken darf
8. Meine Erkenntnisse die Chance, mein Wissen zu erweitern, zum Beispiel mit diesem Buch

Strategie

Dankbarkeit ist eine Praxis, mit der es dir schon in dem Moment besser geht, in dem du sie umsetzt. Hier legen wir jedoch den Fokus darauf, sie zu einem integralen Bestandteil deines Denkens und Handelns zu machen, und zwar Tag für Tag. Sie ist ganz unbedingt eine Fähigkeit, die voll und ganz der DOSE-Regel des kumulierten Wachstums entspricht. Das heißt, dass sich all die kleinen Veränderungen in deinem Leben summieren und zusammen zu einer echten inneren Veränderung führen. Je konsequenter du das machst, desto mehr bewirkt es mit der Zeit.

Es gibt zwei Momente am Tag, in denen ich dir empfehlen würde, bewusst in dich hineinzuhören und einen Moment lang Dankbarkeit zu empfinden.

1. Morgens

Dankbarkeit gleich zu Beginn deines Tages ist eine effektive Methode, um optimistischer zu werden[61]. Wenn du eine neue Gewohnheit in dein Leben aufnimmst, ist es wichtig, sie mit etwas zu verbinden, das schon ein wichtiger Teil deines Alltags ist. Du könntest das zum Beispiel direkt nach dem Aufstehen tun, wenn du dein Bett machst (Disziplin), unter der Dusche stehst oder beim Zähneputzen bist. Mein bester Tipp für dich wäre, es bei einem morgendlichen Spaziergang zu tun, bevor du in irgendwelche sozialen Medien schaust. In Teil 3, „Serotonin", werden wir die transformative Wirkung von Sonnenlicht und Natur entdecken. Die Kombination deiner Dankbarkeitsübung mit einem morgendlichen Spaziergang ist eine wunderbare Möglichkeit, den Tag zu beginnen, und hilft dir, mit der optimalen Einstellung in den Tag zu starten.

2. Vor dem Einschlafen

Wenn wir abends im Bett liegen, kann das manchmal ein Moment sein, in dem unsere Gedanken anfangen zu kreisen. Vielleicht möchtest du dann beim Versuch einzuschlafen den Fernseher oder einen Podcast einschalten, um den Lärm in deinem Kopf zum Schweigen zu bringen. Wir sind tagsüber so unglaublich vielen Reizen ausgesetzt, dass es wirklich eine Herausforderung sein kann, von dieser Stimulation zu einem Zustand der Ruhe zu finden. Viele Leute erzählen mir, dass sie nachts im Bett liegen und sich Gedanken über Dinge machen, die in ihrem Leben nicht so laufen, wie sie es gerne hätten. Das ist der zweite Moment am Tag, in dem du deine Dankbarkeitspraxis aktivieren kannst. Wenn du deinen Geist in diesem Moment auf den Zustand der Dankbarkeit lenkst, kommen er und deine Gedanken zur Ruhe, weil dein Gehirn die Gewissheit erlangt, dass du in Sicherheit bist und alles in Ordnung ist. Möglicherweise merkst du sogar, dass es dir nicht bloß ordentlich, sondern richtig gut geht; vielleicht gibt es wunderbare Dinge in deinem Leben, die du bloß gerade vergessen hattest. Ganz gleich, ob du nachts unter innerer Unruhe leidest oder ruhig und gelassen bist und diesen Bewusstseinszustand ausbauen möchtest, Dankbarkeit beim Einschlafen ist essenziell.

Denk dran, neben dieser bewussten Übung auch dankbar zu sein, wenn dich jemand im Leben, im Job, zu Hause, in der Familie, in Beziehungen oder anderweitig unterstützt. Zeig deine Dankbarkeit. Sorg dafür, dass die Person sich für ihre Liebe und Fürsorge für dich wertgeschätzt fühlt.

Deine tägliche Dankbarkeitsfrage

Das ist der einfache Teil. Wenn du erfolgreich Dankbarkeit praktizieren willst, frag dich einfach:
„Was ist gerade jetzt, in diesem Moment, die eine Sache, für die ich am dankbarsten bin?"

Beispiele

- Ich bin echt dankbar, dass … in meinem Leben ist.
- Ich bin echt dankbar für das Zuhause, in dem ich lebe.
- Ich bin echt dankbar dafür, dass mein Körper gesund ist.
- Ich bin echt dankbar für die Chancen, die ich im Leben habe.
- Ich bin echt dankbar für die schöne Natur auf unserer Welt.
- Ich bin echt dankbar für die finanzielle Situation, in der ich bin.

Wenn du dir diese Frage stellst, denk mal an die verschiedenen Optionen, die wir auf Seite 149 erforscht haben, und such dir die aus, die dich gerade am stärksten anspricht. Nimm dir dann ein paar Minuten Zeit und frag dich: „Warum bin ich dafür dankbar?", „Wie wirkt sich das auf mein Leben aus?", „Wie wäre es, wenn diese Person nicht da wäre oder wenn ich diese Sache oder Erfahrung nicht hätte?" Versenke dich zweimal am Tag in diesen Zustand tiefer Dankbarkeit, und du wirst spüren, dass sich die Positivität deines Denkens grundlegend verändert.

Challenge

Nun möchte ich dich bitten, die „Dankbarkeits-Challenge" zu machen. Um diese Challenge zu schaffen, musst du dir in den nächsten sieben Tagen jeden Tag einmal morgens und einmal abends die „tägliche Dankbarkeitsfrage" stellen.

Achte darauf, dass du während dieser Challenge immer auch an deine Dankbarkeit gegenüber anderen denkst.

10

Glaub an dich

OXYTOCIN
ERFOLGE
OXYTOCIN
ERFOLGE
OXYTOCIN
ERFOLGE
OXYTOCIN
ERFOLGE
OXYTOCIN

Lass uns erst mal deinen aktuellen Glauben an dich selbst einschätzen.

Schätze auf einer Skala von 1 bis 10 ein, wie sehr du an dich glaubst.

1 → 10

1 = kein Stück
10 = felsenfest

Erfolge verstehen

Dieses Kapitel möchte ich mit ein paar Geschichten beginnen. Geschichten, die zeigen, wie wichtig deine innere Stimme ist.

Stell dir bitte mal zwei Elternpaare vor. Beide Paare haben gerade ein kleines Kind, sagen wir mal vier oder fünf Jahre alt. Die ersten Eltern entscheiden sich für eine Erziehung, bei der sie ständig darauf achten, was ihr Kind falsch macht und ihm dies auch sagen. „Das machst du im Kindergarten falsch, das machst du bei deinen Freunden falsch, das machst du zu Hause falsch."

Die zweiten Eltern versuchen, bewusst zu betonen, was ihr Kind gut macht. „Das machst du im Kindergarten super, es ist toll, dass du dich so gegenüber deinen Freunden verhältst, danke, dass du zu Hause so gern mithilfst." Stell dir mal vor, wie sich diese beiden Kinder entwickeln und wie sie an sich glauben. Das erste Kind wäre unglaublich unsicher und wüsste nicht, wie es sich verhalten soll oder was es gut kann. Das zweite Kind würde an sich und seine Fähigkeiten glauben. Das kommt ganz einfach daher, wie die Eltern mit ihren Kindern reden, von nichts anderem.

Wenn wir uns mal anschauen, wie wir mit uns selbst reden, dann ähnelt das oft ziemlich stark dem Stil des ersten Elternpaars: Wir kritisieren uns ständig dafür, wo wir unsere Erwartungen an uns selbst nicht erfüllt und Fehler gemacht haben. Unsere Erfolge erkennen und feiern wir selten. In diesem Kapitel entwickeln wir eine einfache tägliche Praxis, die die Art und Weise, wie du mit dir selbst sprichst, verändern und deinen Glauben an dich selbst spürbar stärken wird.

In unserer zweiten Geschichte geht es nicht nur darum, wie wichtig positive Selbstgespräche für deinen Glauben an dich selbst sind, sondern auch für die Wahrscheinlichkeit, dass du die Ziele, die du dir vorgenommen hast, tatsächlich erreichst. Stell dir vor, zwei Leute wollen sich gesünder ernähren und besser auf ihren Körper achten. Es ist Montagmorgen und beide beschließen, dass sie diese Woche richtig gesund leben wollen. Von Montag bis Freitag machen sie das auch super und versorgen ihren Körper mit wertvollen, gesunden Nährstoffen. Am Samstag pfeifen sie jedoch auf ihre gesunde Woche und essen eine riesige Pizza sowie eine ganze Packung Eiscreme.

Die eine Person wird sauer und sagt sich, dass sie „das immer so macht", „keine Diät durchhält" und „es nie schaffen wird, sich gesund zu ernähren". Die andere Person geht anders damit um. Sie gibt zu, dass es frustrierend ist, dass sie ihre gesunde Woche abgebrochen hat. Aber sie denkt auch daran, wie toll es ist, dass sie gerade fünf Tage hintereinander gesund gegessen hat. Sie feiert diesen Erfolg.

Die erste Person hat das negative Verhalten verstärkt. Ihr Gehirn hat immer wieder zu hören bekommen: „Ich raffe es einfach nicht, mich gesund zu ernähren." Die zweite Person hat das positive Verhalten verstärkt: „Es ist unfassbar toll, dass ich mich fünf Tage lang gesund ernährt habe." Obwohl beide aus ernährungsphysiologischer Sicht genau dasselbe getan haben, werden sie mit der Zeit völlig unterschiedliche Ergebnisse erzielen. Wenn du eine positive Gewohnheit erfolgreich in dein Leben integrieren willst, musst du auch die Fähigkeit entwickeln, deine Fortschritte auf dem Weg dorthin wahrzunehmen und regelmäßig zu feiern.

Spannende neurowissenschaftliche Studien bestätigen die Beziehung zwischen Oxytocin und der Fähigkeit zu positiven und konstruktiven Selbstgesprächen[62]. In einer aktuellen Studie wurde sogar festgestellt, dass ein höherer Oxytocinspiegel bei Männern, die mit Ängsten zu kämpfen haben, zu weniger negativen Selbstgesprächen führt[63]. Deine Erfolge zu erkennen und zu feiern, wirkt sich außerdem nicht bloß darauf aus, wie du mit dir selbst sprichst; es beeinflusst auch deine Kommunikation mit anderen. Bei der Beobachtung der Wirkung von Oxytocin in Gruppensituationen wurde festgestellt, dass Oxytocin mit einer verbesserten Fähigkeit verbunden ist, positive Emotionen zu teilen, einander zu vertrauen, besser zusammenzuarbeiten und letztendlich einen größeren Gruppenzusammenhalt zu schaffen[64].

Bevor wir deine persönliche Strategie entwickeln, um deine **Erfolge** und die anderer zu erkennen, solltest du unbedingt die Grundlagen der Neuroplastizität verstehen. Neuroplastizität wird als die Fähigkeit des Gehirns definiert, synaptische Verbindungen zu bilden und umzustrukturieren, vor allem als Antwort auf Lernen oder Erfahrungen[65]. Ein einfaches Beispiel für Neuroplastizität im Alltag ist das Zähneputzen. Das ist eine Fertigkeit, die tief in den neuronalen Verknüpfungen deines Gehirns verankert ist. Wenn ich dir morgen sagen würde, dass du im nächsten Monat deine Zähne mit der anderen Hand putzen sollst, wäre das in der ersten Woche eine große Herausforderung. Im Laufe des Monats würdest du jedoch echtes Geschick darin entwickeln. Das ist praktische Neuroplastizität, dein Gehirn verdrahtet sich neu. Wenn ich dir sagen würde, du sollst drei Monate mit der neuen Hand weitermachen, würdest du feststellen, dass es danach tatsächlich eine Herausforderung wäre, wieder zu deiner ursprünglichen Hand zurückzukehren.

Wenn du einmal darüber nachdenkst, wie du mit dir selbst sprichst, wirst du wahrscheinlich feststellen, dass deine Gedanken oft negativ und kritisch sind. Du kritisierst deine Arbeit, dein Aussehen, deine Beziehungen, deinen Erfolg oder was auch immer. Die einzige Lösung dafür ist, eine neue Stimme in deinem Kopf zu entwickeln. Eine, die dich feiert. Wenn du das lange genug machst, fällt es dir irgendwann schwer, dich selbst zu kritisieren.

Strategie

Um diese Fähigkeit in dein Leben zu integrieren, müssen wir, ähnlich wie bei der Dankbarkeit auf Seite 157, einen festen Moment am Tag auswählen, in dem du deinen wichtigsten Erfolg aus der letzten Zeit benennst.

1. Morgens

Ich würde dir empfehlen, diese Aktivität mit deiner Dankbarkeitspraxis zu verbinden. Stell dir zuerst deine Dankbarkeitsfrage: „Was ist gerade jetzt, in diesem Moment, die eine Sache, für die ich am dankbarsten bin?“

Dann stell dir die Frage nach deinen Erfolgen (siehe nächste Seite). Du kannst dir diese Fragen morgens stellen, während du dein Bett machst oder beim Duschen oder Zähneputzen. Ich würde dir jedoch sehr empfehlen, sie dir bei deinem morgendlichen Spaziergang zu stellen (siehe Seite 96f.). Ich bin jemand, der das Spazierengehen in der Stille als unglaubliche Herausforderung empfunden und es deshalb um jeden Preis vermieden hat. „Dankbarkeit“ und „Erfolge“ waren die Lösung für dieses Problem. Im nächsten Kapitel, „Natur“, werden wir entdecken, welche Kraft darin steckt, in die Natur einzutauchen, und zwar ohne Kopfhörer.

2. Nach der Arbeit

Der Feierabend ist ein weiterer Moment, in dem du dir eine Minute Zeit nehmen kannst, um deinen wichtigsten Erfolg zu benennen. Für viele von uns ist der Arbeitstag sehr intensiv, übervoll mit einer nie enden wollenden Liste von Aufgaben, die erledigt werden müssen. Da kann es leicht passieren, dass wir den ganzen Tag unglaublich viel arbeiten und dann trotzdem eine Stimme im Kopf haben, die uns vorhält, was wir alles nicht geschafft haben. Dann nimm dir beim Verlassen des Arbeitsplatzes ein paar Minuten Zeit, um dich für deine Fortschritte bei den Projekten, an denen du arbeitest, zu feiern.

Wichtiger Hinweis: Deine Erfolge zu erkennen und zu feiern hat noch einen weiteren wichtigen Vorteil für einen anderen Botenstoff im Gehirn, das Dopamin! In Teil 1 haben wir darüber gesprochen, wie wichtig es ist, ein Ziel zu haben, und wie du dein wichtigstes Ziel im Leben auswählst und verfolgst. Wenn wir diesem Ziel näherkommen und das auch merken, bauen wir nicht nur Oxytocin auf, sondern auch Dopamin[66] – und damit steigt unsere Motivation, weiter daran zu arbeiten, dass wir die Ziele, die wir uns vorgenommen haben, auch wirklich erreichen.

Deine tägliche Erfolgsfrage

Dieser Teil ist einfach. Um erfolgreich zu erkennen, was du erreicht hast, frage dich:

„Was ist gerade jetzt, in diesem Moment, der eine Erfolg, auf den ich am stolzesten bin?“

Wenn du dir diese Frage stellst, überleg dir, was du erreicht hast und worauf du stolz bist. Denk daran, es muss nichts Großes sein. Es können ganz alltägliche Erfolge sein, die dir das Gefühl geben, dass du auf dem richtigen Weg bist und dein Leben in eine positive Richtung geht.

Beispiele für alltägliche Erfolge sind unter anderem:

1. **Handyfreie Zeit**
2. **Dich bei der Arbeit besser konzentrieren können**
3. **Zeit finden, dieses Buch zu lesen**
4. **Die Verbindung zu Familie und Freunden öfter pflegen**
5. **Etwas Nettes für jemand anderen tun**
6. **Mehr körperliche Nähe in deinem Leben haben**
7. **Jeden Tag dankbarer sein**
8. **Liebevoller über dein Aussehen sprechen**
9. **Zeit in der Natur verbringen**
10. **Regelmäßiger Sport treiben**
11. **Gesünder essen und trinken**
12. **Zu Hause besser Ordnung halten**

Sobald du deinen Erfolg erkannt hast, feiere dich dafür. Das mag zunächst ungewöhnlich klingen, aber sag zu dir selbst wie ein liebevoller Elternteil: „Gut gemacht“, „Es ist toll, dass du daran gearbeitet hast“, „Das bringt mir was für mein Leben, nämlich …“ und so weiter. Wenn du dir regelmäßig so positives Feedback zu deinem täglichen Verhalten gibst, werden deine Selbstgespräche viel positiver und du kannst viel stärker an dich glauben. Anstatt dir ständig zu sagen, wo du in deinem Leben hinterherhinkst, merkst du: Wow, ich mache Fortschritte. Und Fortschritte bringen noch mehr Fortschritte. Du entwickelst eine Eigendynamik, und dein Leben, deine Gesundheit und deine Gewohnheiten verbessern sich schnell.

Challenge

Nun möchte ich dich bitten, die „Erfolge-Challenge“ zu machen. Um diese Challenge zu schaffen, musst du dir in den nächsten sieben Tagen jeden Tag einmal morgens und einmal nach der Arbeit die „tägliche Erfolgsfrage“ stellen.

Achte darauf, dass du während dieser Challenge immer auch daran denkst, die Erfolge anderer zu erkennen und zu feiern.

Wichtiger Hinweis: *Wenn du merkst, dass du negative Selbstgespräche führst, denk an deine Erfolge und führ dir die Fortschritte vor Augen, die du in letzter Zeit gemacht hast. Stell dir das Ganze wie eine Wippe vor: Wenn negative Selbstgespräche aufkommen, musst du die Wippe mit positiven Selbstgesprächen in die andere Richtung schicken.*

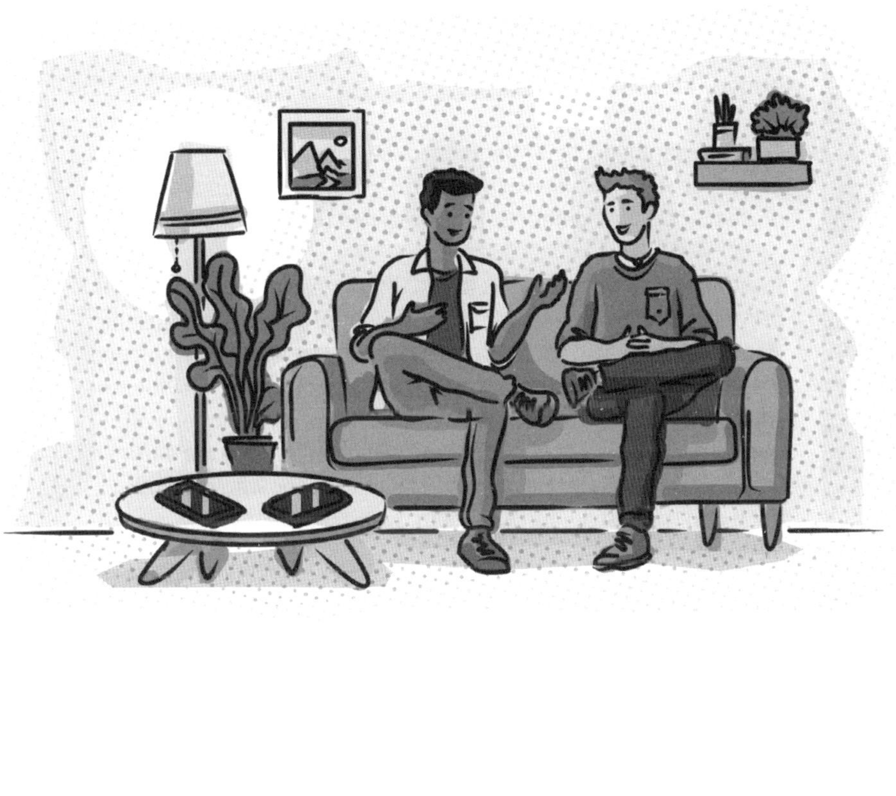

Deine DOSE zusammenstellen

In Teil 2 haben wir uns damit beschäftigt, mit wie viel Power der Aufbau deines Oxytocin-Spiegels mehr Liebe in dein Leben bringen kann.

Auf einer fantastischen Abenteuerreise hast du mit einer Reihe neuer Verhaltensweisen experimentiert, die dir helfen werden, dieses System in deinem Gehirn weiter zu optimieren.

Nimm dir jetzt bitte etwas Zeit und überlege, welche der fünf primären Oxytocin-Aktionen dir am wichtigsten ist und weiterhin Priorität haben soll. Ich fände es natürlich unglaublich, wenn alle diese Verhaltensweisen in deinem Leben auch weiterhin eine wichtige Rolle spielen würden. Entscheidend ist auf jeden Fall, dass du dir eine zentrale Verhaltensweise aussuchst und dafür sorgst, dass sie fester Bestandteil deines Lebens wird. Füge sie nach und nach in deinen Alltag ein, wenn das für dich am hilfreichsten ist.

Was wird deine wichtigste Oxytocin-Aktion?

1. MITEINANDER
Die Unterstützung anderer immer an die erste Stelle setzen

2. BERÜHRUNG
Mehr körperliche Verbindung in den Vordergrund stellen

3. SOZIALLEBEN
Zeit freischaufeln für die tiefe Verbindung mit denen, die du liebst

4. DANKBARKEIT
Eine tägliche Praxis, um deine Gedanken auf die Freude in deinem Leben zu lenken

5. ERFOLGE
Ein Versprechen an dich selbst, dich für deinen Einsatz und die Fortschritte, die du im Leben machst, zu feiern

Sprich auf jeden Fall mit einer Freundin, einem Freund oder jemandem aus deiner Familie über die wichtigste Oxytocin-Challenge, die du dir ausgesucht hast!

TEIL 3

Fühl dich energievoller und glücklicher

SEROTONIN
SEROTONIN
SEROTONIN
SEROTONIN
SEROTONIN
SEROTONIN
SEROTONIN
SEROTONIN
SEROTONIN
SEROTONIN

Serotonin verstehen

Willkommen zu Teil 3 deiner DOSE-Reise, Serotonin. Wow, ich bin schon total gespannt – auf diesen Teil habe ich mich am meisten gefreut. Serotonin ist ein magischer Stoff, der dir, wenn er richtig aktiviert wird, zu einem viel gesünderen Lebensgefühl verhilft. Am besten kannst du dir Serotonin als einen Stoff vorstellen, der dir hilft, gut auf deinen Körper zu achten.

In unserer modernen Gesellschaft haben wir die Idee der „mentalen Gesundheit" entwickelt. Oft führt das dazu, dass wir meinen, unsere gedanklichen Herausforderungen seien reine Kopfsache. So ist es aber nicht. Im Gegenteil, ein ruhiger, gesunder und energievoller Körper ist absolut notwendig, damit wir auch im Kopf wahre Freude erleben können.

In Teil 3 beschäftigen wir uns damit, wie Serotonin wirklich funktioniert und inwiefern viele Aspekte unseres modernen Lebens dazu führen, dass es immer weniger aktiviert wird. Dann schauen wir uns eine Reihe von Aktivitäten und Challenges an, mit denen du deinen Serotoninspiegel optimieren kannst.

Die Serotonin-Prinzipien

Prinzip 1

90 Prozent werden in deinem Darm gebildet

Das Wichtigste, was du über Serotonin wissen solltest, ist, dass dieser Botenstoff nicht komplett in deinem Gehirn gebildet wird. Tatsächlich wird es zu 90 Prozent in deinem Darm produziert![1] Das ist ein unfassbar großer Unterschied zu den anderen drei Botenstoffen, über die wir hier sprechen und die hauptsächlich im Gehirn gebildet werden.

Prinzip 2

Je glücklicher dein Körper, desto glücklicher dein Geist

Das Serotonin, das im Darm produziert wird, beeinflusst nachweislich unsere Stimmung, unsere Energie, unsere Emotionen und die Funktion unseres Nervensystems[2]. Da es im Darm produziert wird, ist damit auch klar, wie wichtig es ist, gut für diesen Teil deines Körpers zu sorgen. Je glücklicher dein Körper ist, desto glücklicher bist du auch selbst.

Deine Gefühle sind Botschaften deines Körpers

Das Wort „Emotion" bedeutet wörtlich „Energie in Bewegung". Wenn wir schwierige Emotionen wie etwa Traurigkeit verspüren, Sorgen haben oder niedergeschlagener Stimmung sind, fühlen wir uns oft unwohl und versuchen, uns von diesen Gefühlen abzulenken, weil wir denken, das sei das Einfachste. Ein Beispiel dafür wäre, wenn du traurig bist und dann etwas Süßes isst oder durch die sozialen Medien scrollst, um dich von dem Gefühl abzulenken. Wie wir aus Teil 1, „Dopamin", wissen, macht es das Problem nur noch schlimmer, wenn wir uns auf solche Verhaltensweisen für einen schnellen Dopaminkick einlassen. Wenn wir uns nun in diesem Teil mit Serotonin beschäftigen, behalte bitte immer einen wichtigen Gedanken im Hinterkopf: Diese Gefühle kommen aus einem bestimmten Grund in dir auf. Wenn du sie genau beobachtest, wirst du vielleicht feststellen, dass sie oft „Bauchgefühle" sind. Sie fühlen sich so an, als kämen sie aus deinem Körper – und genau das tun sie auch!

Es sind einfach Botschaften, die versuchen, dich dazu zu bringen, deine Lebensweise zu ändern. Dein Gehirn und dein Körper sind unglaublich gut im Überleben: Das ist ihr wichtigstes Ziel, am Leben zu bleiben und deine Gene weiterzugeben. Genau wie gesunde Verhaltensweisen ein gutes, belohnendes Gefühl in dir auslösen, damit du sie öfter machst, vermitteln ungesunde Verhaltensweisen ein schlechtes Gefühl, damit du dich nicht so oft darauf einlässt. Hör auf deine Gefühle. In Kapitel 11, „Natur", und Kapitel 14, „Denkpause", wird dieses Konzept klarer. Je mehr du auf deine Gefühle hörst und dein tägliches Verhalten danach ausrichtest, desto glücklicher und gesünder wirst du.

Die Verbindung zwischen Gehirn und Körper verstehen

Jeder Mensch hat zwölf Hirnnerven: Das sind die wichtigen Nerven, die am oberen Ende der Wirbelsäule ansetzen und mit dem Gehirn verbunden sind, um verschiedene Funktionen wie Sehen, Schmecken, Hören und vieles mehr zu steuern.

Elf dieser Nerven verlaufen vom oberen Ende der Wirbelsäule nach oben ins Gehirn. Ein Nerv verläuft nach unten. Er zieht in den Hals, dann in die Brust und schließlich in den Bauchraum. Dieser Nerv wird Vagusnerv genannt. Er hat seinen Namen vom lateinischen Wort „vagus" für „wandernd" wegen seiner weitreichenden Verbindungen im ganzen Körper. Der Vagusnerv ermöglicht die Kommunikation zwischen Darm und Gehirn und beurteilt fortwährend den Zustand des Körpers. Er überwacht zum Beispiel deine Herzfrequenz, Atmung, Verdauung, Stimmung, Energie und dein Immunsystem[3]. Wenn du mit deinem Körper so gesund umgehst, wie er es braucht, hat das direkten Einfluss darauf, wie du dich emotional fühlst. An dem Punkt wird es echt spannend, denn der Begriff „mentale Gesundheit" verleitet uns dazu zu meinen, das alles spiele sich rein in unserem Gehirn ab. Klar ist jedoch, dass auch dein Körper großen Einfluss darauf hat, wie es dir im Alltag mental geht.

Der Vagusnerv

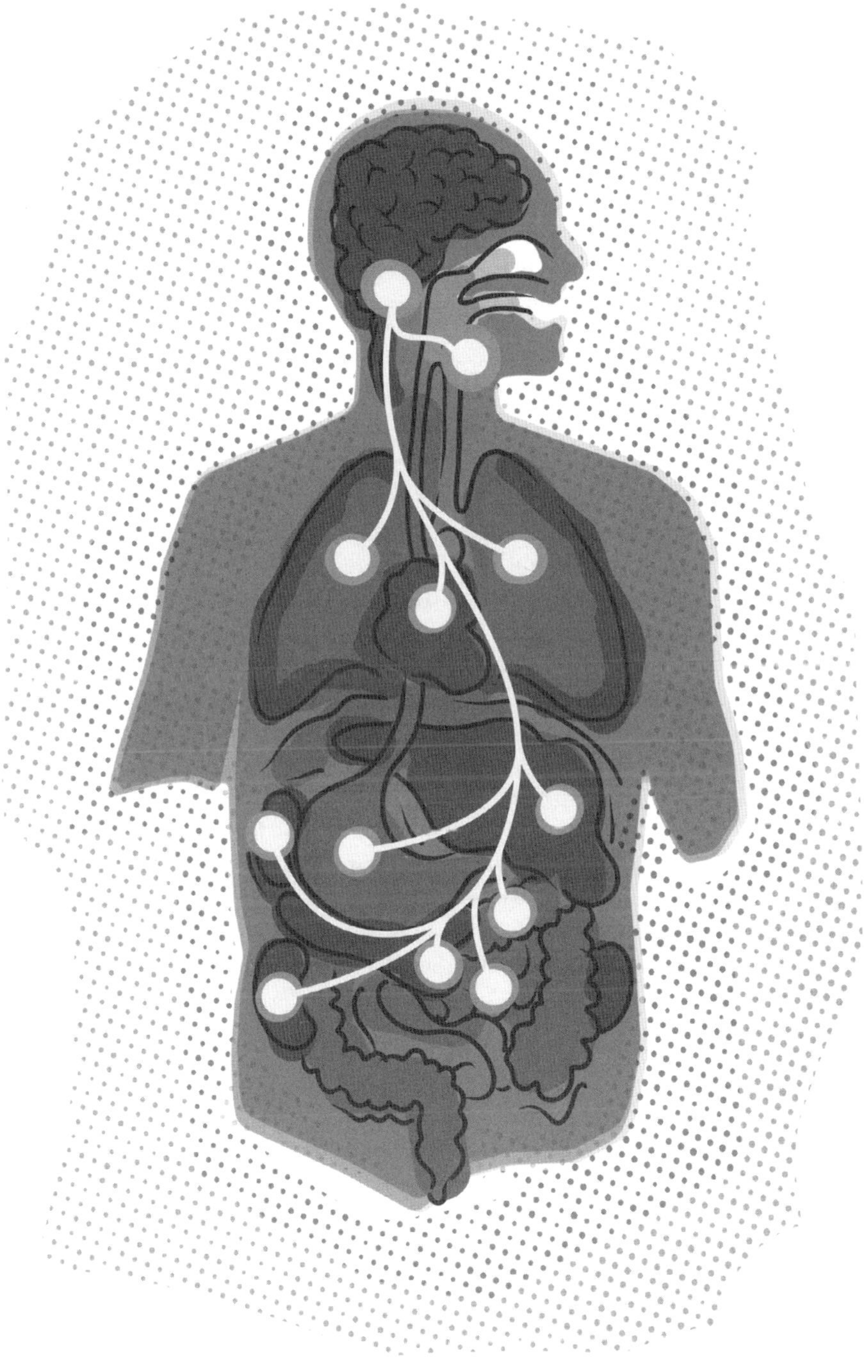

Es gibt zwei Hauptfunktionen, die du mit Serotonin in Verbindung bringen solltest: deine Stimmung und dein Energielevel[4]. Wichtig ist, dass wir uns klar machen, wie sehr diese beiden Gefühle bei uns allen miteinander zusammenhängen. Je mehr du auf deine Stimmung und deine Energie achtest, desto besser wirst du die Verbindung zwischen ihnen erkennen. Wenn dein Energielevel sehr niedrig ist, ist es sehr schwer, eine gute, ruhige und positive Stimmung beizubehalten. Das Problem ist, dass unsere moderne Welt und unser Lebensstil unglaublich anstrengend sein können. Deshalb werden wir in diesem Kapitel Wege finden, wie du dein Energielevel optimieren und dadurch deine Stimmung verbessern kannst.

Bei unseren Vorfahren war der Serotoninspiegel wahrscheinlich optimal auf einen hohen Wert eingestellt. Wir wissen, dass ihr Dopamin durch das ständige Bemühen ums Überleben aufgefüllt wurde[5]. Ihr Oxytocin wurde durch ihr tiefes Bedürfnis nach Liebe und Verbundenheit als Gruppe hochgehalten[6]. Bei ihrem Serotonin müssen wir berücksichtigen, wie sie mit ihrem Körper umgegangen sind. Stell dir ihre Lebensweise bitte mal richtig plastisch vor. Sie war manchmal hart, auf jeden Fall aber völlig anders als unsere. Sie sind morgens in hellem Tageslicht aufgewacht, eingebettet in eine natürliche Umgebung. Sie haben die Vögel, die Tiere und die Naturgeräusche um sich herum gehört. Auf der Suche nach Nahrung, Wasser, Werkzeugen, Unterschlupf oder neuen Lebensräumen haben sie ihre Umgebung erkundet. Um zu überleben, haben sie eine enge Beziehung zur Natur aufgebaut. Sie haben unverarbeitete Lebensmittel gegessen, wie der Boden sie hergab, und frisches Wasser aus den Flüssen und Bergen in ihrer Umgebung getrunken. Nachts haben sie tief und fest geschlafen, ohne künstliches Licht. Genau das will Serotonin. Wenn wir das Alltagsleben unserer Vorfahren mit unserer Lebensweise heute vergleichen, kannst du ein paar zentrale Ursachen für den heutigen Serotoninmangel erkennen. Schauen wir uns mal an, wie sich Serotoninmangel anfühlt und was ihn verursacht.

Hast du einen niedrigen Serotoninspiegel?

Wenn dein Serotoninspiegel niedrig ist, fühlst du dich oft nervös, ängstlich, niedergeschlagen oder kraftlos[7]. Denk daran, dass es nicht ungewöhnlich ist, wenn du mit diesen Symptomen zu kämpfen hast; es ist ganz normal und geht vielen von uns so. Wichtig ist, dass du dir dessen bewusstwirst und dann anfängst, Verhaltensweisen zu entwickeln, die Abhilfe schaffen. Überleg dir jetzt, welche der folgenden vier Ursachen für einen niedrigen Serotoninspiegel bei dir zutreffen könnten.

Die vier Ursachen für einen niedrigen Serotoninspiegel

1. **Eine ungesunde, stark verarbeitete Ernährung.** Das ist gut zu verstehen. Serotonin wird in deinem Darm gebildet[8]. Wenn gesunde, nährstoffreiche Lebensmittel in deinen Darm kommen, denkt dein Darm: „Super, aus diesen Lebensmitteln kann ich ganz einfach Serotonin bilden." Kommen in deinem Darm jedoch ungesunde, zuckerhaltige und fettige Lebensmittel an, muss er viel Zeit dafür aufwenden, sie einfach aus deinem Körper herauszuschaffen. Die Bildung von Serotonin steht dann ganz unten auf seiner Prioritätenliste. Du hast das bestimmt schon selbst erlebt. Du isst etwas Ungesundes, der Zucker sorgt für einen Dopaminschub in deinem Gehirn, und zunächst fühlt sich das super an[9]. Wenn dein Körper dann nach dem Essen die Nahrung verdaut, sinken deine Stimmung und dein Energielevel[10] und du bekommst Heißhunger auf noch mehr verarbeitete Lebensmittel für den nächsten Kick. In Kapitel 13, „Darmgesundheit", schauen wir uns dein ganzes Verhältnis zu Essen und Trinken an und finden heraus, wie wir deine Darmgesundheit verbessern können.

2. **Zu wenig guter Schlaf[11].** Das ist mittlerweile ein weitverbreitetes Problem. Viele von uns haben einen Job, der sie sehr beansprucht, und sind dazu noch ziemlich süchtig nach ihrer Technik (ich schließe mich da mit ein). Bis spätabends am Smartphone hängen, nachts auch noch mal kurz das Handy checken und gleich nach dem Aufwachen wieder losscrollen – das ist eine echte Herausforderung für deine Neurobiologie.

In Kapitel 15, „Tiefschlaf", erfährst du, was du genau tun kannst, um schneller einzuschlafen, länger zu schlafen und die Qualität deines Schlafs insgesamt zu verbessern.

3 **Zu wenig Zeit in der Natur[12].** Unsere Neurobiologie hat sich über 300 000 Jahre hinweg quer durch alle Bereiche der Natur entwickelt. Da ist es kein Wunder, dass sie auf eine enge Verbindung zur Natur und viel Sonnenlicht ausgelegt ist. Unser digitaler Lebensstil führt dazu, dass wir immer mehr Zeit drinnen verbringen. Außerdem haben Aufenthalte in einer natürlichen Umgebung für immer mehr von uns keine besondere Priorität mehr. In den Kapiteln 11 und 12 starten wir deine Reise zu einer neuen Beziehung zur Natur in deinem Umfeld.

4 **Zu wenig Sonne.** Das kommt natürlich daher, dass wir nicht genug Zeit in der Natur verbringen. Im Kapitel „Sonnenlicht" werden wir sehen, dass jeder Kontakt mit Tageslicht, egal ob in der Natur oder nicht, unfassbar gut für deinen Serotoninspiegel ist.

So fühlt sich ein hoher Serotoninspiegel an

Sobald du anfängst, die serotoninsteigernden Aktivitäten, die du dir ausgesucht hast, in dein Leben einzubauen, wirst du folgende Symptome bei dir feststellen: gute Laune, innere Ruhe, viel mehr Energie – und das jeden Tag[13]. Ich freue mich schon darauf, dass du das erleben wirst.

Auf der nächsten Seite findest du eine einfache Grafik, die die wichtigsten Funktionen, Prinzipien, Gefühle und Verhaltensweisen zeigt, die mit der Optimierung deines Serotoninspiegels zusammenhängen.

Serotonin im Überblick

Funktion →	• Stimmung • Energie
Prinzipien →	• wird zu 90–95 Prozent im Darm hergestellt • Je glücklicher dein Körper, desto glücklicher dein Geist
Gefühle bei niedrigem Serotoninspiegel →	• Ängste • Müdigkeit
Ursachen für niedriges Serotonin →	• ungesunde Ernährung • Schlafmangel • Zu wenig Natur • Zu wenig Sonne
Gefühle bei hohem Serotoninspiegel →	• gute Laune • Energie
Serotonin-Booster →	• Natur • Sonne • Darmgesundheit • Tiefschlaf • Runterkommen

11

Entdecke die Natur neu

SEROTONIN
NATUR
SEROTONIN
NATUR
SEROTONIN
NATUR
SEROTONIN
NATUR

Lass uns erst mal deine aktuelle Verbindung zur Natur einschätzen.

Schätze auf einer Skala von 1 bis 10 ein, wie sehr du dich mit der Natur verbunden fühlst

1 → 10

1 = null Verbindung
10 = maximale Verbindung

Die Natur verstehen

Die Natur war für mich der wichtigste Faktor für mentale und körperliche Stärke, und erst durch sie konnte ich mich so richtig entfalten.

Eine gewagte Aussage, ich weiß, aber das hat einen wichtigen Grund. Zur Erklärung: Als Kind bin ich gerne in Parks und auf Spielplätze gegangen, habe im Wald gespielt und bin im Meer geschwommen. Später dann, als Teenager, ist die **Natur** auf meiner Prioritätenliste immer weiter nach hinten gerückt.

Das hat sich erst geändert, als Corona kam. In dieser Zeit bin ich zu meiner damaligen Freundin und ihren Eltern gezogen. Sie wohnten in einer eher ländlichen Gegend, mitten in der Natur. Damals hatte ich echt Probleme mit meiner Handysucht. Ich bin aufgewacht und habe gleich losgescrollt, ständig habe ich mein Handy gecheckt, sogar wenn ich eigentlich produktiv arbeiten wollte. Ich habe sogar abends gescrollt, wenn ich eigentlich mit den Leuten hätte in Verbindung sein sollen, mit denen ich zusammenlebte.

Da beschloss ich, eine Challenge mit mir selbst zu machen. Jeden Morgen nach dem Aufwachen wollte ich eine Stunde lang in der Gegend spazieren gehen, ohne Handy und, ganz wichtig, ohne vorher mein Handy zu checken. Für mich war das eine unfassbar große Herausforderung. Es war eine wirklich schwierige Vorstellung. Das lag daran, dass ich Angst hatte, den ganzen Gedanken in meinem Kopf zuhören zu müssen, wenn ich keine Ablenkung hätte. Und ich fürchtete mich vor Langeweile und fehlender Stimulation. Ich ließ mir meinen durchschnittlichen Tag mal durch den Kopf gehen. Gleich beim Aufwachen schaltete ich Musik oder eine Fernsehsendung ein, damit im Hintergrund etwas lief. Wenn ich überhaupt irgendwohin ging, hatte ich meine Kopfhörer auf und hörte Musik oder einen Podcast. Am Abend sah ich zur Entspannung fern, und wenn ich einschlafen wollte, lief etwas im Hintergrund. Innerlich grauste es mir davor, längere Zeit nur meinen eigenen Gedanken zuzuhören, und ein Leben voller Ablenkungen fand ich viel einfacher.

Durch diese selbst gewählte Challenge, einen Spaziergang ohne jede Ablenkung zu machen, merkte ich schnell, dass Aufenthalte in der Natur und in der Stille echt lebensverändernd sind. Das ist einer der Hauptgründe,

MEINE GESCHICHTE

Ich nehme dich mal mit auf einen dieser Spaziergänge und zeige dir, wie sehr es auch dein Leben verändern kann, wenn du sie in deinen Alltag einbaust.

Ich wache auf; es ist ein kalter, klarer Morgen. Ich gebe mir echt Mühe, der Versuchung zu widerstehen, mein Handy zu checken. Ich gehe ins Badezimmer, putze mir die Zähne, spritze mir ein bisschen kaltes Wasser ins Gesicht und mache mich fertig für meinen Spaziergang. Ich trete ins Freie und gehe los. Ein paar Minuten lang denke ich: Wow, ist das schön, die Natur ist ziemlich cool. Schnell kommen mir aber andere Gedanken, ich denke an ein paar Herausforderungen in meinem Leben, sei es in Bezug auf meine Arbeit, meine Beziehungen, meine Gesundheit, meine Süchte, meinen Erfolg – lauter negatives Zeug eben. Je länger ich in der Stille bin, desto mehr solche Gedanken kommen auf, oft mit Fokus darauf, wo mein Leben nicht unbedingt nach Plan verläuft. Und ich fange an, bei diesem Spaziergang ernsthaft darüber nachzudenken, dass ich nie Zeit in der Stille verbringe. Ich überlege mir, dass ich echt die Fähigkeit entwickeln muss, Zeit allein in Stille zu verbringen, um ein gutes, glückliches Leben zu führen. Ich muss es schaffen, mir selbst ein guter Freund zu sein.

Dann fing ich an, Strategien zu entwickeln, womit ich meinen Kopf beschäftigen könnte, wenn es still war und lauter negative Gedanken auftauchten. Ich ging freundlicher mit mir um und entwickelte eine positivere Einstellung. Als ich mich dann mit der Studienlage über Aufenthalte in der Natur beschäftigte, erkannte ich, welche phänomenalen Auswirkungen es hat, wenn wir in der Natur wirklich präsent sind. Mir wurde klar, dass der Aufenthalt in der Natur meinen Serotoninspiegel ordentlich ankurbeln würde[14].

Daher wusste ich nun: Wenn ich mehr Zeit in der Natur verbringen könnte, insbesondere am Morgen, wäre ich besserer Stimmung und hätte mehr Energie für den vor mir liegenden Tag[15].

warum ich dieses Buch geschrieben habe und warum ich mein Unternehmen betreibe. Jetzt bin ich glücklich und zufrieden mit meinem Leben.

Inzwischen habe ich auch herausgefunden, dass die Vorteile, die die Natur bringt, weit über eine Erhöhung des Serotoninspiegels hinausgehen. Ich bin auf ein unglaubliches Konzept gestoßen, das als Aufmerksamkeits-Erholungs-Theorie, meist aber mit dem englischen Fachbegriff *Attention Restoration Theory* (ART) bezeichnet wird[16]. Diese ART hat festgestellt, dass Zeit in der Natur nicht nur das Wohlbefinden steigert, sondern auch die Konzentrationsfähigkeit wiederherstellt. Wie wir aus Teil 1, „Dopamin", wissen, haben viele von uns mit Konzentrationsschwierigkeiten zu kämpfen. Es wurden über 31 verschiedene Studien mit unterschiedlichen Personengruppen durchgeführt, und alle zeigten, dass regelmäßige Spaziergänge in der Natur unsere Konzentrationsfähigkeit wiederherstellen[17]. Unser digital geprägtes Leben verlangt uns unglaublich viel Aufmerksamkeit ab und erfordert ständig große kognitive Anstrengungen. Mentale Erschöpfung ist ein Phänomen, das viele von uns kennen. Die regenerierende Wirkung von Aufenthalten in der Natur auf unser Gehirn und unseren Körper ist gar nicht hoch genug einzuschätzen.

In dem eindeutigen Wissen, dass Aufenthalte in der Natur mein Leben grundlegend verändern würden, stand ich nun vor der schwierigen Aufgabe, herauszufinden, wie ich das in meinen Alltag einbauen konnte. Ich wollte nicht nur an meiner Handysucht arbeiten und lernen, Zeit in der Stille zu verbringen, sondern mir war auch klar, dass ich diese erholsame Wirkung nur dann wirklich spüren würde, wenn ich mich voll und ganz auf meine Umgebung einlassen konnte, ohne Ablenkung durch Musik oder Podcasts.

Als ich nun jeden Morgen rausging und über verschiedene Dinge nachdachte, überlegte ich mir auch, wie ich verschiedene DOSE-Aspekte in mein Erlebnis einbauen könnte. Wie gesagt, in diesen ruhigen Momenten kann man ganz leicht gedanklich abschweifen und über Herausforderungen oder Dinge nachgrübeln, die im Leben nicht so laufen, wie man es sich wünscht. An diesem Punkt haben die Fähigkeiten „Dankbarkeit" und „Erfolge" zum ersten Mal wirklich Einfluss auf mein Leben genommen, denn beim Spazierengehen habe ich mich stattdessen auf Gefühle der Dankbarkeit und auf meine Erfolge konzentriert. Schnell habe ich gemerkt, dass mir die Spaziergänge auf diese Weise viel mehr Spaß machten und ich von Tag zu Tag positiver und optimistischer wurde. In dieser positiveren Stimmung begann ich zum ersten Mal, wirklich über meine Ziele nachzudenken und mir genau zu überlegen, wie meine Zukunft aussehen sollte. Dadurch, dass ich das jeden Tag gemacht habe, ist es nun Wirklichkeit geworden; da bin ich mir ganz sicher.

Während ich draußen war, wollte ich auch mal schauen, ob ich eine bessere Verbindung zur Natur aufbauen kann. Schon oft hatte ich gehört, dass Leute sagen, wie sehr sie „die Natur lieben“ und wie tief sie mit ihr im Einklang sind. Ehrlich gesagt, hat mich das immer irritiert. Also fing ich an, meine Umgebung zu erforschen und konzentrierte mich dazu auf jeden meiner Sinne. Zuerst versuchte ich, wirklich aufmerksam wahrzunehmen, was ich sah. Ganz gezielt beobachtete ich die verschiedenen Farben, Pflanzen, Bäume um mich herum und alles, was sich meinem Blick bot. Dann stellte ich mich auf die Geräusche ein, die ich hören konnte. Danach auf die Gerüche. Ich atmete tief ein und nahm die natürlichen Düfte um mich herum wahr.

Besonders wenn ich unter Nadelbäumen spazieren ging, habe ich gemerkt, dass mir ihr Duft sehr guttut. Zu Hause habe ich recherchiert und herausgefunden, dass alle Pflanzen natürliche Stoffe abgeben, die sogenannten „Phytonzide”[18]. Diese haben antibakterielle und fungizide Eigenschaften, die die Pflanzen vor Krankheiten schützen. Bei Untersuchungen, was in unserem Körper passiert, wenn wir diese Phytonzide einatmen, haben die Forschenden herausgefunden, dass dabei auch die Anzahl der sogenannten „natürlichen Killerzellen” deutlich ansteigt[19]. Deine natürlichen Killerzellen spielen eine wichtige Rolle in deinem Immunsystem[20]. Als ich mich näher damit beschäftigt habe, habe ich herausgefunden, dass Nadelbäume besonders viele dieser Phytonzide abgeben[21], weshalb es mir in ihrer Nähe besonders gut ging.

Ich stieß auf ein faszinierendes japanisches Konzept namens „Shirin-Yoku”[22], was übersetzt „Waldbaden” bedeutet. Anfang der 2000er Jahre wurde in Japan eine deutliche Veränderung in der psychischen Gesundheit der Bevölkerung festgestellt und dafür der Begriff „Karoshi” geprägt[23]. Er bezieht sich auf Menschen, die extrem lange arbeiten und zu viel Zeit in der Stadt verbringen. Bei der Untersuchung verschiedener Lösungsvorschläge, wurden auch die riesigen Wälder miteinbezogen. Daraufhin förderten Dr. Qing Li, der Präsident der Japanischen Gesellschaft für Waldtherapie, und seine Kolleginnen und Kollegen den Aufenthalt im Wald als Behandlungsmöglichkeit für eine Vielzahl von psychischen Erkrankungen. Was sie bei ihren Forschungen herausfanden, war faszinierend. Die Menschen verspürten deutliche Verbesserungen bei ihrem Stresslevel, bei Ängsten, Depressionen, Wut und in Bezug auf ihren Schlaf![24] Während ihres Aufenthalts in der

Natur hielten sie sich einfach an die Checkliste weiter oben und ließen sich so intensiv wie möglich auf ihre momentane Erfahrung ein.

Diese tägliche Zeit in der Natur, in der ich mich, ganz ohne mein Handy, auf positivere Gedankengänge einließ und mich mit der Umgebung verband, hat meine Lebensweise wirklich grundlegend verändert. Als ich die Liebe zur Natur wiederentdeckte, merkte ich, dass ich mich dabei zugleich auch wieder in meine eigene wahre Natur verliebte. Unser Instinkt will, dass wir freundlich sind, verbunden mit den Menschen, dass wir uns gesund ernähren, uns regelmäßig bewegen, tief schlafen und viel Zeit draußen verbringen. Es fühlte sich fast so an, als wollte ich umso „natürlicher" werden, je mehr Zeit ich in der Natur verbrachte. Ich bin überzeugt, dass du genau diese Veränderung auch erleben wirst.

Strategie

Wenn du überlegst, wie du deinen Serotoninspiegel steigern kannst, solltest du zwei Aspekte berücksichtigen:

- **Verbringe Zeit allein in der Natur.** Nutze diese Zeit, um dich voll und ganz mit deiner Umgebung zu verbinden. Lass dich auf deine Sinne ein, nimm wahr, was du siehst, riechst und hörst. Vielleicht fühlst du dich dabei nicht sofort großartig – du musst dir Zeit dafür nehmen, eine Beziehung zur Natur aufzubauen. Je stärker diese Beziehung wird, desto größer wird auch der Wert, den die Natur in dein Leben einbringen kann.

- **Die Natur sollte zu einem wichtigen Teil deines Soziallebens werden.** Mache Spaziergänge mit Freunden und Familie. Daran führt kein Weg vorbei. Zusammen draußen zu sein, ist eine tolle Möglichkeit für dich und deine Lieben, eure Verbindung zur Natur und zueinander zu stärken.

Und wenn du draußen bist, denk daran, deine neuen Gewohnheiten auf den Gebieten „Dankbarkeit", „Erfolge" und „Mein Ziel" zu trainieren.

Challenge

Nun möchte ich dich bitten, die „Natur-Challenge“ zu machen. Um diese Challenge zu schaffen, musst du in der nächsten Woche drei Spaziergänge ganz ohne Kopfhörer machen.

Checkliste für die Natur

1. Sehen

Zähle, wie viele verschiedene Farben du sehen kannst.

2. Hören

Lausche aufmerksam den verschiedenen Geräuschen, die du um dich herum hören kannst.

3. Riechen

Atme beim Gehen tief ein und überlege, was du riechst.

12

Nutze die Kraft der Sonne

SEROTONIN
SONNENLICHT
SEROTONIN
SONNENLICHT
SEROTONIN
SONNENLICHT
SEROTONIN
SONNENLICHT
SEROTONIN
SONNENLICHT
SEROTONIN

Lass uns erst mal einschätzen, wie viel Sonnenlicht du abbekommst.

Schätze auf einer Skala von 1 bis 10 ein, wie viel Zeit du draußen verbringst.

1 → 10

1 = gar keine
10 = jede Menge

Sonnenlicht verstehen

Ein enorm wichtiger Faktor für die Erhöhung des Serotoninspiegels ist das Sonnenlicht, das wir abbekommen[25]. Bevor es Wecker gab, hat uns das helle Licht der Sonne am Morgen geweckt, die Energie spendende Mittagssonne hat uns neue Kraft gegeben und das beruhigende, warme Abendlicht hat uns beim Einschlafen geholfen. Früher hatten wir eine sehr enge Beziehung zum täglichen Sonnenaufgang und Sonnenuntergang, und die brauchen wir auch heute noch.

Sicher stimmst du mir zu, dass du dich bei Sonnenschein etwas positiver und energiegeladener fühlst. Das ist kein Zufall, denn regelmäßiges Sonnenlicht ist für sehr viele Gesundheitsfaktoren absolut notwendig. Zu diesen Bereichen gehören die Schlafqualität, die Stärke des Immunsystems und die Produktion von Serotonin, was zu mehr Energie und einer positiveren Stimmung führt[26].

In diesem Kapitel schauen wir uns an, wie viel Zeit du draußen in der Sonne verbringst. Dabei sollte ich erwähnen, dass du jedes Mal, wenn du die Natur-Challenges aus dem letzten Kapitel machst, auch deine Sonnenlicht-Ziele erreichst. Es gibt aber einen wichtigen Grund, warum Natur und Sonnenlicht getrennt zu betrachten sind. So kann es Tage geben, an denen du keine Zeit für einen schönen Spaziergang in der Natur hast. Aber Sonnenlicht ist unverzichtbar. Ob du nun ein paar Minuten auf der Terrasse sitzt (auch im Winter!) oder deinen Morgenkaffee draußen trinkst, wir müssen unbedingt dafür sorgen, dass du regelmäßig **Sonnenlicht** tankst. Für den gewünschten Anstieg des Serotoninspiegels muss es übrigens kein schöner Tag sein. Wenn die Sonne scheint, steigt der Serotoninspiegel natürlich stärker an, aber gerade an bewölkten Tagen ist es noch wichtiger, dass du auf jeden Fall rausgehst. Das liegt daran, dass wir alle in den dunkleren Wintermonaten aufgrund der stark reduzierten Sonneneinstrahlung unter jahreszeitlich bedingter Depression (*Seasonal Affective Disorder* oder kurz SAD) leiden können[27]. Eine Studie hat gezeigt, dass der Serotoninspiegel im Winter am niedrigsten ist. Egal, ob sonnig oder bewölkt, die Zeit, die wir draußen verbringen, ist entscheidend für eine glückliche und gesunde Psyche[28].

Der zirkadiane Rhythmus

Als Allererstes sollten wir lernen, unseren zirkadianen Rhythmus zu verstehen, also unseren Tag-Nacht-Rhythmus, unsere innere Uhr. Damit sind die körperlichen, mentalen und verhaltensmäßigen Veränderungen gemeint, die im Laufe von 24 Stunden auftreten[29], weil sich das Licht im Tagesverlauf verändert[30]. Dein zirkadianer Rhythmus beeinflusst verschiedene Funktionen in Gehirn und Körper, zum Beispiel Wachheit, Müdigkeit, Appetit und Körpertemperatur[31].

Stell dir deinen zirkadianen Rhythmus wie eine innere Uhr vor, die ständig im Hintergrund mitläuft und dafür sorgen will, dass dein Energielevel und deine Stimmung bestmöglich sind. Tagsüber möchtest du hellwach und aufmerksam sein und nachts tief schlafen, um neue Energie zu tanken. Für unsere Vorfahren war ein gesunder und natürlicher Tag-Nacht-Rhythmus eine einfache Sache. Sie sind mit der Sonne aufgestanden und nach Sonnenuntergang schlafen gegangen. Bei uns ist das jedoch anders, weil wir so viel künstliches Licht haben. Wir müssen uns nicht mehr an die Naturgesetze anpassen. Für unsere Gesundheit bringt das ein breites Spektrum an Herausforderungen mit sich, vor allem, weil wir morgens zu wenig natürliches Sonnenlicht abbekommen und bis spät in die Nacht zu viel künstlichem Licht ausgesetzt sind.

In einer Meta-Analyse (das ist eine Studie auf der Basis vieler anderer Studien) haben über 85.000 Forschungsarbeiten gezeigt, dass „nachts Licht zu vermeiden und tagsüber Licht aufzusuchen eine einfache und effektive Methode zur Verbesserung der psychischen Gesundheit“ ist[32]. Jetzt wollen wir mal herausfinden, wie viel Sonnenlicht genau du jeden Tag brauchst und was du dafür tun musst.

Schritt 1

Sonne am Morgen

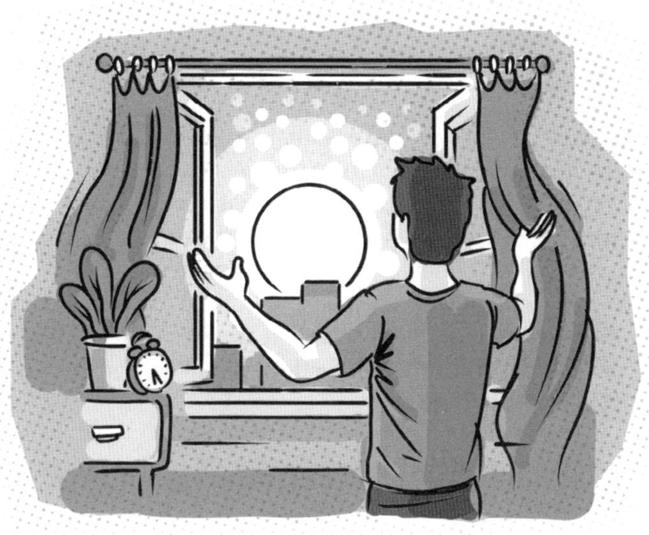

Helles, weißes Morgenlicht aktiviert nicht nur dein Serotonin, sondern sorgt auch für einen gesunden, natürlichen Anstieg deines Cortisol- und Dopaminspiegels[33]. Dieses Sonnenlicht ist wichtig, damit du mit Energie, positiver Stimmung und Motivation in den Tag starten kannst. Und das Beste: Es muss nicht einmal sonnig sein, damit du diesen Anstieg spüren kannst.

Du brauchst

- **an sonnigen Tagen: 5–10 Minuten**
- **an wolkigen Tagen: 10–15 Minuten**
- **an dunklen, bedeckten Tagen: bis zu 30 Minuten**

Wenn die Sonne scheint, setze nach zehn Minuten deine Sonnenbrille auf (dein Gehirn muss das Tageslicht ungefiltert registrieren). Wenn du draußen bist, schau öfters mal in Richtung Sonne. Natürlich, und das ist wirklich wichtig, solltest du nicht direkt in die Sonne schauen, sodass es schmerzt oder deinen Augen schadet. Dein Ziel ist, das Gesicht einfach so weit in die Sonne zu drehen, wie es sich angenehm und sicher anfühlt. Stell dir die Sonne wie ein kabelloses Ladegerät vor – sie hat die Fähigkeit, dir Energie für den bevorstehenden Tag zu geben.

In den Wintermonaten oder falls du für deinen Job aufstehen musst, wenn es noch dunkel ist, empfehle ich dir, gleich nach dem Aufwachen ein paar

Lampen anzuschalten. Das hilft, diesen Prozess in Gang zu bringen. Sobald sich dann die Gelegenheit ergibt, geh für zehn bis 15 Minuten nach draußen.

Schritt 2

Sonne am Mittag

Die Mittagspause ist eine weitere tolle Chance, um etwas natürliches Licht in deine Augen und auf deine Haut zu lassen. Achte zugleich darauf, dass du keinen Sonnenbrand bekommst. Es ist wirklich leicht, einen Großteil des Tages drinnen zu verbringen. Viele von uns haben mit einem Nachmittagstief zu kämpfen, und Sonnenlicht um die Mittagszeit ist eine super Lösung dafür. Nimm dir in deiner Mittagspause 15 bis 20 Minuten Zeit, um allein oder mit einem Freund an die frische Luft zu gehen, damit dein Kopf und dein Körper für den Nachmittag wieder auftanken können und du das Nachmittagstief vermeidest.

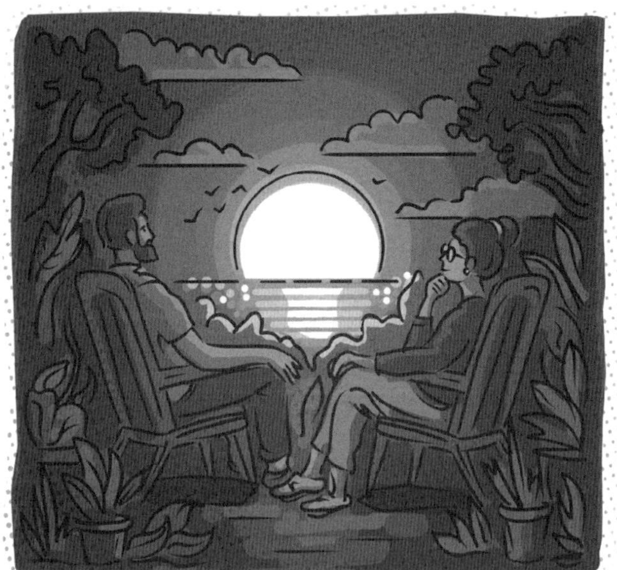

Schritt 3

Sonnenuntergang am Abend

Am Abend ist warmes Licht unglaublich gut zum Entspannen und fördert einen guten Schlaf[34]. Dein Gehirn ist so eingestellt, dass es das warme Licht bei Sonnenuntergang mit Ruhe und tiefem Schlaf verbindet. Ein weiterer wichtiger Botenstoff, den man in diesem Zusammenhang kennen sollte, ist Melatonin. Melatonin ist der Stoff, der dafür sorgt, dass du abends müde wirst und schließlich einschlafen kannst[35]. Interessanterweise ist Serotonin die Vorstufe von Melatonin, das heißt, Serotonin fördert die Bildung dieses Hormons[36]. Je mehr Serotonin du also über den Tag verteilt und besonders abends beim Betrachten des Sonnenuntergangs bilden kannst, desto schneller und tiefer schläfst du in der Nacht[37].

Strategie

Deine Strategie besteht hier darin, dafür zu sorgen, dass du zu drei zentralen Zeitpunkten des Tages Sonnenlicht abbekommst. Gleich morgens, einmal in der Mittagspause und einmal am Abend. Insgesamt brauchst du am Tag mindestens 60 Minuten Sonnenlicht.

In den Wintermonaten wird das immer schwieriger, weil die Tage kürzer werden. Das stellt unser Gehirn gleich vor mehrere Herausforderungen. Fokussiere dich in den Wintermonaten darauf, während der Arbeitspause am Vormittag, in der Mittagspause oder während der Arbeitspause am Nachmittag Sonnenlicht abzubekommen.

Denk dran, immer Handschuhe, eine Jacke und eine Mütze einzupacken, damit die Kälte keine Ausrede fürs Drinbleiben ist. Außerdem wissen wir, dass die Kälte sowieso gut für deinen Dopaminspiegel ist, also geh raus, und zwar bei jedem Wetter!

Challenge

Nun möchte ich dich bitten, die „Sonnenlicht-Challenge“ zu machen. Um diese Challenge zu schaffen, konzentriere dich auf die Sonne am Morgen. Sorge dafür, dass du in der nächsten Woche jeden Tag nach dem Aufstehen rausgehst und Morgensonne abbekommst. Achte während dieser Challenge unbedingt auf deine Stimmung und dein Energielevel!

13

Gute Gesundheit entsteht im Darm!

SEROTONIN
DARMGESUNDHEIT
SEROTONIN
DARMGESUNDHEIT
SEROTONIN
DARMGESUNDHEIT
SEROTONIN
DARMGESUNDHEIT
SEROTONIN
DARMGESUNDHEIT
SEROTONIN

Lass uns erst mal einschätzen, wie gesund du dich deiner Meinung nach ernährst.

Schätze auf einer Skala von 1 bis 10 ein, wie gesund deine Ernährung ist.

1 → 10

1 = sehr ungesund
10 = sehr gesund

Darmgesundheit verstehen

Die Welt der Ernährung ist riesig und es gibt eine Vielzahl unterschiedlicher Meinungen dazu, sowohl ethisch als auch wissenschaftlich. Egal, ob du dich eher klassisch mit Fleisch, Fisch, Gemüse und Obst ernährst oder vegetarisch oder vegan lebst, die zentralen Punkte der folgenden Tipps gelten immer.

Zuerst mal wissen wir jetzt, dass wir auf einen **gesunden Darm** achten müssen, weil bis zu 95 Prozent unseres Serotonins im Darm gebildet werden[38], und wir wissen, dass unsere Ernährung direkten Einfluss auf unsere Stimmung hat[39]. Wenn es um unsere Ernährung geht, stehen wir heute vor vielen Herausforderungen. Überall gibt es leckeres, kalorienreiches Essen. Ob im Supermarkt, auf der Straße, an der Tankstelle oder im Restaurant – überall gibt es verlockende Angebote. Wir kommen immer weiter weg von den natürlichen Nahrungsmitteln, die uns seit Hunderttausenden von Jahren zur Verfügung stehen, und immer näher an eine Ernährung mit stark verarbeiteten, unnatürlichen Produkten. Diese „hochverarbeiteten Lebensmittel" haben nachweislich extrem negative Auswirkungen auf unser Gehirn und unseren Körper[40].

Woher wissen wir, was gutes Essen ist und was wir eher meiden sollten?

Ganz einfach: Wir wollen, dass wirklich nahrhafte Lebensmittel in unseren Darm kommen, damit wir Serotonin bilden, unser Energielevel optimieren und jeden Tag besser drauf sein können[41]. Das heißt nicht, dass du dir nicht ab und zu etwas gönnen solltest, das dir einfach Spaß macht. Im Leben geht es nicht darum, immer perfekt zu sein. Es geht darum, einen konsequenten, leicht umsetzbaren Weg zu einem gesunden Darm zu finden, den du über viele Jahre problemlos beibehalten kannst. Vor diesem Hintergrund habe ich eine Reihe äußerst wirkungsvoller Ernährungsstrategien zu sechs Schlüsselmaßnahmen zusammengefasst. Wie könntest du einige dieser Gewohnheiten in deinen Alltag einbauen?

Schritt 1

Iss dich zu 80 Prozent satt

Schauen wir uns als Erstes einmal an, wie viel du isst. Essen, vor allem das eher ungesunde, stark verarbeitete Zeug, kann so wahnsinnig lecker sein, dass es unfassbar schwer ist, sich zu bremsen und nicht riesige Portionen zu verschlingen, noch dazu extrem schnell.

In diesem Zusammenhang ist es interessant, mal die fünf Gegenden auf der Welt anzuschauen, in denen die meisten Hundertjährigen leben. Diese Orte sind als „Blue Zones“ oder „Blaue Zonen“ bekannt[42]. Wir können sowohl die Ernährung als auch den Lebensstil dieser Menschen untersuchen um herauszufinden, woran das liegen könnte. Die fünf Regionen sind: Ikaria in Griechenland, Okinawa in Japan, Loma Linda in Kalifornien, Nicoya in Costa Rica und Nuoro auf Sardinien. Eine Essgewohnheit haben die Menschen an all diesen Orten gemeinsam: Sie essen, bis sie „zu 80 Prozent satt“ sind. Wir hingegen essen uns häufig zu 150 Prozent satt und überschreiten damit unser maximales Fassungsvermögen. Für unseren Körper bringt das gleich mehrere Herausforderungen mit sich. Selbst wenn du gesundes, nahrhaftes Essen zu dir nimmst, macht dich Überessen unglaublich müde. Wenn du mit einem niedrigen Energielevel zu kämpfen hast, solltest du unbedingt auf die 80-Prozent-Regel umsteigen. Wenn du Unmengen isst, muss dein Körper Unmengen Energie aufwenden, um das Essen zu verdauen. Das führt dann zu starken Energieeinbrüchen.

→ **CHALLENGE: Reduziere dein Essenstempo und die Essensmenge auf deinem Teller. Achte bei jedem Bissen darauf, dass du gründlich kaust (das ist übrigens auch großartig für gut definierte Gesichtsmuskeln[43]), und atme vor jedem nächsten Bissen einmal kurz durch.**

Schritt 2

Iss Obst als Snack

Hörst du nicht auch oft, dass jemand sagt: „Ich habe so Lust auf etwas Süßes“ oder „Ich kriege immer so einen Heißhunger auf Süßes“? Es ist wirklich wichtig, uns klarzumachen, dass das nichts Ungewöhnliches ist. Verlangen nach Süßem haben wir schon seit Beginn unserer Evolution. Zucker ist für unseren Körper eine fantastische Quelle für schnell verfügbare Energie. Schwierigkeiten macht das erst heute, weil wir Zugang zu vielen verarbeiteten zuckerhaltigen Lebensmitteln haben. Ursprünglich kamen Zucker und Süße dagegen aus Obst.

Der Einfluss von Obst auf dein Serotoninsystem ist phänomenal. Seine positiven Effekte für dein Serotonin gehören zu den am schnellsten wirksamen[44]. Obst versorgt unser Gehirn und unseren Körper mit unglaublich vielen lebenswichtigen Nährstoffen, was zu einer deutlichen Verbesserung von Energielevel und Stimmung führt[45]. Verschiedene Lebensmittel, darunter auch Obst, enthalten eine essenzielle Aminosäure namens Tryptophan[46], und die bildet einen wichtigen Baustein für die Produktion von Serotonin[47].

→ **CHALLENGE: Wenn du mit Heißhunger auf Süßes und Lust aufs Naschen zu kämpfen hast, ist Obst *die* Lösung für dich. Besorg dir beim nächsten Einkauf im Supermarkt bitte mal verschiedene Obstsorten – Bananen, Blaubeeren, Himbeeren, Mangos – einfach was dir schmeckt. Wenn du dann in dieser Woche mal wieder Lust auf ungesunde Sachen hast, iss zuerst Obst. Das stillt dein Verlangen nach Süßem, und sorgt dafür, dass es nachlässt. Dadurch reduzierst du nicht nur deinen Konsum von verarbeitetem Zucker aus Chips, Schokolade, Süßigkeiten oder Keksen, sondern du versorgst deinen Darm auch mit unglaublich wertvollen Nährstoffen, die deine Stimmung und dein Energielevel heben[48].**

***Tipp:** Ergänze dein Obst mit einer Fettquelle, zum Beispiel gutem Naturjoghurt und/oder ein paar Nüssen. Das Fett sorgt zusammen mit dem Zucker aus dem Obst für einen ausgeglichenen Blutzuckerspiegel, was dein Energielevel noch weiter optimiert[49].*

Schritt 3

Erhöhe deine Eiweißzufuhr

Protein, also Eiweiß, ist einer der wichtigsten Bestandteile deiner Ernährung. Das Wort „Protein“ kommt vom Griechischen *proteios* und bedeutet „vorrangig“ oder „grundlegend“[50]. Eiweiß war schon immer das Hauptnahrungsmittel, nach dem wir gesucht und das wir gejagt haben. Protein wird für Aufbau und Erhalt deiner Körpermuskulatur benötigt, und es beeinflusst dein Sättigungsgefühl, was dir beim ersten Schritt, nämlich dich zu 80 Prozent satt zu essen, enorm helfen wird.

Nimm dir jetzt mal kurz Zeit und stell dir zwei Situationen vor. In der einen reiche ich dir einen Teller mit Essen, das super viele Kohlenhydrate enthält, zum Beispiel weiße Nudeln, Weißbrot, Kartoffeln oder Pommes. Wenn ich dir sagen würde, du sollst so viel davon essen, wie du kannst, würdest du wahrscheinlich feststellen, dass du Unmengen verputzen kannst. Im anderen Fall reiche ich dir einen Teller mit sehr proteinreichen Lebensmitteln, zum Beispiel Hähnchenbrust, Lachs, Steak, Eier oder Tofu. Wenn ich dich in dieser Situation auffordere, so viel zu essen, wie du kannst, wirst du vermutlich feststellen, dass du viel schneller satt bist. Das liegt daran, dass Proteine und die in ihnen enthaltenen wichtigen Aminosäuren deinen Körper viel effizienter sättigen.

Falls du also Probleme mit der Kontrolle der Portionsgröße und mit Heißhunger hast, ist es eine super Lösung, die Eiweißmenge in deiner Ernährung deutlich zu erhöhen. Wenn du dich fragst, wie viel Protein gesund ist, kannst du als Faustregel davon ausgehen, dass du für jedes Kilo Körpergewicht ungefähr 1,5 bis 2 Gramm Eiweiß zu dir nehmen solltest[51]. Wenn du zum Beispiel 75 Kilo wiegst, solltest du versuchen, täglich bis zu 150 Gramm Eiweiß zu essen. Möglicherweise stellst du fest, dass du dafür deutlich mehr Protein zu dir nehmen musst als bisher.

Empfohlene Eiweißquellen sind unter anderem:

- Fleisch: Huhn, Weiderind, Pute
- Fisch: Lachs, Forelle, Kabeljau
- andere tierische Produkte: Eier, Joghurt
- pflanzliche Produkte: Tofu, Seitan, Hülsenfrüchte

➔ **CHALLENGE: Iss die ganze nächste Woche lang Mahlzeiten, die viel mehr Eiweiß enthalten. Versuche, Eiweiß anstelle von Kohlenhydraten wie etwa Nudeln zum Hauptbestandteil deiner Mahlzeiten zu machen. Schau dir dabei auch schon einmal den nächsten Schritt an und mache gleichzeitig Gemüse zu deiner Kohlenhydratquelle.**

Schritt 4

Mache Gemüse zu deiner wichtigsten Kohlenhydratquelle

Eine weitere Herausforderung unserer modernen Ernährung, die sowohl unser Gewicht als auch unser Energielevel beeinflusst, ist der oft massive Konsum von Kohlenhydraten. Ich möchte hier ganz klar sagen, dass ich Kohlenhydrate nicht verteufeln will. Ich glaube, dass eine ausgewogene Ernährung mit Proteinen, Kohlenhydraten und Fetten die gesündeste und nachhaltigste Essensweise ist. Es gibt jedoch verschiedene Kohlenhydrate, die zu hohen Blutzuckerspitzen mit anschließenden Abstürzen bei Energielevel und Stimmung führen.

Zu den Kohlenhydraten, die solche Spitzen und Abstürze auslösen, gehören Weißbrot, weiße Nudeln, Frühstücks-Cerealien, Chips und Pommes frites. Sie werden als „einfache Kohlenhydrate" bezeichnet und enthalten wenig Ballaststoffe. Es gibt also nichts, was ihre Aufnahme in den Körper verlangsamen könnte. Außerdem haben sie einen hohen Stärkegehalt, wodurch der Körper sie schnell in Zucker umwandelt. Wenn du zu viele dieser Kohlenhydrate isst, fällt es dir schwerer, ein gesundes Körpergewicht und ein konstant hohes Energielevel zu halten[52].

Kohlenhydrate sind eine wichtige Energiequelle für deinen Körper, deshalb solltest du sie in deiner Ernährung haben. Da du jetzt Obst als Snack isst und Joghurt und Nüsse hinzufügst, bekommst du schon eine gute Menge an Kohlenhydraten. Zusätzlich gibt es eine fantastische Methode, wie du dich nach dem Essen richtig satt fühlen kannst, nämlich indem du Gemüse als Hauptquelle für deine Kohlenhydrate wählst. Gemüse wie Zucchini, Auberginen, Karotten, Brokkoli und Paprika gelten als „komplexe Kohlenhydrate". Das heißt, sie enthalten viele Ballaststoffe, und die Nährstoffe werden vom Körper langsam aufgenommen, wodurch er gleichmäßiger mit Energie versorgt wird. Außerdem enthalten sie eine unglaubliche Vielfalt an Vitaminen und Mineralstoffen, die deinen Körper gut versorgen und deine Darmgesundheit optimieren.

Hülsenfrüchte (Linsen, Erbsen und Bohnen) sind ebenfalls eine super Alternative zu einfachen Kohlenhydraten. Auch diese Lebensmittel werden in den „Blue Zones" häufig gegessen (siehe Seite 192). Sie sind sehr ballaststoffreich und liefern dem Körper langsam und gleichmäßig Energie. Wenn du dich überwiegend pflanzlich ernährst, sind Hülsenfrüchte außerdem sehr wichtig, um über die tägliche Ernährung eine gesunde Menge an Proteinen aufzunehmen[53].

CHALLENGE: Probiere in der ganzen nächsten Woche mal aus, eine gute Proteinquelle auf deinen Teller zu packen, zusammen mit Gemüse als Hauptquelle für Kohlenhydrate. Deine Mahlzeiten werden dich besser sättigen und deinen Darm mit viel mehr Nährstoffen versorgen.

Schritt 5

Lass hochverarbeitete Lebensmittel weg

Hochverarbeitete Lebensmittel, sogenannte UPFs (nach dem englischen Begriff *ultra-processed foods*), werden industriell hergestellt und sind absichtlich so angelegt, dass sie stark süchtig machen[54]. Beispiele für UPFs sind Chips, Frühstücks-Cerealien, Fast Food, Schokolade, Süßigkeiten, Gebäck, Donuts und verarbeitetes Fleisch wie Schinken, Speck, Hot Dogs und Wurstwaren[55]. Unzählige Studien haben gezeigt, dass diese Lebensmittel einen sehr negativen Einfluss auf die Darmgesundheit (und damit auf die Serotoninproduktion) haben, mit erheblichen Folgen für deine mentale und körperliche Gesundheit[56].

Ob etwas ein UPF ist, kannst du ganz einfach herausfinden, indem du dir die Zutatenliste auf der Rückseite der Verpackung anschaust. Wenn es eine lange Liste von Zutaten gibt und sie zum großen Teil aus Wörtern besteht, von denen du noch nie gehört hast, solltest du lieber die Finger von dem Produkt lassen. Diese Zutaten wurden von Wissenschaftlerinnen und Wissenschaftlern sorgfältig so entwickelt, dass das Lebensmittel süchtig macht. Für einen gesunden Darm solltest du möglichst natürliche Lebensmittel essen. Im Idealfall kaufst du Produkte, die nur aus einer einzigen Zutat bestehen, nämlich dem Stück Obst, Gemüse, Ei oder Fischfilet. So hat die Natur unsere Ernährung vorgesehen. Diese Lebensmittel werden als „vollwertig" bezeichnet.

Natürlich verstehe ich, dass es Spaß macht, sich ab und zu etwas „Ungesundes" zu gönnen. Ich mache das auch gerne. Aber es ist wichtig, dabei taktisch klug und mit Überlegung vorzugehen. Nehmen wir zum Beispiel eine Tafel Schokolade. Eine klassische Milchschokolade enthält Zutaten, die sie ganz stark „nach mehr" schmecken lassen. Eine Tafel mit mehr als 70 Prozent Kakaogehalt enthält dagegen viel weniger Zutaten, ihr Zuckergehalt ist geringer, und sie hat weniger negative Auswirkungen auf deinen Darm und dein Gehirn. Das ist damit gemeint, klügere Entscheidungen zu treffen, wenn du dir etwas gönnen willst.

Eine einfache Ernährungsregel, an die du dich halten kannst, ist die 80:20-Regel. Das heißt, dass 80 Prozent von dem, was du deinem Körper zuführst, gesund, natürlich und nahrhaft sein sollten. Die restlichen 20 Prozent kannst du auf leckere Extras verteilen, zum Beispiel ab und zu ein bisschen Schokolade, Eis oder Chips. Klar wäre es super, wenn du dich immer zu 100 Prozent gesund ernähren könntest, und wenn du das schaffst, nur zu! Aber wenn du einen nachhaltigeren, gesünderen Lebensstil anstrebst oder gerade erst mit der Veränderung anfängst, dann probiere doch mal die 80:20-Regel aus.

➔ **CHALLENGE: Wenn du das nächste Mal im Supermarkt bist, teile deinen Einkaufswagen mit einer Tasche in zwei Bereiche auf. Füll die 80 Prozent des Einkaufswagens, die direkt vor dir liegen, mit nahrhaften Lebensmitteln. In den restlichen 20 Prozent gönn dir eine Handvoll leckere Extras. So kommst du mit viel mehr gesunden als ungesunden Lebensmitteln nach Hause und verbesserst letztendlich deine Ernährung. Wenn wir müde, traurig oder gelangweilt sind, lässt unsere Willenskraft oft nach und es fällt uns schwerer, UPFs zu vermeiden. Je weniger du in solchen Momenten davon im Haus hast, desto besser.**

Schritt 6

Experimentiere mit Intervallfasten

Intervallfasten ist ein Phänomen, das die Welt im Sturm erobert hat. Intervallfasten bedeutet, dass du das Zeitfenster, in dem du jeden Tag isst, verkürzt. Wenn du zum Beispiel normalerweise um acht Uhr morgens frühstückst und um acht Uhr abends zu Abend isst, hat dein Essensfenster zwölf Stunden. Wenn du deine erste Mahlzeit aber auf später verschiebst, zum Beispiel auf elf oder zwölf Uhr, verkürzt sich dein Essensfenster auf acht oder neun Stunden.

Hinweis: *Während der gesamten Fastenphase solltest du unbedingt genug Wasser trinken, um hydriert zu bleiben.*

Menschen, die so essen, beobachten bei sich oft spürbare Vorteile. Dazu gehören gesteigerte Motivation und Konzentrationsfähigkeit bei der Arbeit, ein ausgeglicheneres Energielevel, und es fällt ihnen leichter, ihr Gewicht zu halten-[57]. Mehrere Forschungsstudien haben sogar erste Hinweise darauf ergeben, dass es erheblichen Einfluss auf die Verlangsamung des Alterungsprozesses unseres Körpers haben kann[58].

Wichtiger Hinweis: *Für deine Gesundheit ist Intervallfasten kein Muss. Wenn dich die Vorstellung nicht anspricht oder wenn du es ausprobierst und es dir nicht guttut, dann bleib einfach bei deinen aktuellen Essenszeiten. Das Wichtigste bei deiner Ernährung ist, was du isst, nicht wann du isst.*

Früher habe ich zu denen gehört, die morgens immer sehr bald nach dem Aufwachen frühstücken. Als ich anfing, mich mit Intervallfasten zu beschäftigen, dachte ich: „Kommt gar nicht in Frage, dann bin ich bestimmt so müde, dass ich nicht arbeiten kann." Aber ich habe es trotzdem ausprobiert und war total überrascht, wie schnell sich mein Körper daran gewöhnt hat und wie gut es mir ging, nur weil ich meine erste Mahlzeit ein wenig nach hinten verschoben habe.

Ich weiß, du hast vielleicht den viel zitierten Satz im Ohr: „Das Frühstück ist die wichtigste Mahlzeit des Tages." Interessant zu wissen ist aber, dass dieser Spruch eigentlich eine clevere Marketingkampagne von Kellogg's aus den Anfangsjahren des 20. Jahrhunderts war, um den Verkauf ihrer Cornflakes anzukurbeln[59]. Durch unser Wissen über hochverarbeitete Lebensmittel ist uns allerdings auch klar, dass wir Cornflakes nicht jeden Tag essen sollten. Sich auf diese weit verbreitete Vorstellung zu verlassen, ist deshalb vielleicht eben keine so gute Idee.

➔ **CHALLENGE: Wenn du einmal mit Intervallfasten experimentieren willst, fang einfach damit an, deine erste Mahlzeit um ein paar Stunden nach hinten zu verschieben (es müssen mindestens zwei Stunden sein, damit du Veränderungen spürst) und beobachte, wie es dir geht.**

Egal wann du frühstückst, du solltest dich für ein nahrhaftes Frühstück entscheiden, das eine gute Proteinquelle, gute Fette und komplexe Kohlenhydrate enthält. Im nächsten Abschnitt erkläre ich dir dann, welche Getränke du morgens vor dem Essen trinken solltest.

Wichtige Hinweise: *Intervallfasten kann den weiblichen Hormonzyklus beeinflussen. In ihrem bekannten Buch „Fast Like a Girl" (deutsch: Gesund, schlank & fit mit der Zyklusernährung, Südwest 2024, Anm. d. Ü.) empfiehlt Dr. Mindy Pelz, dass Frauen vom 20. Tag ihres Zyklus bis zum Beginn der Menstruation Fasten in jeglicher Form vermeiden sollten[60]. Wenn du negative Auswirkungen auf deinen Zyklus bemerkst, solltest du ganz auf das Fasten verzichten.*

Wenn es in deiner Vergangenheit Essstörungen gegeben hat, solltest du Intervallfasten vermeiden.

Bei grundlegenden gesundheitlichen Problemen solltest du wichtige Änderungen deines Lebensstils immer zuerst mit deinem Arzt oder deiner Ärztin besprechen, bevor du sie umsetzt.

Die besten Getränke

Wir wissen jetzt, wie wichtig es ist, natürliche, nährstoffreiche Lebensmittel zu essen, um die Gesundheit von Darm und Gehirn zu optimieren. Schauen wir uns als Nächstes an, was du so an Getränken in deinen Körper hineinschüttest. Ich habe das in vier Hauptkategorien eingeteilt, mit denen du experimentieren kannst.

1. Wasser

Wie gut dein Körper hydriert ist, ist entscheidend für deinen Serotoninspiegel und damit für deine Stimmung und deine Energie[61], für deine Aufmerksamkeitsspanne, deine körperliche Leistungsfähigkeit oder auch deinen Stoffwechsel[62]. Es ist unglaublich wichtig, dass du zuverlässig alle 30 Minuten ein kleines Glas Wasser trinkst, also zum Beispiel 200 ml[63].

Darüber hinaus, und darauf legen auch die Leute in den „Blue Zones" großen Wert, kannst du Kräutertee trinken. Kräutertee hat viele Vorteile, wie etwa die Entgiftung (Reinigung) des Blutes und die Erhöhung des Serotoninspiegels[64]. Eine Tasse Kräutertee, zum Beispiel Minze, Jasmin, Zitrone und Ingwer oder Kamille, morgens auf nüchternen Magen, ist eine richtig gesunde Art, in den Tag zu starten.

2. Kaffee

Koffein ist eine hochwirksame Substanz, die positive Effekte auf das Gehirn haben, aber auch eine Reihe negativer Herausforderungen mit sich bringen kann. Wenn du derzeit kein Koffein trinkst und dein Energielevel gut ist, solltest du erst gar nicht damit anfangen. Wenn du mit Angstzuständen oder Stress zu kämpfen hast, ist es am besten, ganz auf Koffein zu verzichten. Für alle, die wie ich Koffein konsumieren, gibt es einige Regeln zu beachten.

Hier werden wir uns speziell mit Kaffee beschäftigen. Ich empfehle, Energydrinks zu meiden, da sie neben Koffein auch jede Menge unnatürliche, verarbeitete Stoffe enthalten. Tee enthält zwar auch Koffein, aber in geringerer Konzentration, deshalb wollen wir tatsächlich nur unseren Kaffeekonsum optimieren. Überleg dir, wann du deine erste Tasse Kaffee trinkst. Unser Ziel ist es, diese erste Tasse Kaffee hinauszuzögern. Viele Leute sagen, dies sei eine der DOSE-Strategien, die bei ihnen die deutlichsten Auswirkungen hatte. Oft trinken wir innerhalb der ersten 30 Minuten nach dem Aufstehen Kaffee. Für dein Gehirn und für den Energiehaushalt deines Körpers bringt das einige Herausforderungen mit sich. Wenn du morgens aufwachst (und vor allem, wenn du rausgehst und natürliches Licht abbekommst), steigt der Cortisolspiegel in deinem Körper ganz natürlich an. Das bringt dein Energiesystem für den Tag in Schwung. Wenn wir in dieser Zeit Koffein zu uns nehmen, wird dieser natürliche Cortisolanstieg unterbrochen, und der Körper nutzt stattdessen das Koffein als Energiequelle. Das ist eine der Hauptursachen für den Energieabfall am Nachmittag[65].

Stattdessen solltest du versuchen, deinen Kaffee mindestens 90 Minuten nach dem Aufstehen zu trinken, besser noch zwei Stunden danach. So bekommst du eine viel natürlichere Energiekurve. Ich trinke meinen Kaffee um 10 Uhr und mache direkt danach immer etwas Anspruchsvolles, das mich in den Flow-Zustand bringt (siehe Seite 47), weil das Koffein auch den Dopaminspiegel erhöht, wodurch sich wiederum Konzentration und Produktivität verbessern[66].

3. Probiotika

Eine weitere tolle Möglichkeit, deine Darmgesundheit und deine tägliche Serotoninproduktion zu verbessern, sind Probiotika[67]. Dein Darm ist voller Bakterien, die mit den verschiedenen Lebensmitteln und Getränken, die du zu dir nimmst, in deinen Körper gelangen. In den letzten Jahren haben wir eine Reihe von Bakterien entdeckt, die besonders gut für die Darmgesundheit sind, darunter auch der sogenannte Lactobacillus. Eine Studie hat gezeigt, dass probiotische Produkte signifikant positiven Einfluss auf die Gesundheit von Darm und Gehirn haben können[68].

Ein gesunder Darm unterstützt die Produktion von mehr natürlichem Serotonin und sorgt so für ein glücklicheres Gehirn. Probiotika haben spürbare Vorteile für deine Stimmung, deine Energie und dein Immunsystem[69].

Probiotika sind kein Ersatz für Medikamente. Wenn du Medikamente nimmst, um deine mentale Gesundheit zu verbessern, und sie dir helfen, ist das super. Es ist wichtig, dass du dich an die Anweisungen deines Psychiaters oder deiner Hausärztin hältst. Dann können Probiotika eine zusätzliche Unterstützung für deine Psyche und deinen Körper sein.

Es gibt viele verschiedene probiotische Getränke. Sehr beliebt ist Kombucha, ein Getränk aus fermentiertem grünem Tee, das super schmeckt und unglaubliche Vorteile für die Darmgesundheit bietet. Achte aber darauf, dass du keinen Kombucha mit hohem Zuckergehalt nimmst. Eine weitere Option ist Kefir, ein fermentierter Trinkjoghurt. Neben den Getränken kannst du auch fermentiertes Gemüse wie Sauerkraut oder Kimchi in deine Ernährung einbauen, um täglich Probiotika zu dir zu nehmen.

4. Alkoholfrei

Alkohol ist bei uns mittlerweile ganz eng mit vielen täglichen Aktivitäten und gemeinsamen Erlebnissen verbunden. Zugleich bringt er für Gehirn und Körper sehr viele Herausforderungen mit sich. Er sorgt nicht nur für einen starken Anstieg und anschließenden Absturz unseres Dopaminspiegels, was zu Motivationsschwund und depressiven Symptomen führen kann[70], sondern er führt auch zu einem signifikanten Rückgang des Serotoninspiegels, weil er unglaublich schädlich für den Darm ist[71]. Die Folge sind Niedergeschlagenheit, Ängste und Erschöpfung[72]. Ich bin überzeugt, unsere Gesellschaft wäre besser dran, wenn es überhaupt keinen Alkohol gäbe. Aber da es ihn nun einmal gibt, ist es wichtig, dass du ein Verhältnis dazu entwickelst, das für dich funktioniert.

Manche Leute mögen Alkohol schon fast zu gern, und aus einem Glas werden schnell vier oder fünf – und dann gibt's Probleme mit der mentalen und körperlichen Gesundheit. Andere kommen vielleicht mit nur einem Glas Wein oder einem Bier viel besser zurecht. Der Knackpunkt ist, dass dein Gehirn und dein Körper sehr zu kämpfen haben, wenn du abends mehr als ein oder zwei Drinks zu dir nimmst.

→ **CHALLENGE: Probier mal ein paar alkoholfreie Wochen aus, damit du sehen kannst, wie sehr Alkohol deine mentale Gesundheit beeinflusst. Setz dir 14 Tage zum Ziel, besorg dir ein paar alkoholfreie Alternativen sowie Kombucha und schau einfach, wie es dir geht. Ich konnte kaum glauben, wie anders es mir mental und körperlich ging, als ich keinen Alkohol getrunken habe. Nach dieser gewaltigen Selbsterkenntnis gönne ich mir heute nicht mehr mehrere Drinks hintereinander, sondern kann es genießen, wenn ich ab und zu etwas trinke. Es lohnt sich, ein gesundes Verhältnis zum Alkohol zu entwickeln, weil das signifikante Auswirkungen auf dein Leben haben kann.**

Strategie

In diesem Kapitel hast du eine ganze Reihe von Strategien kennengelernt, die dir zu einem gesünderen Darm verhelfen, der mehr Serotonin produziert und dir den ganzen Tag über ein ausgewogenes Maß an Energie und Positivität schenkt.

Nimm dir jetzt bitte einen Moment Zeit und überlege dir, welche Strategien in Bezug auf Essen und Trinken du in der kommenden Woche umsetzen kannst.

Suche dir eine Essensstrategie aus und setze sie um:

1. Iss, bis du zu 80 Prozent satt bist
2. Iss Obst als Snack
3. Erhöhe deine Eiweißzufuhr
4. Mache Gemüse zu deiner wichtigsten Kohlenhydratquelle
5. Lass hochverarbeitete Nahrungsmittel weg
6. Experimentiere mit Intervallfasten

Suche dir eine Trinkstrategie aus und setze sie um:

1. Trinke alle 30 Minuten Wasser oder Kräutertee
2. Plane deinen Kaffeekonsum mit Überlegung
3. Probiere Probiotika aus
4. Lebe alkoholfrei

Challenge

Nun möchte ich dich bitten, die „Darmgesundheits-Challenge“ zu machen. Um sie zu schaffen, lege ich dir dringend ans Herz, mehr Eiweiß zu essen und als Snack zu Obst zu greifen. Natürlich findest du oben noch weitere Strategien, also such dir einfach die Challenge aus, die dir am wertvollsten erscheint.

14

Lass es langsamer angehen – in Kopf und Körper

SEROTONIN
RUNTERKOMMEN
SEROTONIN
RUNTERKOMMEN
SEROTONIN
RUNTERKOMMEN
SEROTONIN
RUNTERKOMMEN
SEROTONIN
RUNTERKOMMEN
SEROTONIN

Lass uns erst mal einschätzen, wie oft du mit Grübeleien zu kämpfen hast.

Schätze auf einer Skala von 1 bis 10 ein, wie regelmäßig du dir „einen Kopf machst".

1 → 10

1 = nie
10 = ständig

Runterkommen verstehen

Auf dieses Kapitel habe ich mich unglaublich gefreut. Es geht um ein Thema, das meiner Meinung nach Aufmerksamkeit und Verständnis verdient. Wir werden uns mit deinem Denken beschäftigen, insbesondere mit der ziemlich herausfordernden Erfahrung des Gedankenkarussells.

Das Gedankenkarussell lässt sich als wiederholtes, beunruhigendes Nachdenken über wichtige Herausforderungen oder Ängste in deinem Leben definieren. In meiner gesamten psychologischen Tätigkeit taucht dieses Problem immer wieder auf – egal, ob in meinen Workshops oder in den sozialen Medien. Sehr viele von uns hängen in ihren Gedanken fest, machen sich regelmäßig Sorgen und geraten manchmal sogar in eine negative Gedankenspirale und in Panik. Eine negative Gedankenspirale bezeichnet die Erfahrung, wenn du sofort das „Worst-Case-Szenario" vor Augen hast, wenn du also sofort an das Schlimmstmögliche denkst, was passieren kann. Daraus können auch Panik oder Panikattacken entstehen.

Unser Auftrag in diesem Kapitel ist klar: Wir wollen herausfinden, warum unser Gehirn und unser Körper so reagieren, und vor allem wollen wir lernen, wie wir beide beruhigen können, indem wir richtig **runterkommen**. Wenn wir nun in die Frage eintauchen, wie wir das schaffen können, müssen wir uns nochmal mit dem Vagusnerv beschäftigen (siehe Seite 176). Der Vagusnerv ist ein hochkomplexer Mechanismus, der Gehirn und Körper miteinander verbindet und eine zentrale Rolle für die Funktion des Nervensystems spielt. Dein Nervensystem kann dich sowohl schnell mit Energie aufladen und hellwach machen als auch deinen Geist und Körper beruhigen und bremsen.

Der Teil, der deine Aufmerksamkeit erhöht, heißt sympathisches Nervensystem. Der Teil, der dich beruhigt, heißt parasympathisches Nervensystem[73]. Der Vagusnerv spielt eine zentrale Rolle für die Funktionsweise dieses Systems, und zwar über eine Vielzahl elektronischer Nerven in wichtigen Bereichen deines Körpers wie Hals, Lunge, Magen und Darm[74]. Er misst und bewertet ständig, wie ruhig oder aufmerksam dein Körper ist, und leitet diese Informationen an dein Gehirn weiter. Außerdem kann er deine Herzfrequenz verlangsamen, vor allem durch die Art, wie du atmest[75].

An dieser Stelle muss ich erklären, warum es so wichtig ist, die Herzfrequenz zu verlangsamen, um den Geist und insbesondere die Gedanken zu beruhigen. Gehen wir gedanklich noch einmal zu unseren Vorfahren zurück: In Momenten körperlicher Gefahr war es lebenswichtig, einen Mechanismus zu entwickeln, der unsere Überlebenschancen erhöhen konnte. Wir mussten sehr schnell viel Blut durch unseren Körper pumpen, um unsere Muskeln zu aktivieren, damit wir fliehen oder kämpfen konnten, um zu überleben. Der schnellste Weg, die Menge an verfügbarem Blut in den Muskeln zu erhöhen, ist die Steigerung der Herzfrequenz. Ein Herz, das schneller schlägt, pumpt einfach mehr Blut durch den Körper. Um die Herzfrequenz zu erhöhen, beschleunigt der Körper auch die Atmung, damit mehr Sauerstoff in den Körper gelangt und die Muskeln zur Vorbereitung auf die Gefahr damit versorgt werden können. Zusätzlich zur Beschleunigung von Herzfrequenz und Atmung arbeiten auch deine Gedanken schneller um herauszufinden, auf welche Arten und Weisen du in der gegebenen Situation ums Leben kommen könntest, und so eine Lösung zu erarbeiten, die dein Überleben sichert. Jetzt läuft dein sympathisches Nervensystem zu Hochform auf[76].

Sobald die Gefahr vorüber ist, muss der Körper den umgekehrten Prozess durchlaufen und alles wieder verlangsamen, indem er das parasympathische Nervensystem aktiviert[77]. Am schnellsten erreicht er das durch eine Veränderung der Atmung. Anstatt schnell und stoßweise einzuatmen, beginnt der Körper, langsam und tief auszuatmen. Dadurch werden wichtige Signale an den Vagusnerv gesendet, dass keine Gefahr mehr besteht und der Körper wieder unbesorgt zur Ruhe kommen kann.

Schauen wir uns jetzt den Zusammenhang zwischen endlos kreisenden Gedanken, Angst und deiner Atmung an. In der heutigen Welt wirst du zwar wahrscheinlich nicht mehr von einem Bären durch den Wald gejagt, aber in Momenten, in denen du große Ängste und Sorgen hast, ist das deinem Gehirn und deinem Körper nicht klar. Dann kommt es zu einer ähnlichen Aktivierung deines sympathischen Nervensystems, wodurch sich alles beschleunigt. Unsere Aufgabe ist es dann, so effizient wie möglich das parasympathische Nervensystem zu aktivieren. Es gibt einen spannenden Forschungsbereich, der diesen sogenannten „Vagotonus“ untermauert. Damit ist die Fähigkeit gemeint, den Grad von Wachsamkeit und Angst oder von Erholung und Ruhe in deinem Körper und in deinem Gehirn zu regulieren[78]. Der Vagotonus kann mit der Zeit trainiert und verbessert werden, indem du gezielt lernst, deine Herzfrequenz mithilfe deiner Atmung zu steuern[79]. Menschen, die aufgrund eines solchen Trainings einen höheren Vagotonus zeigen, haben einen höheren Serotoninspiegel – und genau darum geht es uns ja hier in Teil 3[80]!

Atemstrategien

Es ist wichtig, dass du lernst, dich mit deinem Körper zu verbinden und ihn durch Atmen zu beruhigen. Zwei zentrale Atemstrategien können dir dabei helfen. Du kannst sie entweder in Momenten anwenden, in denen du akut Angst hast oder dir Sorgen machst, oder als tägliche Übung, mit der du jeden Morgen trainieren kannst. So wirst du jeden Tag ein bisschen ruhiger.

1. Resonanzatmung

Hier geht es darum, unsere Atmung auf nur sechs vollständige Atemzüge pro Minute zu verlangsamen. Diese Art zu atmen hat nachweislich unglaublich positive Effekte auf die Beruhigung des Nervensystems, auf die Erhöhung des Vagotonus und auf die Stimmungsaufhellung[81].

Um deine Atemfrequenz auf nur sechs Atemzüge pro Minute zu senken, musst du deine Atmung in Zehn-Sekunden-Abschnitte einteilen. Atme dazu vier Sekunden lang durch die Nase ein und sechs Sekunden lang durch den Mund aus. Wiederhole das Ganze ein paar Minuten lang. Denk dran: Um Gehirn und Körper zu beruhigen, müssen wir die Ausatmung verlängern. Wir müssen also darauf achten, dass wir länger „die Luft rauslassen".

→ **CHALLENGE: Übe diese Technik jeden Morgen ein paar Minuten lang. Such dir einen ruhigen Ort zu Hause oder eine hübsche Bank in der Natur, setz dich hin und fang mit deinem Resonanzatmungstraining an. Damit ist es wie beim Muskeltraining im Fitnessstudio: Je öfter du es machst, desto besser wirst du darin und desto effizienter kannst du dich in Momenten, in denen du dir zu viele Gedanken oder Sorgen machst, beruhigen.**

→ **CHALLENGE: Probier das gleich mal kurz aus. Leg dein Buch weg. Setz dich bequem aufrecht aufs Sofa oder einen Stuhl. Schließ die Augen. Atme durch die Nase ein und durch den Mund aus. Sobald du in dieser Atmung angekommen bist, fang an zu zählen. Vier Sekunden einatmen, sechs Sekunden ausatmen.**

2. Seufzeratmung

Eine weitere spannende Atemtechnik, die nachweislich genau die beruhigende Wirkung hat, die wir hier suchen, ist die Physiologische Seufzeratmung[82]. Das ist ein natürlicher Vorgang, den dein Körper durchläuft, wenn er dich in den Schlafzustand versetzt. Atme tief durch die Nase ein, und wenn du das Gefühl hast, dass deine Lunge voll ist, hol noch einmal kurz und kräftig Luft, wieder durch die Nase. Darauf folgt dann ein langer „Seufzer“ beim Ausatmen durch den Mund. Also: zweimal einatmen, dann einmal lang ausatmen.

Das Einatmen, auf das ein kurzes zweites Einatmen folgt, sorgt für eine stärkere Ausdehnung deiner Lunge, wodurch dein Körper beim Ausatmen mehr Kohlendioxid abgibt. Dadurch wird die gewünschte beruhigende Wirkung erzielt.

→ **CHALLENGE: Probier's gleich mal aus. Setz dich bequem auf dein Sofa, schließ die Augen und atme ein paar Mal tief ein und aus. Wenn du so weit bist, mach zehn „Seufzeratmungen". Eine Seufzeratmung ist ein doppeltes Einatmen, auf das ein einfaches Ausatmen folgt. Je länger und lauter du ausatmest, desto besser.**

Deine tägliche „Nur-die Ruhe“-Übung

Um diese Strategien in mein Leben zu integrieren und mich innerlich wirklich zur Ruhe zu bringen, habe ich eine kurze, machbare Morgenübung entwickelt, mit der ich diese Fähigkeiten trainieren kann. Ich empfehle dir sehr, das auch zu versuchen. Denk dran, dein Ziel ist, mit deinem Körper und deinem Herzen in Einklang zu kommen. Zu lernen, deinen Körper zu spüren, auf ihn zu hören und ihn schließlich zu beruhigen. In diesem Sinne werde ich dein morgendliches Atemtraining um eine weitere Komponente ergänzen.

Wenn du dich hinsetzt, gehe folgendermaßen vor:

1. **Atme dreimal tief ein und aus.**
2. **Schließ beim dritten Ausatmen die Augen.**
3. **Atme noch dreimal tief ein und aus.**
4. **Beginne mit der Atemübung deiner Wahl (nimm die, die dich am stärksten beruhigt, egal ob Resonanzatmung oder Seufzeratmung).**
5. **Atme zwei bis drei Minuten lang so.**
6. **Jetzt verbinde dich mit deinem Körper. Scanne deinen Körper von Kopf bis Fuß und achte darauf, ob du irgendwelche Empfindungen wahrnimmst.**
7. **Beginne mit dem Kopf: Spürst du irgendwelche Empfindungen in Augen, Nase oder Mund?**
8. **Dann die obere Körperhälfte: Spürst du irgendwelche Empfindungen in Hals, Schultern, Brust oder Bauch? Die untere Körperhälfte: Spürst du irgendwelche Empfindungen in Oberschenkeln, Po oder Füßen?**
9. **Wenn du deine Atemübung beendet und deinen Körper gescannt hast, öffne die Augen.**

Für diese Übung brauchst du jeden Morgen nicht einmal fünf Minuten, und sie wird dein Leben verändern. Dein Kopf wird ruhiger, klarer und fokussierter.

Was tun, wenn die Gedanken kreisen?

Jetzt, wo du weißt, wie wichtig es ist, deine Atmung zu trainieren und zu nutzen, möchte ich dir zwei weitere Schritte zeigen, die du anwenden kannst, wenn du dir zu viele Gedanken machst.

1. Sprich deine Gedanken aus

Bring als Erstes Kopf und Körper mithilfe deiner Atmung zur Ruhe. Wenn du immer noch das Gefühl hast, dass das Gedankenkarussell weiterläuft, ruf jemanden an, schick eine Sprachnachricht oder triff dich mit einer Person, der du vertraust und mit der du dich verbunden fühlst. Sag ihm oder ihr, dass du dir gerade viele Gedanken machst und beschreib die Situation. Das Erklären hilft dir, die Situation zu verarbeiten, sie mit dem Verstand zu durchdenken und dich für Tipps zu öffnen. Auf andere Art kannst du das auch mit Journaling erreichen. Das ist ein wunderbarer Prozess, der sogar eine breite wissenschaftliche Basis hat[83]. Einfach ein Blatt Papier zur Hand nehmen und deine Gedanken und Gefühle aufschreiben – das hilft dir, die beunruhigenden Gedanken im Kopf zu verarbeiten und zu akzeptieren.

2. Sei dankbar

In Kapitel 9 haben wir viel über Dankbarkeit gelernt, und in Zeiten großer Sorgen ist sie ein fantastisches Tool. In diesen schwierigen Momenten neigt dein Gehirn wahrscheinlich dazu, sich in Ängste zu flüchten – Ängste um deinen Job, deine Gesundheit, dein Zuhause, deine Freunde, deine Familie, die Meinung anderer, was auch immer. Ganz ähnlich wie langsames Ausatmen kann auch Dankbarkeit deine Angstreaktion beruhigen. Dankbarkeit ruft deinem Gehirn all das ins Gedächtnis, was in deinem Leben gut läuft und dir Stabilität und Glück gibt. In Momenten, in denen du dir zu viele Gedanken machst, gibt dir das innerlich die Sicherheit, die du brauchst, um wieder ruhiger zu werden.

Runterkommen ist machbar.
Ab heute geht es los.

Strategie

In diesem Kapitel hast du drei wichtige Strategien kennengelernt, mit denen du das Gedankenkarussell zur Ruhe bringen kannst. Wir wollen uns wieder freuen können, aber ohne die üblichen schnellen Dopaminkicks, und stattdessen natürlichere Formen des Glücks entdecken. Beispiele dafür, wie das geht, sind:

1. **langsames Atmen**
2. **deine Gedanken aussprechen**
3. **dankbar sein**

Um diese Strategien in dein Leben zu integrieren, solltest du sie zu einer täglichen Übung machen. Das Wichtigste ist, die Atemübungen in deine Morgenroutine einzubauen. Finde einen Moment, an dem dir das täglich möglich ist. Ich habe zum Beispiel eine bestimmte Bank, auf der ich während meines morgendlichen Spaziergangs meine Atemübungen mache. Wenn du sie lieber ganz in Ruhe zu Hause machen möchtest, such dir einen ruhigen Ort dafür. Achte darauf, dass du sie immer zur gleichen Zeit machst, damit sich ganz leicht eine Gewohnheit bildet, zum Beispiel nach dem Duschen, nach dem Anziehen oder nach dem Zähneputzen.

Experimentiere mal damit, deine Gedanken gegenüber Menschen auszusprechen, denen du vertraust, und denke in Momenten, in denen du ins Grübeln kommst, bewusst an Dankbarkeit. Denk dran, dass diese Fähigkeiten Übung brauchen und dass du innerlich umso ruhiger wirst, je öfter du sie anwendest.

Challenge

Nun möchte ich dich bitten, die „Runterkomm-Challenge“ zu machen. Um diese Challenge zu schaffen, musst du die nächste Woche jeden Morgen eine kurze, zwei- bis fünfminütige Atemübung machen. Achte genau darauf, wie sich das auf deine innere Ruhe auswirkt. Denk dran, dass Atmen eine Fähigkeit ist, die geübt werden muss. Je langsamer du ausatmest, desto ruhiger werden deine Gedanken.

15

Nachts aufladen, damit du dich am Tag entfalten kannst

SEROTONIN
TIEFSCHLAF
SEROTONIN
TIEFSCHLAF
SEROTONIN
TIEFSCHLAF
SEROTONIN
TIEFSCHLAF
SEROTONIN
TIEFSCHLAF

Lass uns erst mal einschätzen, wie gut du schläfst.

Schätze auf einer Skala von 1 bis 10 ein, wie gut dein Nachtschlaf ist.

1 → 10

1 = unterirdisch
10 = wunderbar

Tiefschlaf verstehen

In Teil 3 haben wir die wichtigsten Verhaltensweisen kennengelernt, die deine körperliche Gesundheit und damit auch die Gesundheit deines Gehirns optimieren. Du solltest jetzt eine klare Vorstellung davon haben, was du im Laufe des Tages tun kannst, um deinen Serotoninspiegel zu erhöhen. Dazu gehört, früh morgens Sonnenlicht zu tanken, Zeit in der Natur zu verbringen, nahrhafte Lebensmittel zu essen und ruhige Atemmuster einzusetzen. Die letzte Komponente für Serotonin kommt am Ende des Tages: dein Schlaf.

In diesem Kapitel erfahren wir, warum Qualität und Quantität deines Schlafs absolut grundlegend dafür sind, dass es dir mental besser geht, und vor allem, wie du deinen Schlaf Nacht für Nacht verbessern kannst.

Tiefschlaf sorgt für einen enormen Anstieg deines Serotoninspiegels[84]. Da wir wissen, dass die Funktion von Serotonin darin besteht, deine Stimmung und dein Energielevel zu heben, kannst du erkennen, wir eng dein Schlaf damit zusammenhängt. Bestimmt hat es schon viele Tage gegeben, an denen du zu wenig geschlafen hattest und dann am nächsten Tag gespürt hast, dass deine Energie und deine Stimmung im Keller waren. Erhöhte Reizbarkeit ist häufig ein deutliches Anzeichen dafür, dass du zu wenig geschlafen hast.

Guter Schlaf kurbelt nicht nur die Serotoninproduktion an, sondern beeinflusst auch eine Reihe weiterer zentraler Faktoren wie dein Gedächtnis, deine Aufmerksamkeitsspanne, deine Lernleistung, deine emotionale Verarbeitungsfähigkeit und sogar deinen Stoffwechsel und die Fähigkeit, ein gesundes Körpergewicht zu halten[85]. Es ist wichtig sich klarzumachen, dass Schlaf ein großes Thema ist und von einer erheblichen Anzahl von Faktoren beeinflusst wird.

Hinweis: *Die Qualität deines Schlafs ist wichtiger als die Quantität. Als grobe Richtlinie solltest du versuchen, zwischen sieben und neun Stunden pro Nacht zu schlafen. Am besten kannst du deinen Schlaf beurteilen, indem du einfach beobachtest, wie fit und munter du dich nach dem Aufwachen fühlst.*

Deinen Schlaf optimieren

Hier sind ein paar Tipps, was du tun kannst, um deinen Schlaf zu optimieren – vom schnellen Einschlafen bis hin zu den Tiefschlafphasen, die du brauchst, um dein Gehirn und deinen Körper wieder aufzuladen. Du musst nicht alles machen, was ich dir hier zeige. Alles ist wichtig, aber such dir einfach ein paar Dinge aus, die du gut umsetzen kannst und die für dich in deinem Leben im Moment hilfreich sind.

1. Sonne am Morgen

Wie wir in Kapitel 12, „Sonnenlicht", gesehen haben, ist der Zeitpunkt, zu dem du Licht siehst, von entscheidender Wichtigkeit für die Optimierung deines zirkadianen Rhythmus. Zur Erinnerung: Das ist deine innere Uhr, die dafür sorgt, dass du aufwachst und einschläfst. Einer der wichtigsten Faktoren für besseren Schlaf besteht in einer Verkürzung der Zeit zwischen dem Aufwachen und dem Moment, in dem wir zum ersten Mal Tageslicht abbekommen. Sobald deine Augen Tageslicht sehen, startet die Wachphase deiner inneren Uhr. Je schneller dein Energiesystem morgens durch Sonnenlicht in Gang kommt, desto schneller kommt es abends zur Ruhe und desto besser schläfst du ein. Versuche, innerhalb von maximal 30 Minuten nach dem Aufwachen Sonnenlicht abzubekommen – und zwar mindestens 10 Minuten lang.

Um in den dunklen Wintermonaten leichter aufzuwachen, empfehle ich dir einen „Sonnenaufgangswecker". Der weckt dich über einen Zeitraum von 30 Minuten mit Licht und sorgt so für einen viel natürlicheren Wachzyklus für dein Gehirn und deinen Körper. Seit ich einen habe, hat sich mein Leben echt verändert.

2. Tägliche Bewegung

Jetzt, wo du wach und in Bewegung bist, solltest du dir überlegen, wie viel Bewegung du jeden Tag tatsächlich hast. Wenn du zu den Leuten gehörst, die abends im Bett liegen und nicht einschlafen können oder nachts aufwachen, ist Bewegung ein entscheidender Aspekt deines Lebens, über den du nachdenken solltest. Ganz einfach: Dein Körper muss physisch Schlaf brauchen, um ihn zu wollen. Wenn du, wie es in unserer modernen Welt leicht passieren kann, einen überwiegend sitzenden Lebensstil hast, zwischen Bett, Auto, Schreibtisch und Sofa pendelst und deinen Körper nicht physisch beanspruchst, dann braucht dein Körper den Schlaf nicht[86]. Du musst dich jeden Tag bewegen, daran führt kein Weg vorbei. Im ersten Kapitel von Teil 4, „Endorphine“, werden wir uns damit beschäftigen, wie du mehr Bewegung in deinen Alltag bringen kannst.

Wenn du gerade verletzt bist oder eine Behinderung hast, die dich in deiner Bewegung einschränkt, probier eine der Methoden auf Seite 234 aus, um zu innerer Ruhe zu finden.

3. Deine Umgebung

Es gibt ein paar wichtige Faktoren in deiner Umgebung, die dir helfen, optimal zu schlafen.

- **Temperatur:** Beim Einschlafen sinkt deine Körpertemperatur um ein Grad Celsius[87]. Deshalb ist es wichtig, dass dein Schlafzimmer kühl ist. Im Sommer lasse ich mein Schlafzimmerfenster die ganze Nacht offen, und im Winter mache ich es kurz vor dem Schlafengehen für zwanzig Minuten auf.

- **Beleuchtung:** So wie wir morgens helles Licht brauchen, um wach zu werden, brauchen wir abends gedämpftes Licht, um zur Ruhe zu kommen. Es ist wirklich wichtig, dass du nach 19 Uhr zu Hause keine Deckenbeleuchtung mehr einschaltest, sondern stattdessen Lampen verwendest. Das Ziel ist, jegliches Licht von oben zu vermeiden (das Gehirn nimmt dies als Sonnenlicht wahr). Achte darauf, dass alles Licht von unterhalb deiner Augenhöhe kommt.

- **Komfort:** Es ist wichtig, dass du dich nachts wohlfühlst. Egal, ob du dir dafür ein neues Kissen, eine neue Bettdecke oder sogar eine neue Matratze zulegst, guter Schlafkomfort ist entscheidend. Regelmäßiges Reinigen deines Bettzeugs und ein sorgsamer Umgang mit deinem Schlafzimmer sind ebenfalls zentral. Schaffe dir einen ruhigen Rückzugsort für deinen Schlaf. Putzen und Aufräumen helfen dir außerdem dabei, deinen Dopaminspiegel zu optimieren.

4. Technik in der Nacht

Richtig wichtig ist, wie du abends und vor dem Einschlafen mit deinen technischen Geräten umgehst.

- **Der Content**: In den letzten 30 Minuten vor dem Schlafengehen solltest du auf keinen Fall durch soziale Medien oder Nachrichtenplattformen scrollen. Das ist viel zu stimulierend für dein Gehirn und führt dazu, dass du entweder nicht einschlafen kannst oder nachts öfter aufwachst[88]. Lesen ist ideal, da es unfassbar beruhigend ist. Du könntest zum Beispiel vor dem Einschlafen ein paar Seiten in diesem Buch lesen. Wenn du abends keine Lust zum Lesen hast, ist es besser, eine Fernsehsendung anzuschauen oder einen Podcast anzuhören, als zu scrollen.

Hinweis: *Wenn du nach 19 Uhr auf einen Bildschirm schaust, stell die Helligkeit sehr niedrig. Helles Licht macht dein Gehirn wach.*

- **Das Handy laden**: Vielleicht hast du in den letzten zehn Jahren dein Handy direkt neben deinem Kopf geladen. Es gibt einen wirklich wichtigen Grund, warum damit ab heute Schluss sein muss. Untersuchungen haben gezeigt, dass der Blick auf den Handybildschirm zwischen 23 Uhr und 4 Uhr morgens zu einer Überaktivierung eines Teils deines Gehirns führt, der sogenannten Habenula[89]. Eine Überaktivierung dieses Areals wird häufig mit klinischen Angstzuständen und Depressionen assoziiert. Das heißt, selbst wenn in deinem Leben alles gut läuft, kann der bloße Blick auf dein Handy in der Nacht zu depressiven und ängstlichen Gefühlen führen. Es ist wichtig, dass du dein Handy entweder auf der anderen Seite des Zimmers oder noch besser in einem anderen Raum lädst (ich lade meins im Wohnzimmer). Das hilft dir auch beim Handyfasten, denn es ist ja entscheidend, dass du nicht jeden Tag deinen ersten Dopaminkick vom Handy bekommst.

- **Notrufe**: Wenn du Angst hast, Notrufe zu verpassen, kannst du die Favoriten in deinen Kontakten so einstellen, dass sie dich auch dann anrufen können, wenn dein Handy auf „nicht stören“ gestellt ist. Außerdem, wenn Notfälle dein Hauptargument gegen ein Aufladen deines Handys außerhalb des Schlafzimmers sind, dann frag dich mal, wie viele Notrufe du tatsächlich nachts schon bekommen hast. Achte darauf, dass dein Handy von 20 Uhr bis 8 Uhr auf „nicht stören“ steht.

5. Deine Ernährung

Es gibt drei wichtige Stoffe, die du möglicherweise abends zu dir nimmst und die deinen Schlaf ruinieren. Du wirst es vielleicht nicht gerne hören, aber das sind Koffein, Alkohol und Zucker. Ich verstehe, dass diese Stoffe ein großer Genuss sein können, aber die negativen Auswirkungen auf deinen Schlaf und deine mentale Gesundheit sind schlimmer als aller Genuss, den sie dir verschaffen könnten. Es geht nicht darum, diese Produkte komplett zu streichen, sondern darum, kluge Entscheidungen zu treffen.

- **Koffein[90]:** Wenn es zum richtigen Zeitpunkt konsumiert wird (frühestens 90 Minuten nach dem Aufwachen), kann Koffein deine Energie und deine Fähigkeit, in den Flow-Zustand zu kommen, unterstützen. Wichtig ist, dass das dein einziger Kaffee bleibt und du nach 12 Uhr mittags kein Koffein mehr zu dir nimmst (das gilt auch für Tee). Greif am Nachmittag lieber zu entkoffeiniertem Kaffee oder Kräutertee.

- **Zucker[91]:** Zucker ist generell problematisch. Aber nach 20 Uhr ruiniert Zucker auch deine Schlafqualität. Er führt dazu, dass du nachts aufwachst. Achte darauf, dass du abends diszipliniert keine Süßigkeiten isst. Wenn du nach dem Abendessen Lust auf etwas Süßes hast, greif lieber zu natürlichen Zuckern wie Joghurt mit hochwertigem Honig, Obst oder gelegentlich ein paar Stückchen dunkler Schokolade (Kakaoanteil 70 Prozent oder höher).

- **Alkohol[92]:** Ich verstehe total, dass Alkohol für dich abends vielleicht einfach dazugehört, und oft denken wir sogar, dass er uns beim Einschlafen hilft. Tatsächlich hat er aber den gegenteiligen Effekt. Alkohol stresst deinen Körper, weckt ihn nachts öfter auf und verringert die tieferen Schlafphasen, die dein Gehirn zum Auftanken braucht. Trink unter der Woche abends lieber einen Kräutertee oder auch Kombucha (der nur wenig Koffein enthält) und verzichte auf Alkohol. Beobachte deinen Schlaf, deine Stimmung und dein Energielevel und beurteile selbst, ob das eine gute Entscheidung ist.

6. Den Geist beruhigen

Zum Schluss schauen wir uns noch ein paar wissenschaftlich fundierte Methoden an, mit denen du kreisende Gedanken abstellen kannst, wenn du einschlafen möchtest.

- **Immer die gleiche Schlafenszeit[93]:** Dein Gehirn ist supergut im Lernen. Wenn du jeden Tag zur gleichen Zeit ins Bett gehst, bereitet es sich ganz automatisch auf den Schlaf vor.

- **Dankbarkeit[94]:** In Teil 2 haben wir die Vorteile der Dankbarkeit kennengelernt. Das ist eine tolle Methode, um vor dem Schlafengehen und wenn du bereits im Bett bist, innerlich zur Ruhe zu kommen, vor allem, wenn du dir abends und nachts Sorgen machst.

- **Runterkommen[95]:** Mache erst deine Dankbarkeitsübung und danach fang mit der Resonanzatmung an (siehe Seite 221). Dadurch sinkt deine Herzfrequenz und du kannst schneller einschlafen. Mach das auch, wenn du nachts aufwachst, um innerlich wieder zur Ruhe zu kommen.

- **Schreiben:** Wenn du vor dem Schlafengehen oder nachts mit kreisenden Gedanken zu kämpfen hast, ist Schreiben eine tolle Option[96]. Leg dir Stift und Papier nebens Bett, und wenn das Gedankenkarussell losgeht, schreib deine Gedanken auf. Das hilft dir, sie aus dem Kopf zu bekommen, und du kannst wieder einschlafen.

- **Zuhören:** In Nächten, in denen du wirklich nicht schlafen kannst, kämpfe nicht dagegen an, akzeptiere es einfach und achte darauf, dass dein Körper so ruhig wie möglich liegt. Hör dir „Schlafmusik" an, zum Beispiel beruhigende Naturgeräusche oder sanfte Rhythmen, die unser Gehirn zur Ruhe bringen. Du kannst auch einen entspannenden Podcast hören, weil das die Gedanken beruhigt[97]. Verwende am besten ein Tablet oder einen Lautsprecher, auf dem keine sozialen Medien oder E-Mails verfügbar sind. Genieße einfach, was du hörst.

Strategie

Nimm dir einen Moment Zeit, schau dir diese zentralen Strategien noch einmal an, überleg dir, welche für dich gerade am wichtigsten ist, und setze sie um. Denk dran, du musst nicht alles machen, nur das, was dir instinktiv sinnvoll und machbar erscheint.

1. **Morgensonne**
2. **tägliche Bewegung**
3. **deine Umgebung**
4. **Technik in der Nacht**
5. **deine Ernährung**
6. **den Geist beruhigen**

Challenge

Nun möchte ich dich bitten, die „Tiefschlaf-Challenge" zu machen. Um diese Challenge zu schaffen, musst du deinem Schlaf in dieser Woche oberste Priorität geben. Such dir die Strategie aus, die für dich am besten passt, und setze sie um.

Deine DOSE zusammenstellen

In Teil 3 haben wir uns damit beschäftigt, wie viel echte Power darin liegt, wenn du deinen Serotoninspiegel ankurbelst, um so ein glücklicheres Leben mit mehr Energie zu führen.

Du hast dich auf ein Abenteuer eingelassen und mit verschiedenen neuen Verhaltensweisen experimentiert, die dazu beitragen werden, dieses System in deinem Gehirn und Körper zu optimieren.

Nimm dir jetzt bitte etwas Zeit und überlege, welche der fünf primären Serotonin-Aktionen dir am wichtigsten ist und weiterhin Priorität haben soll. Es wäre ja unglaublich toll, wenn alle diese Verhaltensweisen in deinem Leben eine wichtige Rolle spielen würden. Entscheidend ist auf jeden Fall, dass du dir eine zentrale Verhaltensweise aussuchst und dafür sorgst, dass sie fester Bestandteil deines Lebens wird.

Was wird deine wichtigste Serotonin-Aktion?

1. NATUR
Regelmäßiges Verbinden mit der Natur – ohne Kopfhörer

2. SONNENLICHT
Jeden Tag nach dem Aufstehen unbedingt so schnell wie möglich Sonnenlicht abbekommen.

3. DARMGESUNDHEIT
Verarbeitete Lebensmittel weglassen und auf eine vollwertige Ernährung für deinen Körper umsteigen

4. RUNTERKOMMEN
Eine tägliche Übung, um deinen Körper und damit auch deinen Kopf zur Ruhe zu bringen

5. TIEFSCHLAF
Mit deinem Schlaf zugleich dein Wohlbefinden optimieren

Sprich auf jeden Fall mit einer Freundin, einem Freund oder jemandem aus deiner Familie über die wichtigste Serotonin-Challenge, die du dir ausgesucht hast!

TEIL 4

Baue Stress ab und beruhige deinen Kopf

ENDORPHINE
ENDORPHINE
ENDORPHINE
ENDORPHINE
ENDORPHINE
ENDORPHINE
ENDORPHINE
ENDORPHINE
ENDORPHINE
ENDORPHINE
ENDORPHINE

Endorphine verstehen

Willkommen bei Teil 4 deiner DOSE-Reise: Endorphine. Endorphine sind Stoffe in Gehirn und Körper, die dir außergewöhnlich gut im Umgang mit Stress helfen und deine körperliche Gesundheit verbessern können – zwei Dinge, die du dir bestimmt wünschst. Zu erfahren, welche Funktion sie in deinem Leben haben und wie du ihre Aktivierung im Alltag fördern kannst, kann wirklich transformierend wirken. In Teil 4 werden wir uns eingehend damit beschäftigen, warum sich dieser Mechanismus entwickelt hat, und dir eine Reihe von spannenden Challenges vorstellen, die Spaß machen und mit denen du deine Endorphinausschüttung ankurbeln kannst.

Damit du deine Endorphine besser verstehst, muss ich noch einmal zu unseren Vorfahren zurückgehen und erklären, wie Endorphine ihnen regelmäßig das Leben gerettet haben. Stell dir vor, du bist ein Jäger und Sammler, der durch schwieriges Gelände streift. Du bist müde und hungrig. Plötzlich taucht ein Raubtier auf und dein Leben ist akut in Gefahr. Dein Gehirn und dein Körper stehen vor einer Entscheidung: vor dem Tier weglaufen oder versuchen, es zu bekämpfen? Du entscheidest dich fürs Umdrehen und Wegrennen. Der Stress in deinem Kopf wird immer größer, du rennst so schnell du kannst, in deinem Bauch setzt ein starker Schmerz ein (heute oft als Seitenstechen bezeichnet); du ignorierst den Schmerz und läufst immer weiter. Der Schmerz lässt nach, je länger du läufst. Du konzentrierst dich nur noch auf eins: dein Überleben. Nach zehn Minuten merkst du, dass du in Sicherheit bist und dich langsam erholen kannst.

Bei diesem Kampf ums Überleben haben deine Endorphine eine wichtige Rolle gespielt. Im unmittelbaren Moment großer körperlicher Anstrengung haben dein Gehirn und dein Körper angefangen, Endorphine auszuschütten, und zwar aus zwei wichtigen Gründen. Erstens, um den Stress aus deinem Kopf zu bekommen, damit du dich darauf konzentrieren kannst, am Leben zu bleiben[1]. Zweitens, um die Schmerzen aus deinem Körper zu vertreiben[2]. Wenn ich dich bitten würde, zehn Minuten lang in deinem maximalen Tempo zu laufen, würdest du bestimmt Schmerzen bekommen, vielleicht Seitenstechen oder Kniebeschwerden. Die Endorphine, die in dieser Stresssituation ausgeschüttet werden, wirken wie ein natürliches Schmerzmittel, damit du beste Überlebenschancen hast.

Heute, in unserer sich immer weiterentwickelnden Welt, wirst du wahrscheinlich eher selten von Raubtieren gejagt. Trotzdem hast du bestimmt regelmäßig Stress. Wenn du lernst, Endorphine bewusst zu aktivieren, baut das den Stress in Gehirn und Körper ab und fördert das Gefühl der Entspannung[3].

Die Endorphin-Prinzipien

Prinzip 1:
Sie erfordern große körperliche Anstrengung

Sport ist hier natürlich ein zentraler Faktor. Wenn du deinen Körper physisch forderst, führt das zu einer deutlichen Endorphinausschüttung[4]. Das ist das erste wichtige Prinzip, das du verstehen musst: Du musst deinen Körper auf irgendeine Weise fordern. Vielleicht hast du schon mal vom „Runner's High" gehört. Es tritt bei Leuten auf, die lange Strecken laufen und durch die körperlichen Schmerzen einen richtigen Endorphinschub erleben[5]. Trotzdem ist Sport nur eine von fünf Methoden, mit denen wir deine Endorphine regelmäßiger aktivieren wollen. Es gibt noch andere Möglichkeiten, deinen Körper zu fordern.

Hinweis: *Wenn du gerade verletzt bist oder eine Behinderung hast und keinen Sport machen kannst, zeigen wir dir in diesem Abschnitt ein paar andere Möglichkeiten, deine Endorphinausschüttung anzukurbeln. Eine Zusammenfassung findest du* *auf den Seiten 302–303.*

Prinzip 2:
Sie sorgen für natürlichen Stressabbau in Gehirn und Körper

Das zweite Prinzip, das du mit Endorphinen verbinden solltest, ist einfach der Gedanke, dass sie das wichtigste Mittel zum Stressabbau in Gehirn und Körper sind. Immer wenn du dich gestresst fühlst, solltest du sofort denken: „Aha, ich muss meine Endorphine ankurbeln."

Hast du einen niedrigen Endorphinspiegel?

Wenn du dich regelmäßig gestresst fühlst, ist das ein deutliches Anzeichen dafür, dass deine Endorphine einen Boost gebrauchen könnten[6].

Wenn du immer wieder einmal mit Gefühlen von Wut und Enttäuschung zu kämpfen hast, könnte dir eine Ankurbelung deiner Endorphinausschüttung total guttun[7].

Dabei möchte ich unbedingt betonen, dass diese Gefühle völlig normal sind. Ab und zu gestresst und frustriert zu sein, gehört zum Menschsein dazu. Mir geht es hier darum, dir zu vermitteln, dass du in solchen Momenten sofort überlegen solltest, wie du deine Endorphine ankurbeln kannst.

Die vier Ursachen für einen niedrigen Endorphinspiegel

1 **Die erste Ursache ist ein Mangel an intensiver körperlicher Anstrengung.** 300.000 Jahre lang haben unzählige Generationen unserer Vorfahren einen Großteil ihrer Zeit in ständiger Bewegung verbracht, beim Jagen, Sammeln, Bauen und Erkunden ihrer Umgebung. Bestimmt war das häufig harte Arbeit, bei der sie sich körperlich verausgabt haben, um zu überleben. Wenn es in deinem Leben an regelmäßigem Training fehlt, führt das zu einer signifikant geringeren Aktivierung von Endorphinen[8].

2 **Die zweite Hauptursache ist ein sitzender Lebensstil[9].** Bei den modernen Erfindungen kann es ganz leicht passieren, dass man ein Leben führt, in dem man sich kaum noch bewegt. Heute können wir sehr viel tun, ohne uns zu bewegen: Essen kann nach Hause geliefert werden, arbeiten kannst du am Laptop im Bett, und Autos und andere Verkehrsmittel bringen dich überall hin, wo du sein willst. Oft machen wir keinen richtigen Sport, und ein Lebensstil, bei dem man sehr wenig geht, senkt nachweislich den Endorphinspiegel[10].

3 **Unsere dritte Hauptursache ist zu wenig Lachen.** Lachen ist eine der besten Möglichkeiten, den Endorphinspiegel zu erhöhen, wie wir in Kapitel 19 noch erfahren werden[11]. Wir verbringen immer mehr Zeit vor dem Bildschirm, sei es bei der Arbeit oder in unserem Sozialleben. Frag dich mal selbst: Wie oft lache ich dabei eigentlich? Vermutlich ist es deutlich weniger als bei heiteren Momenten in persönlichen Begegnungen. Das ist nicht zu unterschätzen – es gibt einen Grund, warum Lachen so viel Freude macht. Es ist absolut notwendig, dass du dich in ein Umfeld begibst, in dem gelacht wird.

4 **Unsere vierte und letzte Ursache ist chronischer Stress[12].** Chronischer Stress ist Stress, der über einen längeren Zeitraum anhält, normalerweise Wochen, Monate oder manchmal sogar Jahre. Diesen Gedanken muss man sich unbedingt klar machen und etwas dagegen tun. Viele Menschen fühlen sich chronisch im Stress, und es ist absolut notwendig, diesen Kreislauf zu durchbrechen. Innovative neurowissenschaftliche Untersuchungen zeigen, dass die wiederholte Überaktivierung von Cortisol, dem wichtigsten Stresshormon, zu einer verminderten Funktion der Endorphine führt[13]. Das setzt einen problematischen Kreislauf

in Gang. Du wirst zunehmend gestresster, während der wichtigste Botenstoff, der Stress abbauen kann, immer schwächer wirkt, was dazu führt, dass der Stress immer schlimmer wird. Es ist daher essenziell, dass du einige der folgenden Aktivitäten in deinen Alltag einbaust, um diesen chronischen Stress-Kreislauf zu durchbrechen.

Die fünf Endorphin-Booster, die ich in den folgenden Kapiteln vorstelle, sind zwar die beste Methode für einen wissenschaftlich fundierten Stressabbau in Geist und Körper, aber auch einige Verhaltensweisen, die du vielleicht schon in dein Leben integriert hast, können dabei helfen. Handyfasten (siehe Seite 67) – also, dein Handy regelmäßig eine Zeit lang wegzulegen – ist zum Beispiel unbedingt notwendig und du kannst dadurch deinem Job, belastenden Nachrichten oder sozialen Medien aus dem Weg gehen. Ein weiteres Beispiel ist, deinem Sozialleben größere Priorität zu geben (siehe Seite 137); so kommst du mit Menschen in Verbindung, und deine Gedanken drehen sich eher um das Leben anderer.

So fühlt sich ein hoher Endorphinspiegel an

Während wir darauf hinarbeiten, deinen Endorphinspiegel zu erhöhen, werden sich bei dir zwei wichtige Gefühle einstellen. Erstens bekommst du eine positivere Einstellung[14] und stehst ein bisschen optimistischer und glücklicher im Leben. Zweitens wirst du deutlich entspannter[15]. Du wirst von Tag zu Tag ruhiger werden und besser mit dem unvermeidlichen Stress in deinem Leben umgehen können.

Auf der nächsten Seite findest du eine Zusammenfassung der wichtigsten Funktionen, Prinzipien, Gefühle und Verhaltensweisen, die mit deinen Endorphinen zusammenhängen.

Endorphine im Überblick

Funktion →	• Umgang mit Stress • Körperliche Gesundheit
Prinzipien →	• Erfordert große körperliche Anstrengung • Natürlicher Stressabbau in Gehirn und Körper
Gefühle bei niedrigem Endorphinspiegel →	• Gestresst • Wütend
Ursachen für niedrige Endorphine →	• Bewegungsmangel • Sitzender Lebensstil • Zu wenig Lachen • Chronischer Stress
Gefühle bei hohem Endorphinspiegel →	• Positiv • Entspannt
Endorphin-Booster →	• Trainieren • Wärme • Musik • Lachen • Dehnen

16

Komm in Bewegung!

ENDORPHINE
TRAINIEREN
ENDORPHINE
TRAINIEREN
ENDORPHINE
TRAINIEREN
ENDORPHINE
TRAINIEREN
ENDORPHINE
TRAINIEREN

Lass uns erst mal deine momentane körperliche Gesundheit und Fitness einschätzen.

Schätze auf einer Skala von 1 bis 10 ein, wie fit du dich im Moment fühlst. Sei ehrlich.

1 → 10

1 = total unfit
10 = total fit

Es ist völlig klar, dass die Zahlen, die hierbei herauskommen, sich unterscheiden werden. Für einige von euch, die dieses Buch lesen, gehört regelmäßiges Trainieren vielleicht ganz fest zu ihrem Alltag dazu. In diesem Fall sorgt dieses Kapitel dafür, dass ihr den für euch optimalen Weg finden könnt, euch zu bewegen. Andere werden einen niedrigeren Score haben. Euch möchte ich versichern, dass das in unserer heutigen Gesellschaft ganz normal ist. Unser Fokus liegt darauf, daran zu arbeiten, euren Score zu verbessern.

Trainieren verstehen

Aus der Einleitung wissen wir, dass körperliche Anstrengung eine wichtige Methode zur Aktivierung des Endorphinsystems ist[16]. Wir wollen nicht, dass du vor Raubtieren wegrennen musst, aber wir wollen, dass dein Körper das Gefühl hat, er könnte es. Bei Sport und Bewegung spürst du den größten Endorphinanstieg in den Momenten, in denen du dich richtig forderst[17]. Dieser „Energieschub" kommt immer dann, wenn du beim Wandern steil bergauf gehst, so schnell läufst, wie du kannst, mit voller Kraft schwimmst, mit Vollgas Rad fährst oder im Fitnessstudio die berühmten letzten Reps machst. Wenn dein Körper sich richtig quält, pumpt er Endorphine durch Gehirn und Körper.

Wichtiger Hinweis: *Mit „sich körperlich quälen" sind hier Muskelschmerzen und Herz-Kreislauf-Symptome gemeint, zum Beispiel wenn deine Muskeln brennen oder du beim Cardio-Training schwer atmest. Schmerzen durch Verletzungen oder zu hartes Training sind nicht das Ziel!*

Um herausforderndes, aber machbares **Training** in deinen Alltag einzubauen, unterteilen wir es in zwei zentrale Komponenten. Beide sind grundlegend für deine unmittelbare mentale und körperliche Gesundheit und fördern außerdem deine Longevity, also ein gesundes und langes Leben deines Körpers.

Hinweis: *Bitte sprich mit deinem Arzt oder deiner Ärztin, bevor du mit einem intensiven Training beginnst, vor allem, wenn du bereits bestehende gesundheitliche Probleme hast.*

Deine Kraft

Eine verringerte Muskelmasse gehört zu den führenden Ursachen für die Sterblichkeit im höheren Lebensalter[18].

Viele Studien haben gezeigt, dass Menschen, die an Kraft verlieren, häufiger stürzen, was viele der körperlichen und psychischen Traumata auslöst, die letztendlich zum Tod führen können[19]. Es spielt also keine Rolle, ob du jung, mittleren Alters oder schon älter bist – die Kräftigung deines Körpers ist lebenswichtig. Als Erstes lass uns überlegen, wie du deinen Körper kräftigen kannst. Der Schwerpunkt liegt hier auf dem Aufbau und Erhalt von Muskelmasse, und das muss bewusst in unseren Alltag integriert werden. Es gibt drei grundlegende Möglichkeiten, wie du das erreichen kannst.

1. Gewichtheben

Gewichtheben ist eine der beliebtesten Methoden, um den Körper zu kräftigen, egal ob im Fitnessstudio oder zu Hause mit Hanteln.

Beim Gewichtheben entstehen kleine Risse in den Muskelfasern, die dann einen Genesungsprozess durchlaufen. Sie bauen sich wieder auf und werden dabei stärker (vorausgesetzt, du nimmst viele Proteine zu dir, was ja bei unserer Darmgesundheits-Challenge auf Seite 215 ein wichtiger Schwerpunkt ist).

Nimm dir vor dem Gewichtheben immer Zeit zum Aufwärmen und Dehnen. Außerdem ist wichtig, dass du Gewichte in der für dich richtigen Größe kaufst. In Kapitel 20 zeigen wir dir ein paar wichtige Dehnübungen, die du machen kannst. Achte darauf, dass du alle Muskeln in deinem Körper gleichmäßig trainierst: Arme, Brust, Schultern, Rücken, Körpermitte und Beine. Versuche, mindestens zweimal pro Woche Krafttraining zu machen. Du kannst das Training variieren und beispielsweise an einem Tag den Oberkörper und am anderen Tag den Unterkörper trainieren.

OBERKÖRPER:

- **Mach Bankdrücken für deine Brust, Military Press (Schulterdrücken) für deine Schultern, Bizeps-Curls für deine Arme und Leg Raises (Leg Lifts, Beinheben) für deine Körpermitte.**
- **Versuche, bei jeder Übung 3 Sätze mit je 10 Reps zu machen.**

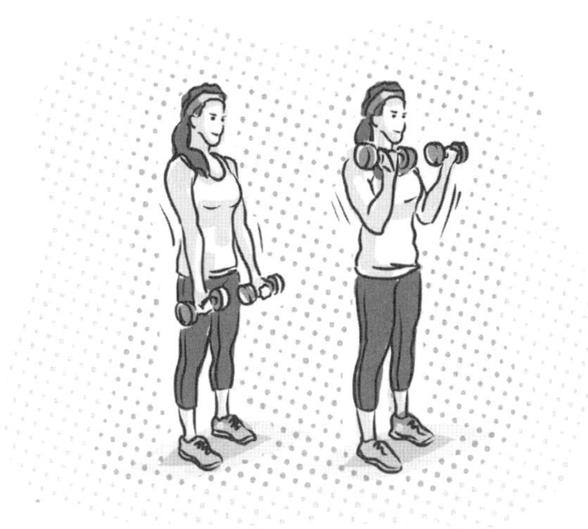

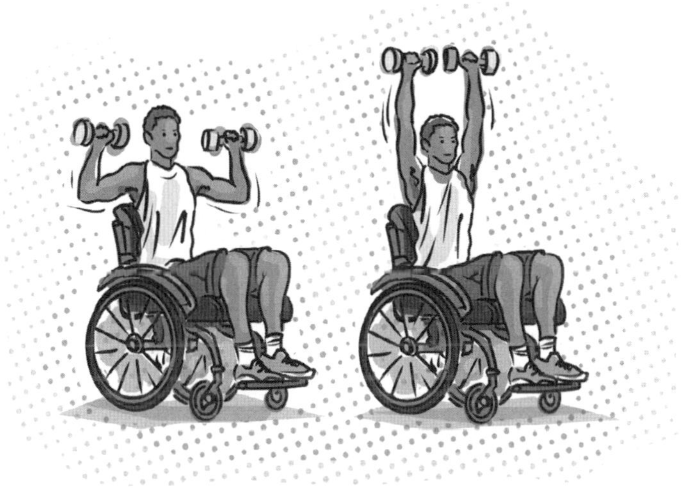

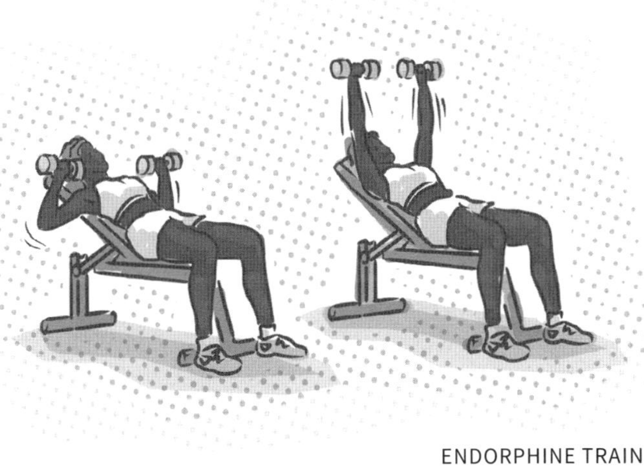

UNTERKÖRPER:

- Mach Squats (Kniebeugen), Lunges (Ausfallschritte) und Leg Extensions (Beinstrecken).
- Versuche, bei jeder Übung 3 Sätze mit je 10 Reps zu machen.

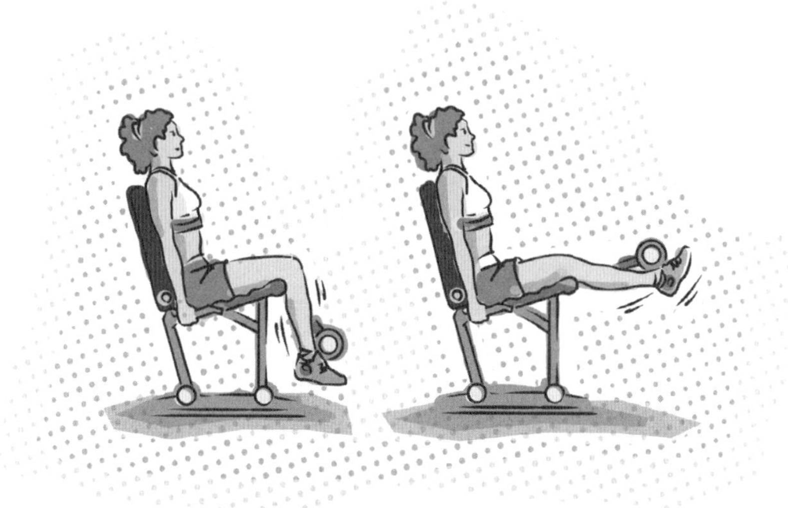

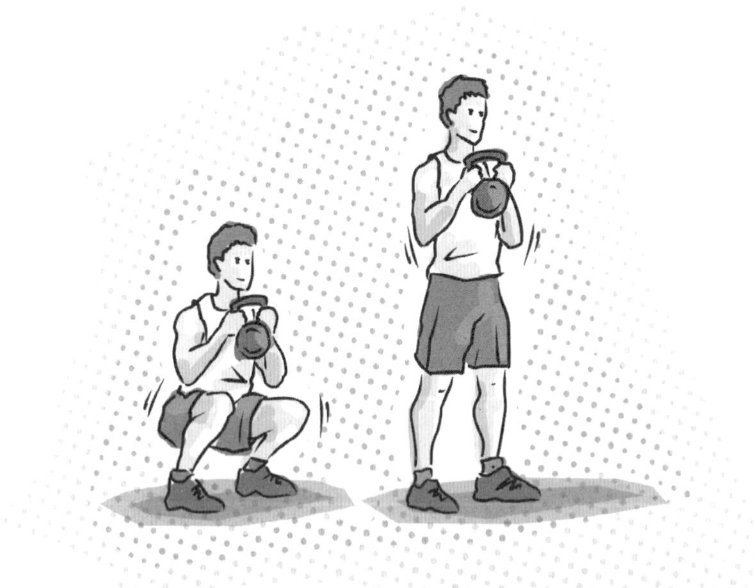

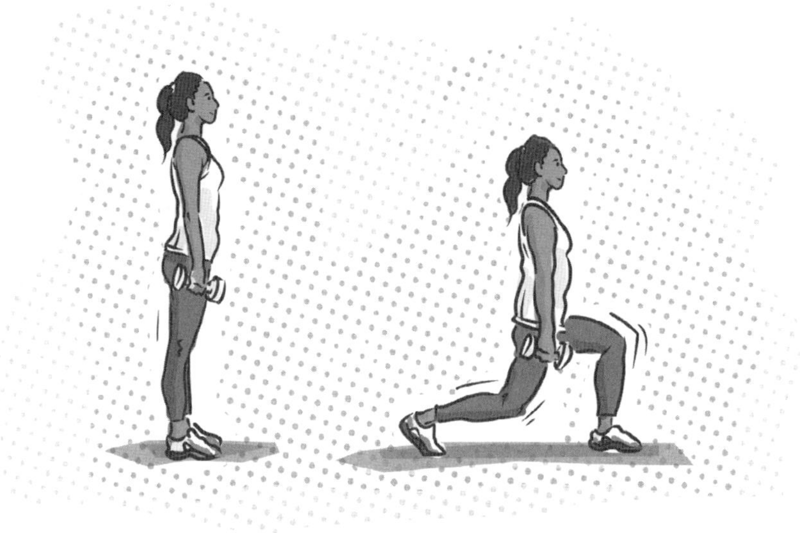

2. Fitnessbänder

Eine kurze Online-Suche zeigt dir, was Fitnessbänder (auch Widerstands- oder Resistance-Bänder genannt) sind, und wenn du auf YouTube nach „Workout mit Widerstandsbändern" suchst, findest du kurze Workouts, mit denen du loslegen kannst. Sie beinhalten zum Beispiel Bizeps-Curls, Schulterdrücken, Squats und Lunges. Such dir ein Video aus, das dir in Bezug auf Zeitdauer und Schwierigkeitsgrad machbar erscheint, und fang damit an.

Denk dran, es geht hier darum, deinen Körper nach und nach stärker zu machen und dabei deine Endorphine anzukurbeln. Bei den letzten Reps, bei denen du dich richtig durchbeißen musst, schüttet dein Gehirn die meisten Endorphine aus[20].

Hinweis: *Wenn du gerade erst mit dem Training im Fitnessstudio angefangen hast, sprich auf jeden Fall mit den Personal Trainerinnen und Trainern dort, um für die Übungen, die du machst, die richtige Körperhaltung und die beste Technik zu erlernen.*

3. Training mit dem Körpergewicht

Damit sind Übungen wie Push-ups (Liegestütze), Klimmzüge, Squats (Kniebeugen) und Sit-ups gemeint, bei denen du dein eigenes Körpergewicht nutzt, um Kraft aufzubauen. Auch diese Übungen sind unglaublich effektiv. Gewöhn dir auch hier an, mindestens zwei Krafttrainings mit dem eigenen Körpergewicht in deinen Wochenplan aufzunehmen.

OBERKÖRPER

- **Mach Push-ups, Klimmzüge, Trizeps-Dips, Planks.**
- **Versuche, bei jeder Übung 3 Sätze mit je 10 Reps zu machen.**

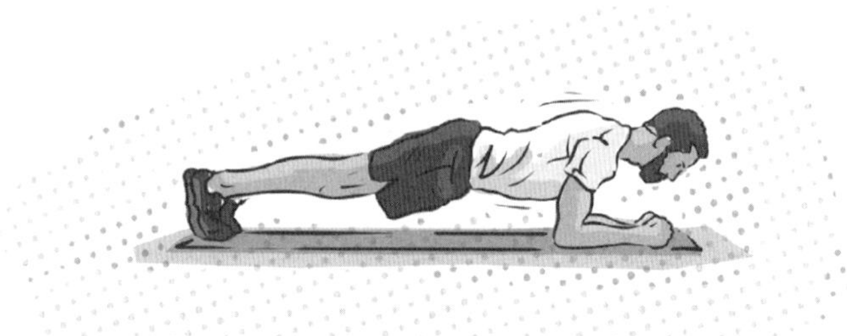

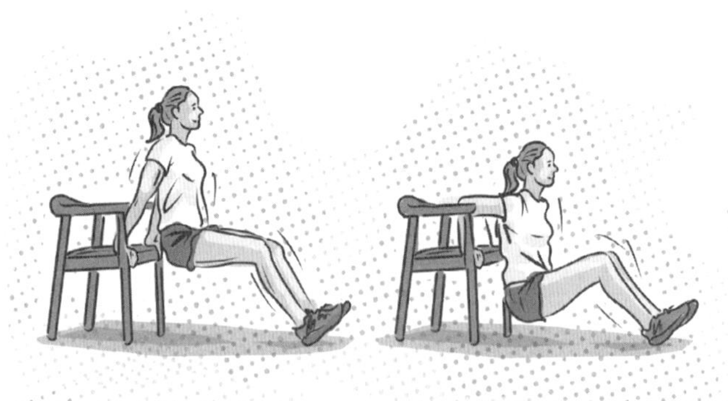

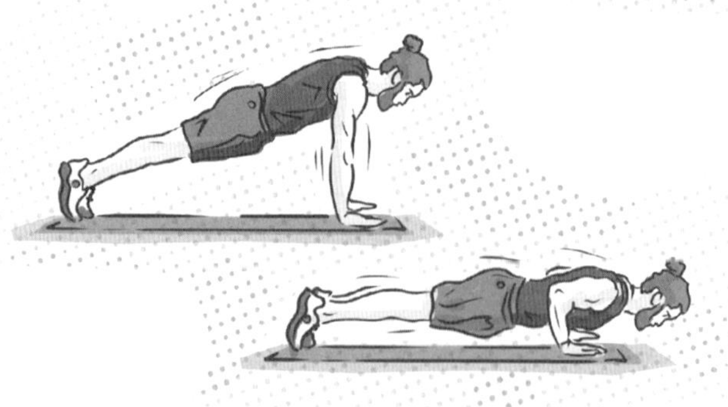

UNTERKÖRPER

- Mach Squats, Lunges, Glute Bridges (Beckenheben), Calf Raises (Wadenheben).
- Versuche, bei jeder Übung 3 Sätze mit je 10 Reps zu machen.

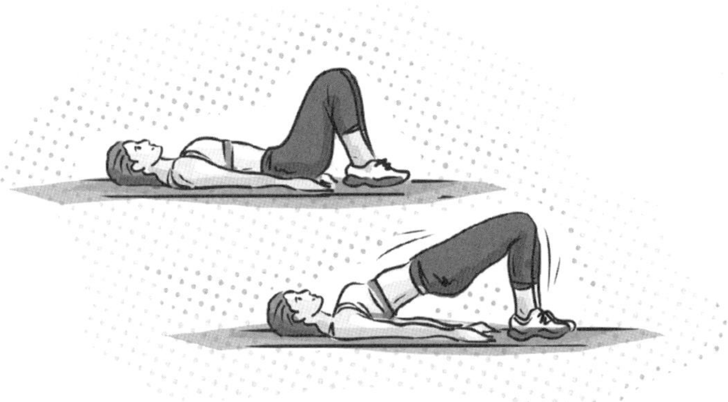

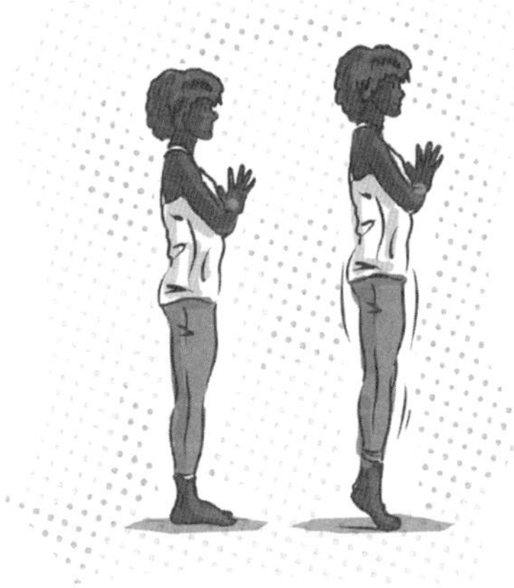

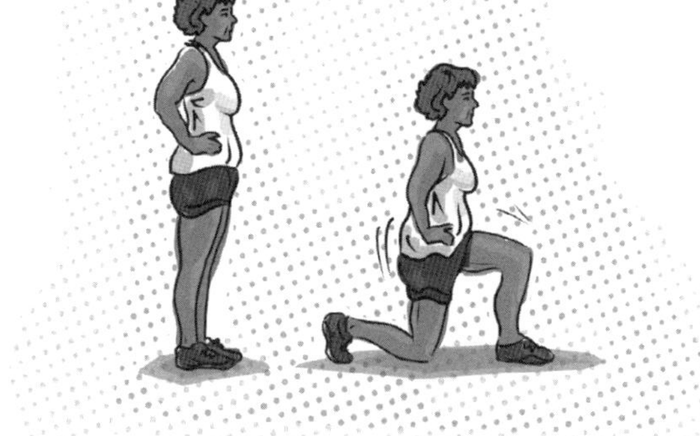

Deine Ausdauer

Hier geht es um deine körperliche Fitness. Eine einfache Möglichkeit, die zu messen, sind zehn Minuten Ausdauertraining – das kann Laufen, Radfahren, Schwimmen oder Wandern sein. Wie lange braucht dein Körper, um sich davon zu erholen? Du wirst merken, dass dein Herz ziemlich schnell schlägt und du vielleicht außer Atem bist. Wie rasch dein Körper wieder in einen normalen Ruhezustand kommt, ist der beste Indikator für deine körperliche Fitness. Wir werden sieben Methoden kennenlernen, mit denen du deine Ausdauer trainieren kannst.

Wenn du die folgenden Ideen durchliest, frag dich dabei, welche du am ehesten regelmäßig umsetzen kannst. Wenn es dir schwerfällt, viel Bewegung in deinen Alltag zu integrieren, fang lieber klein an. Das Ziel ist nicht, plötzlich jeden Tag stundenlang zu trainieren, denn das hält man nicht durch. Regelmäßige Bewegung wird nach und nach aufgebaut, und mit der Zeit lernst du, welche Methoden am besten zu dir passen. Je fitter dein Körper wird, desto mehr Spaß hat er an der Bewegung.

1. Walking und Laufen

Mit dem Laufen habe ich mich echt schwergetan. Deshalb nutze ich meinen morgendlichen Spaziergang (bei dem ich meine Sonnenlicht- und Natur-Kicks kriege) und suche mir drei Momente aus, in denen ich meinen Körper ein bisschen mehr fordere. Das kann ein kurzer Sprint über 50 Meter sein oder ein kleiner Bergauf-Lauf. Diese Momente sorgen für einen stärkeren Endorphinschub und steigern nach und nach die körperliche Ausdauer.

2. Radfahren und Schwimmen

Sowohl beim Radfahren als auch beim Schwimmen solltest du mit einem Schwierigkeitsgrad und einer Dauer beginnen, die dir machbar erscheinen. Wenn du dir Ziele setzt und sie erreichst und so nach und nach immer mehr Trainingseinheiten schaffst, treibt das auch deinen Dopaminspiegel in die Höhe! Und mit dem Dopaminspiegel steigt zugleich deine Motivation. Mit der Zeit fällt es dir dann immer leichter, dich zum Sport zu motivieren, und du profitierst doppelt: von mehr Endorphinen in deinem Gehirn und von mehr Dopamin. Denk beim Radfahren oder Schwimmen daran, ein paar Momente einzubauen, in denen du dich so hart pushst, wie es nur geht. Sag dir in diesen Momenten, dass du damit deine Endorphine ankurbelst und so die beste stressreduzierende Wirkung für dich erzielst.

3. Fitnesskurse und Kampfsport

Fitnesskurse und Kampfsportarten werden immer beliebter. Beide Optionen sind super, weil die Gruppe um dich herum eine zusätzliche Motivationskomponente bildet und durch sie dein Oxytocin steigt.

4. Sportarten

Zu guter Letzt ist auch die Überlegung, ob es eine Sportart gibt, die du betreiben könntest, eine super Idee, um unser Ziel zu erreichen. Ich habe jahrelang keinen regulären Sport gemacht. In der Schule war das mein Ding, aber als Erwachsener habe ich es aufgegeben. Dann habe ich beschlossen, wieder mit Tennis anzufangen, und es ist einfach toll. Der Vorteil von regulären Sportarten ist, dass man fast vergisst, dass man trainiert, weil man sich so auf seine Sportart konzentriert. Wenn es eine Sportart gibt, die dir früher Spaß gemacht hat, überlege dir, wie du sie wieder in dein Leben einbauen könntest. Auch hier gilt: Wenn es sich um einen Mannschaftssport handelt, kannst du dadurch zusätzlich deinen Oxytocinspiegel steigern.

Egal, für welche Methode oder Methoden du dich entscheidest, um deine Ausdauer zu trainieren, achte auf jeden Fall darauf, dass du zwei zentrale Trainingseinheiten pro Woche machst. Das heißt, unser Ziel sind mindestens zwei Einheiten Krafttraining und zwei Einheiten Ausdauertraining pro Woche. Das ist machbar. Denk dran: Wenn du dich nicht so fit fühlst, fang mit kurzen Trainingseinheiten an und steigere dich langsam. Wenn du dein Trainingsprogramm schon voll durchziehst, bleib dabei, es hilft deinem Geist und deinem Körper mehr, als du dir vorstellen kannst!

Dich zum Training motivieren

Eine der Herausforderungen bei regelmäßiger Bewegung ist natürlich die Motivation. Zwei wichtige Punkte können dir dabei helfen, öfter zu trainieren, und dich ermutigen, dranzubleiben. Lass sie dir mal durch den Kopf gehen.

1. Wettbewerb und ein primäres Ziel

Wir sind von Natur aus sehr wettbewerbsorientiert, und unser Gehirn ist darauf aus, Ziele zu verfolgen (das weißt du ja schon durch deine Kenntnisse übers Dopamin!). Wenn du auf ein bestimmtes Ziel hinarbeitest, hilft das deinem Gehirn, einen hohen Dopaminspiegel zu halten, was wiederum zu größerer Motivation führt.

Überleg dir, ob du bei einer Fitness-Challenge mitmachen willst. Wenn du die Challenge mit einer Freundin oder jemandem aus deiner Familie machen kannst, bist du noch motivierter. Miss dich zum Beispiel mit deinem Freund oder deiner Partnerin darin, wer in der nächsten Woche die meisten Schritte pro Tag machen kann. Fragt euch jeden Abend gegenseitig, wie viele Schritte ihr gemacht habt, und schaut, wer gewonnen hat. Dieses Wettbewerbselement wird euch motivieren. Das Gleiche gilt, wenn ihr vergleicht, wer im Fitnessstudio stärker ist, wer im Park schneller laufen kann oder wer am Ende der Radtour den besten Sprint hinlegt. Wettbewerb und klare Ziele sind entscheidend, um die Motivation aufrechtzuerhalten.

2. Kluge Entscheidungen

Ein sitzender Lebensstil ist richtig schlecht für dein Gehirn und deinen Körper. Deshalb überlege dir nicht nur eine Fitness-Challenge in deinem Leben, sondern fang an, kluge Entscheidungen für mehr Bewegung im Alltag zu treffen. Wenn du zum Beispiel mit dem Auto zum Supermarkt fährst, dann parke am anderen Ende des Parkplatzes, weit weg vom Eingang, und verlängere so deinen Fußweg dorthin. Wenn du die Wahl zwischen Treppe und Rolltreppe hast, nimm die Treppe. Steh öfter vom Schreibtisch auf und geh ein bisschen herum. Mach kurze Spaziergänge in der Mittagspause. Bau mehr kleine Bewegungsmomente in deinen Alltag ein, damit dein Endorphinsystem ständig leicht aktiviert wird. Das sorgt für mehr Entspannung im Kopf und verbessert deine körperliche Fitness.

Strategie

Überleg dir deine Methode zur Stärkung deines Körpers

1. Gewichtheben
2. Training mit dem Körpergewicht
3. Fitnessbänder

Überleg dir deine Methode fürs Ausdauertraining

1. Walking
2. Laufen
3. Radfahren
4. Schwimmen
5. Fitnesskurse
6. Kampfsport
7. Sportarten
8. Fußball

Überleg dir deine Methode zur Selbstmotivation

1. Wettbewerbe
2. Kluge Entscheidungen

Challenge

Nun möchte ich dich bitten, die „Bewegungs-Challenge“ zu machen. Um diese Challenge zu schaffen, musst du in der nächsten Woche zwei Einheiten Krafttraining und zwei Einheiten Ausdauertraining absolvieren.

17

Entspannung mit Wärme

ENDORPHINE
WÄRME
ENDORPHINE
WÄRME
ENDORPHINE
WÄRME
ENDORPHINE
WÄRME

Lass uns erst mal einschätzen, wie entspannt du dich im Moment fühlst.

Schätze auf einer Skala von 1 bis 10 ein, wie entspannt du bist.

1 → 10

1 = sehr gestresst

10 = tiefenentspannt

Wärme verstehen

Bist du schon einmal in ein warmes Bad gestiegen und hast gespürt, wie sich dein Körper sofort entspannt hat? Du zündest ein paar Kerzen an, legst dich in das warme, schaumige Wasser, atmest tief durch die Nase ein und langsam mit einem langen Seufzer durch den Mund aus. In diesem Moment spürst du, wie sich in deinem ganzen Körper Ruhe ausbreitet.

Eine warme Umgebung ist eine unfassbar gute Methode zur Erhöhung deines Endorphinspiegels[21]. In diesem Kapitel schauen wir uns an, wie oft du Wärme nutzen solltest, wie lange, und welche Möglichkeiten es dazu gibt. Wir werden drei primäre Methoden vorstellen: Bäder, Saunen und Dampfbäder.

Rufen wir uns zuerst noch einmal in Erinnerung, wie Endorphine funktionieren. Dein Körper hat Endorphine hauptsächlich deshalb, damit er sie bei physischer Anstrengung ausschütten kann, um körperlich und mental Stress abzubauen. Wenn du dich in die Badewanne legst, erlebt dein Körper vorübergehend eine Art „Hitzestress". Er nimmt diese **Wärme** als potenziell gefährlich wahr, denn er weiß ja nicht, dass das Wasser nicht heißer wird und dich daher nicht verbrennt. Um sich auf die mögliche Gefahr vorzubereiten, schüttet er überall in Gehirn und Körper Endorphine aus[22]. Das ist unglaublich hilfreich, weil es das Gefühl der Entspannung fördert.

Es wäre wunderbar, wenn du häufigeres Baden in deinen Alltag einbauen könntest. Wenn du badest, solltest du mindestens 15 Minuten in der Wanne bleiben. Schaff dir eine entspannte Atmosphäre. Leg beruhigende Musik auf, nimm „Der DOSE-Effekt" mit, zünde ein paar Kerzen an und gib etwas Schaumbad oder Entspannungs-Salz ins Wasser. Das ist auch der perfekte Moment, um deine Runterkommen-Atmung zu üben (siehe Seite 221). Du weißt ja, vier Sekunden einatmen und sechs Sekunden ausatmen. Mach das ein paar Minuten lang, um dich noch mehr zu entspannen.

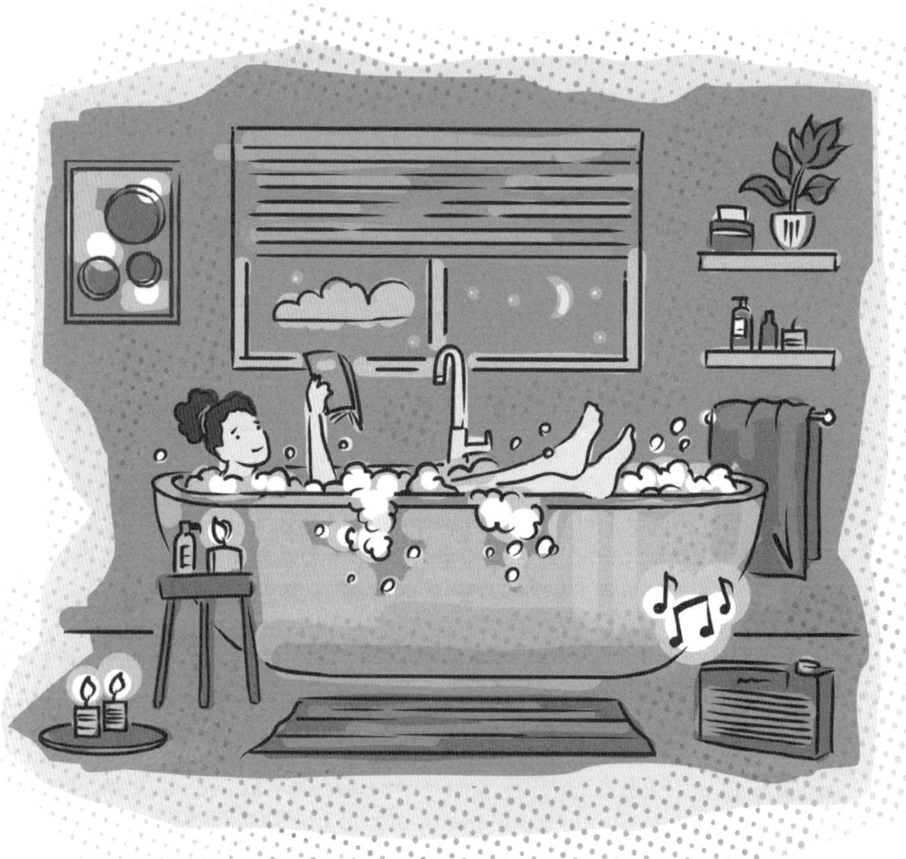

Wenn du keine Badewanne hast, kannst du auch fünf Minuten lang warm duschen, um den gewünschten Effekt zu erzielen. Ein Bad ermöglicht einfach ein wunderbares Eintauchen ins warme Wasser und bietet Gelegenheit zur Entspannung.

Denk dran: Nimm dein Handy nicht mit ins Bad. Wenn du im Wasser liegst und durch Social Media scrollst, Nachrichten schreibst oder News checkst, können sich Körper und Geist nicht entspannen. Sieh das als zusätzliche Zeit, um eine ordentliche DOSE Handyfasten abzubekommen.

Hinweis: *Sei vorsichtig! Steig niemals in ein Bad, das so heiß ist, dass beim Einsteigen deine Haut schmerzt oder gar verbrüht wird. Das kann deiner Gesundheit unglaublich schaden. Dein Ziel ist ein warmes, nicht ein heißes Bad.*

Wenn du Familie hast, meinst du vielleicht, dass du keine Zeit hast, dich selbst so wichtig zu nehmen. In dem Fall denke bitte mal an folgenden Vergleich: Beim Passagierbriefing im Flugzeug werden Eltern immer aufgefordert, zunächst ihre eigene Sauerstoffmaske aufzusetzen und erst dann ihren Kindern eine überzuziehen, damit die Eltern in der Lage sind, ihre Kinder im Notfall zu retten. Stell dir diese Selbstfürsorge mit Wärme wie das Aufsetzen einer Sauerstoffmaske vor. Wenn du auf dich achtet und für deinen Stressabbau sorgst, kannst du besser und liebevoller für die Menschen in deinem Leben da sein.

Unsere zweite und dritte Methode, den Körper aufzuwärmen, sind Saunas und Dampfbäder. Ich weiß, dass nicht alle Menschen Zugang dazu haben, deshalb haben wir ja erst einmal mit Bädern und Duschen angefangen. Wenn du aber im Fitnessstudio oder Spa die Möglichkeit zu Sauna oder Dampfbad hast, ist beides unglaublich gut für deine körperliche und mentale Gesundheit.

Für eine optimale Endorphinausschüttung ist die Sauna meiner Meinung nach noch besser geeignet als das Dampfbad. Auch hier erreichen wir wieder unser Ziel, deinen Körper zu fordern. Mit jeder Minute in der Sauna wirst du merken, dass es immer anstrengender wird. Ähnlich wie wenn du dich bei deiner Bewegungs-Challenge so richtig pushst, werden auch in diesen Momenten Endorphine ausgeschüttet, die deinen Körper und Geist währenddessen unterstützen.

Daneben haben Saunagänge noch jede Menge weitere gesundheitliche Vorteile.

1. **Entgiftung: Schwitzen in einer solchen Umgebung hilft, deinen Blutkreislauf zu entgiften. Über unsere Nahrung, Getränke und die Umwelt nehmen wir ständig Schadstoffe auf, und das ist eine super Möglichkeit, sie wieder loszuwerden[23].**
2. **Booster fürs Immunsystem: Dein Endorphinsystem und dein Immunsystem sind eng miteinander verbunden. Sie können deine Widerstandskraft gegen Krankheiten stärken[24].**
3. **Besserer Schlaf: Der Entspannungseffekt in der Sauna verbessert nachweislich die Schlafqualität. Eine Studie hat gezeigt, dass 83,5 Prozent der Teilnehmenden deutliche Verbesserungen bei ihrem Schlaf wahrgenommen haben[25].**
4. **Muskelwachstum: Der Hitzestress sorgt dafür, dass dein „Wachstumshormon" freigesetzt wird, das Erhalt und Aufbau deiner Muskelmasse fördert[26].**
5. **Kognitive Fähigkeiten: In einer über 20 Jahre andauernden Studie wurden mehr als 2000 Menschen untersucht, und es zeigte sich, dass Personen, die viermal pro Woche in die Sauna gehen, ein um 66 Prozent geringeres Risiko haben, an Demenz zu erkranken[27].**

Steigere die Zeit in der Sauna nach und nach auf bis zu 15 Minuten. Sei selbstverständlich vorsichtig, und wenn dir schwindelig wird, geh raus und atme ruhig und langsam durch. Dampfbäder sind eine weitere Möglichkeit, deinen Körper aufzuwärmen. Sie sind super zum Entspannen.

Hinweis: *Wenn du mit bestimmten Erkrankungen wie Herzproblemen oder Bluthochdruck zu kämpfen hast, frag bitte deinen Arzt oder deine Ärztin, ob Wärme für dich geeignet ist.*

Strategie

Nimm öfter ein Bad

1. Achte darauf, dass du mindestens 15 Minuten lang drin bist.
2. Verwende Kerzen, Musik, dein DOSE-Buch, Schaumbad und Entspannungssalze.
3. Praktiziere deine Ruhe-Atemübungen und lass dein Handy weg.

Gehe öfter in die Sauna

1. Steigere die Zeit deiner Sitzungen nach und nach auf 15 Minuten.
2. Nimm dein Handy nicht mit in die Sauna (schau auf eine Uhr an der Wand).
3. Geh viermal wöchentlich in die Sauna oder ins Dampfbad.

Wenn du überlegst, Mitglied in einem Fitnessstudio zu werden, schau, ob es eine Sauna hat. Die gesundheitlichen Vorteile sind enorm und der Zugang zu einer Sauna oder einem Dampfbad lohnt sich, auch wenn es pro Monat etwas mehr kostet. Überleg dir, zum Ausgleich für die teurere Mitgliedschaft im Fitnessstudio jeden Monat ein bisschen weniger Alkohol zu trinken. So hast du gleich doppelt was davon – weniger Alkohol (gut für dein Dopamin) und mehr Sauna (gut für deine Endorphine).

Challenge

Nun möchte ich dich bitten, die „Wärme-Challenge" zu machen. Um diese Challenge zu schaffen, musst du in den nächsten sieben Tagen vier Mal in die warme Umgebung deiner Wahl gehen.

18

Sing deinen Stress weg

ENDORPHINE
MUSIK
ENDORPHINE
MUSIK
ENDORPHINE
MUSIK
ENDORPHINE
MUSIK

Lass uns erst mal einschätzen, wie regelmäßig du singst.

Schätze auf einer Skala von 1 bis 10 ein, wie oft du laut zu Musik singst.

1 → 10

1 = nie

10 = ständig

Musik verstehen

Singst und tanzt du manchmal zu Musik? Hast du dich schon mal dabei erwischt, wie du im Auto bei deinem Lieblingssong mitgesungen hast? Singst du manchmal zu Hause unter der Dusche? Warst du schon mal in einer Silent Disco oder auf einem Konzert, wo alle laut und ohne Scheu mitgesungen haben? Wenn du das machst, kann dich so etwas wie Euphorie überkommen und du fühlst dich einfach wunderbar. Diese Erlebnisse lösen ein magisches Gefühl in uns aus, und das wird von unseren Endorphinen gesteuert[28].

Denk dran, Endorphine funktionieren ganz einfach: Wenn dein Körper sich richtig verausgabt, werden Endorphine ausgeschüttet. In den Momenten, in denen du singst, dich der **Musik** hingibst, vor allem wenn du dich richtig ins Zeug legst, wird dein Körper gefordert und Endorphine werden in dein Gehirn gepumpt.

Ich möchte dir von einem Erlebnis erzählen, das ich gerade erst hatte. Bei der Arbeit gab's ein anstrengendes Meeting, das mein Stresslevel ziemlich nach oben getrieben hat. Es mussten ein paar wichtige Entscheidungen getroffen werden, was mich total überfordert hat, und mein Stress wurde immer größer. Ich konnte gar nicht mehr aufhören, darüber nachzudenken. Mein Herz raste und meine Gedanken drehten sich im Kreis. Nach dem Meeting stieg ich ins Auto, um nach Hause zu fahren. Beim Einsteigen musste ich an genau diese Idee denken, dass Musik Endorphine freisetzen kann, und ich wusste, dass ich damit den Kopf frei bekommen könnte. Also spielte ich ein paar meiner Lieblingslieder. In meinem ziemlich negativen gestressten Zustand brummte ich die Lieder zunächst eher mit. Allmählich kam ich aber in Fluss und sang lauter (dabei stellte ich mir vor, ich wäre quasi ein Profi, trotz meiner fragwürdigen Stimme). Ziemlich schnell ging ich völlig darin auf. Ich sang zehn oder 15 Minuten lang. In dieser Zeit ließ ich mental meine Sorgen los. Als ich zu Hause ankam, wurden sie mir wieder bewusst, aber diesmal betrachtete ich sie aus einer anderen Perspektive, aus einer, in der ich viel ruhiger war.

In Momenten, in denen wir gestresst sind, ist es extrem schwer, Probleme zu lösen. Musik ist eine unfassbar tolle Möglichkeit, um mal kurz abzuschalten und den Kopf freizubekommen, sodass du dich später deinem Problem wieder mit klarem Verstand widmen kannst. Mit einem klaren Geist, der rational ist und die passende Lösung für dich finden kann.

Eine Studie zeigte die unmittelbaren positiven Auswirkungen von Musik auf die Lebensfreude der Teilnehmenden. Darüber hinaus wurden weitere Vorteile wie eine Verringerung von Angstzuständen und körperlichen Schmerzen sowie eine Stärkung des Immunsystems festgestellt[29]. Eine weitere Studie ergab, dass Musik die Stressreaktion von Menschen vorteilhaft verändern kann. Diejenigen, die mehr Zeit mit Musik verbrachten, erholten sich schneller von Stress[30]. Eine dritte Studie stellte einen deutlichen Rückgang des Cortisolspiegels (wichtigstes Stresshormon) bei den Teilnehmenden fest. Diese Studie zeigte insbesondere Verbesserungen in der Fähigkeit der Menschen, ihre Emotionen zu regulieren[31]. Ein erhöhter Stresslevel und vermehrte Ängste sind heute bei uns allen unglaublich verbreitet. Die Tatsache, dass einfaches Abspielen und Mitsingen von Musik tatsächlich eine gewisse Linderung dieser Probleme bewirken können, ist unglaublich, und du kannst das immer und überall als schnelle Hilfe nutzen.

Dabei ist unbedingt darauf hinzuweisen, dass das kein neues Phänomen ist. Instinktiv wissen wir schon seit Jahrtausenden, dass Singen und Tanzen positive Gefühle auslösen. Zu den Traditionen und religiösen Praktiken vieler Kulturen gehören seit jeher Gesang, Choräle und Tanz. Der menschliche Instinkt ist sehr mächtig; er weiß, was gut für ihn ist. Die moderne Neurowissenschaft kommt nun einfach allmählich auch dahinter und erklärt, warum das so ist.

Ein wichtiger Aspekt, den du bei deiner täglichen DOSE Musik beachten solltest, sind die verschiedenen Arten von Musik und wie sie sich jeweils auf deine Stimmung auswirken.

1. Energetisierende Musik

Mitreißende Musik, die dein Herz höherschlagen lässt. Diese Art von Musik kann morgens hilfreich sein, um dir Energie für den Tag zu geben. Auch vor dem Sport oder währenddessen kann sie toll sein. Wenn du dich müde fühlst, probier mal, ob du deine Energie steigern kannst, indem du zu mitreißender Musik singst und tanzt.

2. Beruhigende Musik

Beruhigende Musik ist super gegen Abend, vor allem wenn du nach einem stressigen Arbeitstag runterkommen willst. Spiel auf dem Heimweg, oder sobald du zu Hause bist, etwas Beruhigendes. Sing leise mit. Je mehr du dich auf das Lied einlassen kannst, desto besser. Nach einem anstrengenden Tag, an dem du viel nachdenken musstest, verschafft das deinem Geist eine Pause. Wenn du Probleme mit dem Einschlafen hast, kann es auch helfen, vor dem Schlafengehen in deiner App nach „beruhigender Musik zum Einschlafen" zu suchen, um zur Ruhe zu kommen.

3. Konzentrationsmusik

Manche Musikstile vertiefen nachweislich deine Konzentration. Musik mit ruhigen, langsamen Beats und ohne Text kann deine Konzentrationsfähigkeit beim Arbeiten verbessern. Experimentiere doch mal mit „Binauralen Klängen" oder „Lo-Fi-Musik". Ich finde diese Musik extrem hilfreich, wenn ich konzentriert arbeiten will. Ich suche mir eine Aufgabe aus, schließe alle ablenkenden Apps auf meinem Computer, hole mir etwas Leckeres zu trinken, lege mein Handy in ein anderes Zimmer und lasse dann meine Musik laufen. Dieses vorbereitende Ritual hilft mir zusätzlich, mich besser auf die anstehende Aufgabe zu konzentrieren.

4. Traurige Musik

Jetzt wird's spannend. Vielleicht ist dir schon einmal aufgefallen, dass die Musik, die du gerade hörst, direkt deine aktuelle Stimmung widerspiegeln kann. Wenn wir traurig oder niedergeschlagen sind, entspricht unser Musikgeschmack manchmal genau diesen Gefühlen. Umgekehrt passt sich unsere Musik auch unserer Stimmung an, wenn wir fröhlicher oder aufgedrehter sind. Wenn du also gerade etwas Schwieriges durchmachst, zum Beispiel eine Trennung oder den Verlust eines geliebten Menschen, ermöglicht dir traurige Musik, diese Emotionen voll und ganz zu durchleben. Lass zu, dass du weinst und den Schmerz spürst, denn das kann dir helfen, die Gefühle zu verarbeiten[32].

Wichtiger Hinweis: *Wenn du in eine Dauerschleife aus Weinen und Traurigkeit gerätst, kann das unglaublich schädlich sein. Eine Zeit lang traurige Musik zu hören, ist völlig okay. Aber es ist wichtig, dass du in anderen Momenten des Tages wieder fröhlichere Musik hörst, um deinen Gedanken wieder eine positivere Richtung zu geben*[33].

Musik ist eine unfassbar tolle Möglichkeit, dich von deinen Sorgen zu lösen und den Kopf freizubekommen, sodass du dich später deinem Problem wieder mit klarem Verstand widmen kannst. Mit einem klaren Kopf, der rational ist und die passende Lösung für dich finden kann.

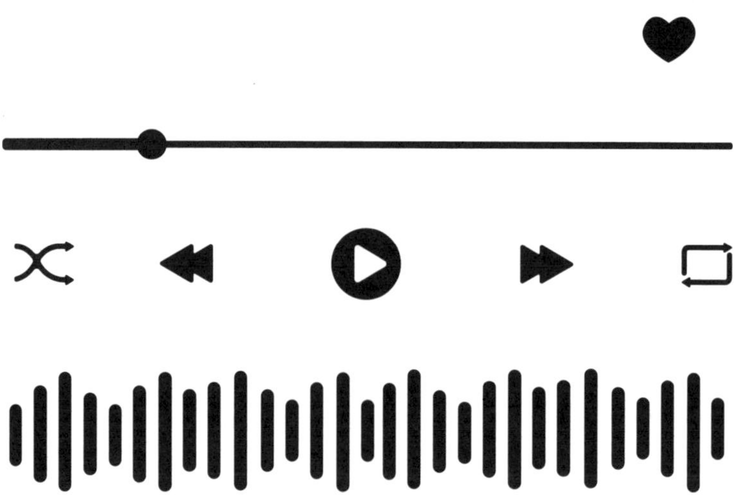

Strategie

Hier ist unsere Strategie ganz einfach: Wir werden ganz bewusst nach und nach steigern, wie viel du jeden Tag singst. Unser Ziel ist, dass du mindestens fünf Minuten pro Tag singst. Mit Musik-Apps ist es jetzt unglaublich einfach, Songtexte zu lernen (die Lyrics zu lernen, erfordert Konzentration – und das ist zusätzlich super für deinen Dopaminspiegel!).

Versuche jeden Morgen vor der Arbeit fünf Minuten zu singen, egal ob zu Hause, im Auto oder bei deinem Spaziergang. Mach's außerdem wie ich und nutze Musik in stressigen Momenten. Beobachte, was diese Endorphinausschüttung bewirkt, um Kopf und Körper zur Ruhe zu bringen.

Wenn sich die Gelegenheit bietet, tanze und singe zusammen mit anderen. Das kann bei einem Konzert, in einer Bar, beim Karaoke oder bei dir zu Hause sein. Gemeinsam zu singen und zu tanzen hat nachweislich unglaublich positive Auswirkungen auf die Qualität deiner Beziehungen[34]. So kannst du erleben, wie es ist, wenn gleichzeitig Oxytocin und Endorphine ausgeschüttet werden!

Challenge

Nun möchte ich dich bitten, die „Musik-Challenge“ zu machen. Um diese Challenge zu schaffen, musst du in den nächsten sieben Tagen jeden Morgen fünf Minuten lang singen.

19

Lachst du genug?

ENDORPHINE
LACHEN
ENDORPHINE
LACHEN
ENDORPHINE
LACHEN
ENDORPHINE
LACHEN
ENDORPHINE

Fangen wir damit an, dass wir einfach mal einschätzen, wie oft du deinem Eindruck nach jeden Tag lachst.

Schätze auf einer Skala von 1 bis 10 ein, wie viel Lachen es in deinem Leben gibt.

1 → 10

1 = null
10 = jede Menge

Lachen verstehen

Denk mal an eine Situation, in der du richtig gelacht hast. So ein Lachen, bei dem dir praktisch alles wehtut. Dein Bauch schmerzt, weil du lauthals rauslachst. Tränen laufen dir übers Gesicht. Das ist Euphorie. Das sind Endorphine. Dein Körper verausgabt sich, und wie wir inzwischen wissen, führt das zu einer enormen Endorphinausschüttung[35]. Vielleicht hast du schon mal den Spruch gehört „Lachen ist die beste Medizin“ – das stimmt wirklich.

Schauen wir uns mal die wissenschaftlichen Hintergründe an. Eine aktuelle Studie hat gezeigt, wie „Lachtherapie” Stress und Ängste bei Menschen beeinflusst[36] und damit auch, wie sehr Lachen dabei hilft, Gefühle zu regulieren. Weitere Vorteile entstehen durch die einzigartigen Aspekte des Lachens wie zum Beispiel eine erhöhte Sauerstoffaufnahme, was zu einer Reduktion von Stresshormonen führt, und sogar eine stärkere Aktivierung der Bauchmuskeln, was das Abnehmen begünstigt[37]. Letztendlich bringt das alles lauter tolle Vorteile für deine körperliche und mentale Gesundheit.

Mehr **Lachen** in dein Leben zu bringen – das ist ein Vorhaben, auf das du dich bewusst konzentrieren kannst, um im ganz normalen Alltag deine Stimmung zu verbessern. Mehr denn je verbringen wir heute einen Großteil unserer Zeit vor Bildschirmen und immer weniger in Gemeinschaft. Unser Ziel ist es, dich ins richtige Umfeld zu bringen, wo Lachen möglich ist. Schauen wir uns mal ein paar Möglichkeiten dazu an.

1. Dein Arbeitsleben

Das Arbeiten im Homeoffice hat in vieler Hinsicht enorme Vorteile gebracht, und es gibt zahlreiche Aspekte, die wir schätzen gelernt haben. Eine Herausforderung, die ich jedoch immer wieder in Unternehmen sehe, die Homeoffice ermöglichen, ist der Rückgang der täglichen sozialen Interaktion zwischen den Beschäftigten. Im Büro kannst du dir einen Kaffee holen oder mit Kolleginnen und Kollegen über das Wochenende plaudern, und das sind Momente, in denen du auch mal lachen kannst. Ich empfehle dir, regelmäßig ins Büro zu gehen, wenn du eins hast, um dieses Gefühl der Verbindung zu erleben.

2. Gemeinschaftsleben

Mit anderen zu lachen, kann auch deinen Oxytocinspiegel ankurbeln[38]. Nimm dir einen Moment Zeit, um zu checken, wie es mit deiner „Sozialleben-Challenge“ aus Teil 2 läuft und frag dich, ob du dich oft genug in einem sozialen Umfeld bewegst, in dem du Gelegenheit hast, zu lachen, Spaß zu haben und mal eine Zeit lang abzuschalten.

3. Zeit mit Kindern

Vielleicht ist dir schon aufgefallen, dass Kinder viel lachen. Zeit mit jüngeren Familienmitgliedern oder Freunden zu verbringen und eine Weile in ihre Welt einzutauchen, ist eine tolle Möglichkeit, mehr Lachen in dein Leben zu bringen. Sei ganz bei ihnen, konzentriere dich auf das, was sie lustig finden, sei verspielt, und du wirst merken, dass du auch lachst.

4. Humorvoller Content

Die beste Form des Lachens findet zwar in Gesellschaft mit anderen statt, aber das ist nicht die einzige Möglichkeit, mehr Humor in dein Leben zu bringen. Im Internet gibt's jede Menge lustige Sachen, die du dir anhören oder anschauen kannst und die dich zum Lachen bringen. Zum Beispiel Comedy-Podcasts, witzige Filme oder lustige Fernsehsendungen. Das alles kann ein bisschen mehr unbeschwerte Freude in deinen Tag bringen.

Es ist wichtig, hier auch die andere Art von Content zu erwähnen, die du vielleicht konsumierst – Content, der nicht nur nicht lustig ist, sondern schlimmer noch, der dich enorm stresst. Nachrichten zu scrollen, ist zwar informativ und manchmal notwendig, aber du solltest sehr vorsichtig sein, in welcher Menge du sie konsumierst. Wenn du ständig negative Berichte anschaust und anklickst, beeinflusst das dein Denken und Fühlen. Dein Gehirn lässt sich leicht konditionieren. Wenn du dauernd hörst, was in der Welt schiefläuft, fängst du auch an, darüber nachzudenken, was in deinem Leben schiefläuft. Halte dich natürlich über aktuelle Ereignisse auf dem Laufenden, aber wenn du ruhig und glücklich leben willst, dann lass dich von solchem Content nicht überwältigen.

Strategie

Hier ist unser Fokus ganz einfach: Verbringe mehr Zeit in einem Umfeld, das dich zum Lachen bringt.

1. **Dein Arbeitsleben**
2. **Gemeinschaftsleben**
3. **Zeit mit Kindern**
4. **Humorvoller Content**

Es ist wirklich wichtig, dass wir hier wieder auf den Bezugsrahmen der Endorphine zurückkommen. Sie sind in deinem Körper um dir zu helfen, mit Stress umzugehen. Wenn wir viel Stress haben, ist es uns oft nicht mehr wichtig, unter Leute zu kommen, und das führt dann dazu, dass wir noch länger und öfter in unseren beunruhigenden Gedanken versinken.

Wenn du gestresst bist, brauchst du soziale Kontakte und Humor. Das gibt deinem Verstand die Befreiung, die er braucht, um zur Ruhe zu kommen und eine passende Lösung für das zu finden, was dich belastet. Gib sozialen Kontakten Priorität.

Challenge

Nun möchte ich dich bitten, die „Lachen-Challenge" zu machen. Um diese Challenge zu schaffen, musst du dich in den nächsten sieben Tagen dreimal in ein Umfeld begeben, das dich zum Lachen bringt.

20

Runter vom Sofa

ENDORPHINE
DEHNEN
ENDORPHINE
DEHNEN
ENDORPHINE
DEHNEN
ENDORPHINE
DEHNEN
ENDORPHINE

Lass uns erst mal einschätzen, wie beweglich du bist.

Schätze auf einer Skala von 1 bis 10 ein, wie beweglich sich dein Körper beim Dehnen anfühlt.

1 → 10

1 = sehr steif

10 = sehr beweglich

Wow, du hast es bis zum letzten Kapitel von „Der DOSE-Effekt" geschafft. Herzlichen Glückwunsch! Die Entscheidung, jeden Tag lieber dieses Buch zu lesen, als einfach nur auf deinem Handy herumzuscrollen, ist unglaublich schwer. Nimm dir einen Moment Zeit, um dich zu feiern. Das ist eine Riesenleistung.

Dehnen verstehen

Weiter geht's mit Kapitel 20 „Dehnen". Wenn ich meine „DOSE Live"-Workshops gebe, ist das interessanterweise jedes Mal einer der beliebtesten Teile.

Stellen wir uns mal bildlich ein häufiges Verhalten vor. Du stehst morgens auf, gehst hin und her, um dich fertig zu machen, und eh du dich versiehst, sitzt du schon wieder. Du sitzt viele Stunden, bis du schließlich Hunger bekommst oder mal auf die Toilette musst. Du stehst ein paar Minuten auf, und schon sitzt du wieder. In dieser Haltung verbringst du viele Stunden, und das Tag für Tag. Stell dir mal dein zukünftiges Ich vor. Wenn du Glück hast und alt wirst, was ich dir wünsche, mal dir mal aus, wie dann dein Leben aussieht. Wie ist deine Körperhaltung, wie beweglich bist du, wie leicht fällt es dir, vom Sofa aufzustehen, Treppen zu steigen, mit deinen Enkelkindern zu spielen? Nicht besonders leicht, oder? **Dehnen** hat in unserer Gesellschaft immer noch keine hohe Priorität. Das führt zu enormen körperlichen Herausforderungen im Alter.

Ich stelle mir eine andere Zukunft für dich vor. Eine Zukunft, in der dein Körper über mehr Flexibilität und Kraft verfügt und noch viele Jahre beweglich bleibt. Eine Zukunft, in der du dich auch im Alter fit und stark fühlst. Das ist möglich und ganz einfach, indem du jeden Tag ein paar einfache Dinge für dein Wohlbefinden tust.

Denk an das Prinzip der Endorphine. Wenn wir unseren Körper fordern, werden Endorphine ausgeschüttet, und wir bauen mental Stress ab. Eine Studie zu den Vorteilen von Yoga zeigte nicht nur einen Anstieg der Endorphine, sondern auch einen Rückgang des Stresshormons Cortisol. Dadurch, dass du etwas so Einfaches wie Yoga in dein Leben einbaust, kannst du einen doppelten Vorteil erzielen: mehr Endorphine zum Stressabbau und weniger von deinem wichtigsten Stresshormon[39]. Das erzeugt ein euphorisches Gefühl, das sogenannte „Yoga-High". Eine zusätzliche Studie zeigte eine ähnlich unglaubliche Aktivierung des Endorphinsystems. Die war wiederum mit einer Reihe weiterer gesundheitlicher Vorteile verbunden, darunter Verbesserungen beim Schlaf, bei der Emotionsregulation und bei der Fähigkeit, schmerzhafte körperliche Herausforderungen zu bewältigen[40].

Unser Ziel ist es, herauszufinden, wie wir deinen Körper öfter ein bisschen mehr dehnen können. Ich weiß, dass einige von euch, die dieses Buch lesen, vielleicht schon begeisterte Yogis sind und ihren Körper ständig dehnen. Wenn das auf dich zutrifft – tolle Arbeit. Mach weiter so. Der Rest von euch, zu denen ich mich auch zähle, sind diejenigen, die sich nicht wirklich zum Dehnen aufraffen können und es langweilig finden. Für euch habe ich einen Plan.

Zuerst schau doch mal bitte, wie du gerade sitzt. Ich bezweifle, dass du im Moment stehst. Bevor du herumrutschst oder dich bewegst, schau dir deine Haltung an. Vielleicht merkst du, dass deine Schultern nach vorne fallen, dein Rücken, vor allem der untere Teil, gerundet ist und deine Beine im rechten Winkel stehen. Vielleicht liegst du gerade in der Badewanne und holst dir deine Wärme; wenn ja, toller Vibe, genieß es. Für alle anderen, die sitzen, gilt: Diese Haltung wollen wir korrigieren lernen. Wir müssen einen Weg finden, deinen Rücken zu strecken und zu verlängern. Deine Beinrückseite zu dehnen. Die Wirbelsäule etwas öfter zu drehen. Als die Welt noch viel mehr körperliche Arbeit erfordert hat, ist unser Körper ständig in Bewegung gewesen und hat eine Vielzahl von Bewegungen ausgeführt, die ihm seine Beweglichkeit erhalten haben.

Einfache Dehnübungen

Ich zeig dir eine einfache Übungsfolge, die du jeden Tag nach dem Aufwachen, zur Mittagszeit und vor dem Schlafengehen machen kannst, und das für den Rest deines Lebens. Das klingt jetzt vielleicht abschreckend. Aber die gute Nachricht ist: Jedes Set dauert nur 30 bis 60 Sekunden.

Die Übung besteht aus drei einfachen Bewegungen, und am besten machst du sie gleich nachdem du diesen Abschnitt gelesen hast.

Bewegung 1:
Reach-Ups (Rückenstrecken)

Stell dich aufrecht hin, streck deine Arme so weit wie möglich nach oben und versuch, die Decke zu berühren.

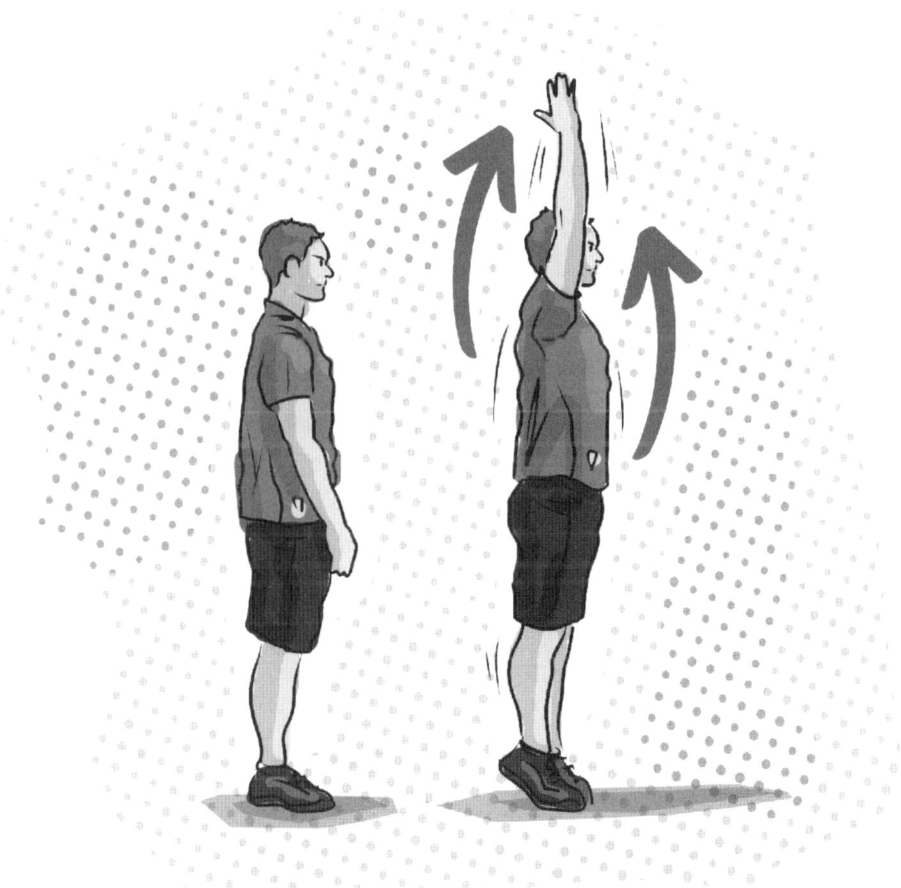

Bewegung 2:

Reach-Down (Dehnen der hinteren Oberschenkelmuskulatur)

Beug dich nach vorne und versuch, deine Zehen zu berühren. Beug dich so weit nach unten, wie du kannst, bis du es in den Beinrückseiten spürst. Verletz dich nicht.

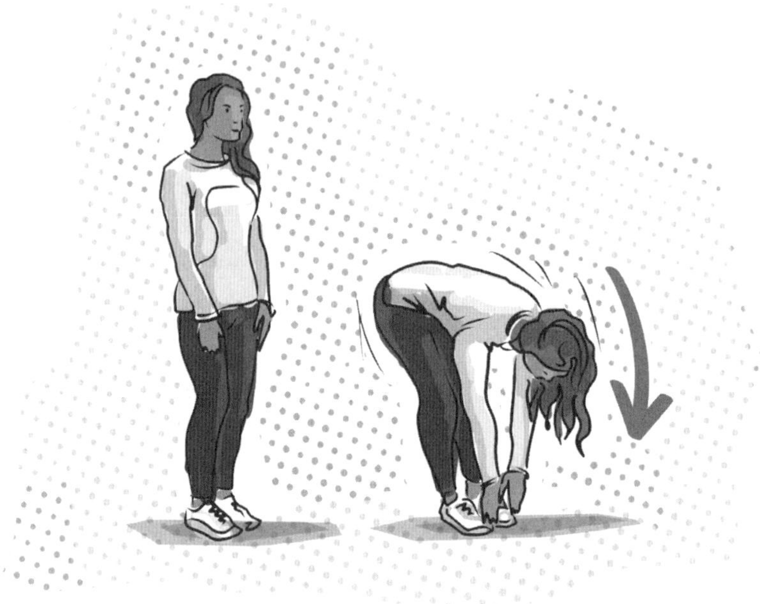

Bewegung 3:

Twists (Oberkörperdrehungen)

Streck die Arme zu den Seiten aus, die Handflächen zeigen nach unten. Nun dreh den Oberkörper erst nach links, dann nach rechts. Möglicherweise hörst du es im Rücken ein paar Mal knacken.

MACH DIESE ÜBUNGSFOLGE BITTE DREIMAL.

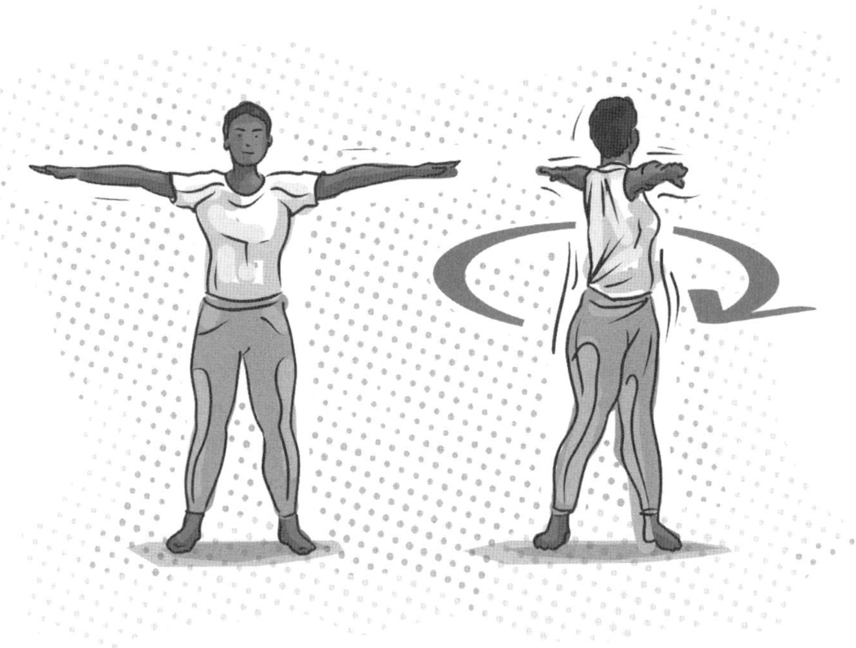

ALSO …

- Streck dich nach oben, beug dich nach unten zu deinen Zehen
- Streck dich nach oben, beug dich nach unten zu deinen Zehen
- Streck dich nach oben, beug dich nach unten zu deinen Zehen

DANN …

Arme zu den Seiten ausstrecken

- Drehung nach links, Drehung nach rechts
- Drehung nach links, Drehung nach rechts
- Drehung nach links, Drehung nach rechts

Das ist alles. So einfach ist das. Und es ist unfassbar effektiv.

Mach das dreimal am Tag und du wirst merken, dass du beweglicher wirst. Spür auch, wie das Blut in dein Gehirn schießt und dabei Endorphine freigesetzt werden.

Bar Hanging (an der Klimmzugstange hängen)

Hast du schon mal an einem Klettergerüst oder einer Klimmzugstange gehangen und versucht, dich daran festzuhalten? Vielleicht hast du das erst vor Kurzem gemacht oder womöglich schon seit der Kindheit nicht mehr. Stell dir vor, du gehst eines Morgens durch einen Park und siehst einen 75-jährigen Mann oder eine 75-jährige Frau, die an einer Klimmzugstange hängt. Du würdest ganz schön staunen, aber genau das sehe ich in deiner Zukunft. Einfach an einer Stange zu hängen, ist eine unglaublich gute Möglichkeit, die Wirbelsäule zu entstauen, den Körper zu strecken und ihn so beweglich und so stark wie möglich zu halten.

Egal, ob du ins Fitnessstudio gehst oder einen Park in der Nähe hast, sobald du eine Stange siehst, solltest du versuchen, dich dranzuhängen. Sei dabei natürlich vorsichtig. Leg zuerst deine Hände auf die Stange, bleib mit den Füßen am Boden und lass die Beine ein bisschen locker, um zu spüren, wie es sich anfühlt, dich an der Stange zu halten. Sobald du sicherer wirst, nimm erst einen Fuß vom Boden, dann den zweiten. So schaffst du es Schritt für Schritt, an der Stange zu hängen. Fang mit drei Sekunden an, dann fünf, dann zehn. Steigere dich auf 30 Sekunden. Wenn du das täglich machst, wird es dein Leben verändern. Es kurbelt sofort deine Endorphine an und verbessert langfristig deine Lebensqualität.

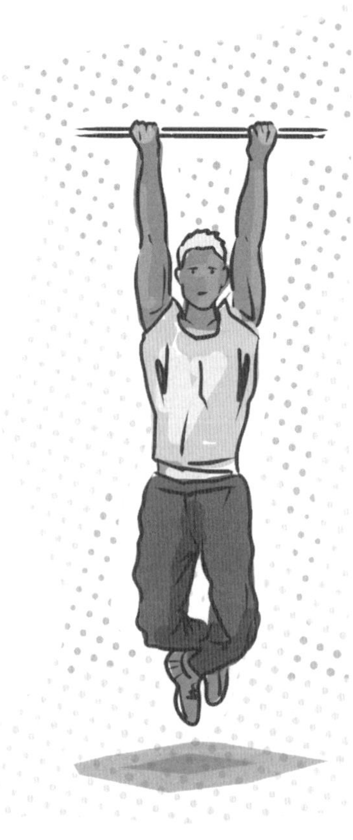

Strategie

Unsere Stretching-Strategie ist ganz klar. Du solltest es dreimal am Tag machen. Nach dem Aufwachen, am Mittag und vor dem Schlafengehen solltest du deine Reach-ups, Reach-downs und Twists machen. So wird sich die Beweglichkeit deines Körpers schnell verbessern.

Dann solltest du jedes Mal, wenn du an eine Stange herankommen kannst, Bar Hanging praktizieren. Fang klein an und steigere dich, sobald du dich wohler und sicherer fühlst.

Wichtiger Hinweis: *Wenn du Yoga, Pilates oder eine andere längere tägliche Praxis machst, ist das super und du solltest es beibehalten. Die hier beschriebenen Dehnübungen und das Bar Hanging sind für alle gedacht, die das erst allmählich in ihren Alltag einbauen möchten.*

Sowie du anfängst, dich mehr zu dehnen, wird dein Körper fitter, du hast mehr Spaß an Bewegung und deine Fähigkeit, dir deine DOSE Endorphine zu verschaffen, steigt und steigt.

Challenge

Nun möchte ich dich bitten, die „Stretching-Challenge“ zu machen. Um diese Challenge zu schaffen, musst du in den nächsten sieben Tagen täglich deine Dehnübungen machen (und gerne auch dein ganzes weiteres Leben lang).

Deine DOSE zusammenstellen

In Teil 4 haben wir uns damit beschäftigt, wie viel echte Power es hat, wenn du regelmäßig deinen Endorphinspiegel ankurbelst, und inwiefern das nicht nur deine körperliche Gesundheit verbessert, sondern auch deinen Stresslevel deutlich senkt.

Nimm dir jetzt bitte etwas Zeit und überlege, welche der fünf primären Endorphin-Aktionen dir am wichtigsten ist und weiterhin Priorität haben soll. Es wäre ja unglaublich, wenn alle diese Verhaltensweisen in deinem Leben auch weiterhin eine wichtige Rolle spielen würden. Wichtig ist auf jeden Fall, dass du dir eine zentrale Verhaltensweise aussuchst und dafür sorgst, dass sie fester Bestandteil deines Lebens wird.

Was wird deine wichtigste Endorphin-Aktion?

1. TRAINIEREN

Deine liebste Form regelmäßiger körperlicher Bewegung finden

2. WÄRME

Dich in der Wärme aufhalten, entweder in der Badewanne, in der Sauna oder im Dampfbad

3. MUSIK

Täglich singen und tanzen, besonders am Morgen

4. LACHEN

Dafür sorgen, dass du regelmäßig in einer Umgebung bist, in der viel gelacht wird

5. DEHNEN

Eine kurze, regelmäßige Übungsfolge, die deinen Körper beweglich hält

Sprich auf jeden Fall mit einer Freundin, einem Freund oder jemandem aus deiner Familie über die wichtigste Endorphin-Challenge, die du dir ausgesucht hast!

Ich bin begeistert, dass du es bis hierher geschafft hast. Was du in diesem Buch erreicht hast, ist wirklich phänomenal. Ich weiß, dass es nicht einfach ist, sich in einer der seltenen freien Minuten fürs Lesen zu entscheiden, wenn es zugleich so viel anderes gibt, was man machen könnte. Nimm dir jetzt einen Moment Zeit, um dich mal richtig zu loben. Du hast dich auf einen völlig neuen Weg gemacht – und das für den Rest deines Lebens.

Unser letztes Ziel ist es, das, was du aus diesem Buch mitnimmst, zu festigen und die Aktionen auszuwählen, die sich für dich und dein Leben am gewinnbringendsten anfühlen.

Zuerst stellen wir deine DOSE zusammen.
Wir schauen uns jeden Botenstoff an und suchen die zentrale Aktion aus, die für dich jeden Tag Priorität hat. Sobald du täglich eine Aktion pro Botenstoff schaffst, bauen wir das Ganze weiter aus.

SCHLUSS
SCHLUSS
SCHLUSS
SCHLUSS
SCHLUSS
SCHLUSS
SCHLUSS
SCHLUSS

Dopamin

Fangen wir mit Dopamin an. Du weißt ja, das ist der Botenstoff, der dir den Antrieb im Leben gibt. Er bestimmt, wie motiviert du bist und wie gut du dich auf deine Ziele konzentrieren kannst. Auf natürliche Weise wird Dopamin gebildet, wenn du anspruchsvolle Aufgaben erledigst. Es gibt aber auch unnatürliche Spitzen und Abstürze, wenn du dich zu oft auf die Verhaltensweisen für einen schnellen Dopaminkick einlässt, die unsere moderne Welt zu bieten hat.

1. Flow-Zustand

Meinst du, dass der Flow-Zustand deine wichtigste Dopamin-Aktion sein sollte, die du weiter vorantreiben möchtest? Findest du es spannend, jeden Tag deine Fähigkeit zu tiefer Konzentration und hoher Produktivität zu trainieren? Kannst du lernen, die unangenehmen ersten 15 Minuten zu Beginn einer Arbeit zu überwinden, um dann in einen Zustand entspannter Hochleistung zu kommen?

2. Disziplin

Sollte dein Hauptfokus gerade auf dem Thema Disziplin liegen? Willst du deinen Dopaminspiegel bewusst erhöhen, indem du sorgsamer und gewissenhafter wirst? Kannst du die Disziplin entwickeln, gleich nach dem Aufstehen dein Bett zu machen? Kannst du dafür sorgen, dass dein Zuhause aufgeräumt und ordentlich bleibt? Denk dran, deine Umgebung ist ein Spiegelbild deines Inneren. Räume auf und schau zu, wie deine Gedanken klarer werden.

3. Handyfasten

Bist du süchtig nach deinem Handy? Sei ehrlich zu dir. Ich bin es auf jeden Fall. Jeden Tag versuche ich ganz bewusst, mir handyfreie Zeit zu nehmen. Das ist nicht leicht, aber es verändert mein Leben. Kannst du dich darauf einlassen, dein Handy morgens nach dem Aufwachen zu ignorieren? Kannst du dir jeden Abend eine Stunde handyfrei nehmen? Die Fähigkeit zu entwickeln, dir Freiräume von der Technik zu nehmen, ist eine Kompetenz, die deine Lebensqualität mit jedem Lebensjahr verbessern wird.

4. Kaltes Wasser

Möchtest du mehr Durchhaltevermögen entwickeln? Deine Willenskraft stärken? Besser mit Unangenehmem umgehen können? Willst du dich stark und selbstbewusst fühlen, wenn du vor Herausforderungen stehst? Kaltes Wasser liefert dir genau das richtige Training dafür. Es ist klar, dass es sowohl psychisch als auch physisch wehtut, wenn das kalte Wasser auf deinen Körper trifft. Aber das Gefühl, das dabei entsteht – das Gefühl, etwas geleistet zu haben, voller Energie und Tatendrang zu sein – ist es absolut wert.

5. Mein Ziel

Brauchst du ein klares Ziel im Leben? Ein Ziel, das dir so wichtig ist, dass du bereit bist, dafür auf kleine Freuden zu verzichten? Kannst du dir ein Ziel vorstellen, das dich so inspiriert, dass du bereit bist, dafür nicht ständig auf dein Handy zu schauen, auf Zucker, Alkohol und Pornos zu verzichten und alles zu tun, was nötig ist, um es zu erreichen? Nichts ist so wirkungsvoll wie die Vision einer Zukunft, die das Feuer der Begeisterung in dir entfacht. Kannst du jeden Tag ein bisschen Zeit draußen verbringen, spazieren gehen, ohne dein Handy, und dabei von der Zukunft träumen und Pläne schmieden?

Such dir deine Dopamin-Aktion aus:

1. **Flow-Zustand**
2. **Disziplin**
3. **Handyfasten**
4. **Kaltes Wasser**
5. **Mein Ziel**

Oxytocin

Als Nächstes schauen wir uns Oxytocin an, diesen magischen Stoff, der klare wissenschaftliche Erkenntnisse darüber liefert, wozu wir eigentlich da sind, nämlich dazu, uns selbst und die Menschen um uns herum zu lieben. Den Stoff, der entsteht, wenn wir füreinander da sind, wenn wir anderen und uns selbst Gutes tun. Überlegen wir mal, welche Oxytocin-Aktion für dich die stärkste Auswirkung auf dein Leben hat.

6. Miteinander

Hast du das Gefühl, dass es dir wichtig genug ist, die Menschen in deinem Umfeld zu unterstützen und ihnen Liebe zu geben? Frag dich mal, ob du mit dem Beitrag, den du für unsere Welt leistest, zufrieden bist. In dir steckt ein starkes Bedürfnis, das genau das will, nämlich Menschen unterstützen. Kannst du dich jeden Tag bewusst fragen, was du für andere tust? Manchmal sind das vielleicht große Dinge, ein anderes Mal reicht es schon, jemanden anzurufen und ihm oder ihr zuzuhören.

7. Berührung

Schenkt dir Körperkontakt mit Menschen und Tieren innere Ruhe? Beruhigt er deine Gedanken? Fühlst du dich dadurch besser verbunden und geliebt? Hast du das Gefühl, dass der Körperkontakt in deinem Leben weniger geworden ist? Kannst du dich bewusst bemühen, deine Freunde öfter zu umarmen? Deine Familie? Wenn du in einer Paarbeziehung lebst, kannst du den körperlichen Aspekt eurer Beziehung stärker in den Vordergrund stellen?

8. Sozialleben

Triffst du dich gerne mit Leuten? Fühlst du dich glücklich und voller Energie, wenn du mit anderen zusammen bist? Kannst du deine Freunde und Familie öfter sehen und dich mit ihnen zum Kaffee, Spazierengehen, Essen oder Sport verabreden? Kannst du dich jeden Tag bewusst fragen: „Habe ich heute mit jemand anderem etwas Schönes gemacht?“

9. Dankbarkeit

Willst du jeden Tag ein grundlegendes Gefühl haben, eigentlich glücklich zu sein? Das Gefühl von echtem innerem Frieden? Wir leben alle in einer Welt des „Immer mehr". Mehr Geld, mehr Klamotten, bessere Häuser, schönere Urlaube, mehr Freunde, mehr Follower. Wir leben in einem Zustand ständigen Begehrens, aber das Begehren nach dem, was wir nicht haben, führt zu einem Leben voller Unzufriedenheit. Wir wissen, dass es wichtig ist, Träume zu haben – aber wenn wir nicht dankbar für das sind, was wir schon haben, macht uns das unglücklich. Kannst du dir einmal am Tag einen Moment Zeit nehmen und dich fragen: „Wofür bin ich in diesem Moment am dankbarsten?" Ist es eine bestimmte Person? Dein Zuhause? Dein Job? Deine Gesundheit? Die Natur? Kannst du dich jeden Tag für ein paar Sekunden ganz auf die Freude darüber konzentrieren, was du hast? Wenn du dich dafür entscheidest, erwartet dich ein glücklicheres Leben.

10. Erfolge

Willst du wirklich an dich glauben? Willst du daran glauben, dass du alles erreichen kannst, was du dir vornimmst, egal ob es um ein Ziel im Job, für deine Gesundheit oder für deine Freundschaften geht? Oder einfach nur darum, dich selbst mehr zu lieben und netter und konstruktiver mit dir selbst zu reden? Kannst du dir einmal am Tag einen Moment Zeit nehmen, um dich für einen kleinen Fortschritt zu feiern, den du geschafft hast? Sei es, dass du öfter mal eine Handypause machst, dich gesünder ernährst, dich bei der Arbeit besser konzentrierst oder positiver mit dir selbst sprichst, wenn du in den Spiegel schaust. Eine einfache tägliche Aktion, mit der du die Veränderungen in deinem Leben positiv verstärkst, verändert deine innere Stimme und schenkt dir ein gesünderes Empfinden für dein Leben.

Such dir deine Oxytocin-Aktion aus:

6 **Miteinander**
7 **Berührung**
8 **Sozialleben**
9 **Dankbarkeit**
10 **Erfolge**

Serotonin

Kommen wir jetzt zum Serotonin. Unser naturgemäßer Stoff. Der Stoff, der einfach will, dass wir Menschen sind. Menschen, die die Natur lieben, sich gesund ernähren, nachts tief schlafen und so atmen, dass sie innere Ruhe finden. Serotonin hilft dir, dich so zu verhalten, dass deine Stimmung und deine Energie steigen. Es wird hauptsächlich in deinem Darm gebildet. Finden wir heraus, welche Serotonin-Aktion den größten Einfluss auf dein künftiges Leben haben wird.

11. Natur

Hast du schon angefangen, die Kraft der Natur zu spüren? Mit deinen Instinkten in Kontakt zu kommen, ist der Schlüssel zu gesünderen Entscheidungen. Zu spüren, was dein Körper wirklich will – diese Fähigkeit musst du unbedingt entwickeln. Es ist wichtig, dass du jeden Tag ein bisschen Zeit in der Natur verbringst. Dazu reicht schon ein einfacher Spaziergang im Park, im Wald, am Strand oder an einem Fluss. Kannst du dich dort von der Technik lösen und dich wieder mit der Welt um dich herum verbinden? Kannst du die Natur um dich herum hören, sehen, riechen und fühlen?

12. Sonnenlicht

Hat Sonnenlicht positiven Einfluss auf deine Stimmung? Hast du schon damit experimentiert, morgens erst mal die Sonne zu sehen, bevor du in die sozialen Medien schaust? Könnte der gezielte Versuch, öfter rauszugehen, deine Methode zur Steigerung deines Serotoninspiegels sein? Du weißt ja, das kann in der Natur sein, muss es aber nicht. Schon ein paar Minuten im Außenbereich eines Cafés oder zu Hause an der frischen Luft zu sitzen bieten dir die passende Gelegenheit, deinen Serotoninspiegel zu erhöhen und dein Gehirn mit Glücksgefühlen und Energie aufzuladen.

13. Darmgesundheit

Liegt der Schlüssel zur Ankurbelung deiner Serotoninproduktion in deinen Entscheidungen, was du isst und trinkst? Klingt ein Leben, in dem dein Körper mit natürlichen, nahrhaften Lebensmitteln versorgt wird, für dich attraktiv? Ein Leben, in dem Energieeinbrüche verschwinden und stattdessen eine ruhige, ausgeglichene und positive Stimmung aufkommt? Kannst du auf stark verarbeitete Produkte verzichten und stattdessen zu vollwertigen Lebensmitteln greifen? Kannst du deine Proteinzufuhr erhöhen? Mehr Obst und Gemüse essen? Und dafür sorgen, dass dein Körper jeden Tag ausreichend Flüssigkeit bekommt?

14. Runterkommen

Schwirrt dir der Kopf? Denkst du zu viel nach? Machst du dir oft Sorgen? Kannst du bewusst versuchen, Kopf und Körper runterzufahren? Das kannst du schaffen. Du kannst beschließen, jeden Tag nur ein paar Minuten lang eine einfache, langsame Atemübung zu machen. Eine Atemübung, mit der du nicht nur deine Fähigkeit trainierst, die schwierigen Momente zu überstehen, sondern die letzten Endes sogar dazu führt, dass diese kaum noch auftreten. Kannst du auf Grübeleien reagieren, indem du auf eine bestimmte Art und Weise atmest und zusätzlich mit jemandem, dem du vertraust, über deine Ängste sprichst, oder deine Gedanken wieder auf etwas lenkst, wofür du dankbar bist, damit du dich innerlich wieder sicher fühlst?

15. Tiefschlaf

Fühlst du dich nach einem erholsamen Nachtschlaf am nächsten Tag anders? Hast du es auf deiner DOSE-Reise schon einmal erlebt, dass du aufgewacht bist und dich sofort bereit für den Tag gefühlt hast? Das ist nur möglich, wenn du dein Handy aus der Hand legst und zu einer vernünftigen Uhrzeit schlafen gehst. Dein Körper braucht Schlaf. Dein Gehirn auch. Kannst du dem Schlaf in deinem Leben mehr Priorität geben? Bist du bereit, auf lange Nächte zu verzichten, um dafür morgens früher hellwach und gut gelaunt zu sein?

Such dir deine Serotonin-Aktion aus:

11 **Natur**
12 **Sonnenlicht**
13 **Darmgesundheit**
14 **Runterkommen**
15 **Tiefschlaf**

Endorphine

Und schließlich Endorphine. Die Stoffe, die ein Geschenk an uns sind. Die Stoffe, die die Fähigkeit haben, in deinem Gehirn jederzeit Stress abzubauen. Unsere moderne Welt ist schnelllebig und, wenn wir ehrlich sind, stressig. Da ist es doch unfassbar, dass wir einen Stoff bekommen haben, der unser Stresslevel sofort senken kann. Achte darauf, dass du jeden Tag Endorphine aktivierst; das ist unheimlich wichtig, wenn du das Leben gelassen und entspannt angehen willst.

16. Trainieren

Willst du dich fitter fühlen? Willst du mehr Kraft haben? Wenn du dich gerade fragst: „Muss ich mich mehr bewegen?“, was sagen dir dann dein Gehirn und dein Körper? Wenn die Antwort „Ja“ lautet, dann sind deine Endorphine am Werk. Dein Ziel bei Sport und Bewegung ist dranzubleiben. Es geht nicht darum, ein großes Trainingsprogramm anzufangen, das du dann nach zwei Wochen wieder hinschmeißt. Dein Ziel ist herauszufinden, welche Art der Bewegung für dich machbar ist. Denk dran, dass Sport und Bewegung nicht unbedingt von Anfang an Spaß machen. Es ist anstrengend, aber mit der Zeit lernt dein Körper, Freude daran zu haben. Es ist unglaublich wichtig, dass du einen Weg für dich findest, Sport und Bewegung in deinen Alltag zu integrieren.

17. Wärme

Bringt Wärme dich zur Ruhe? Hast du schon mal in der Badewanne gelegen oder in der Sauna gesessen und dich danach entspannter gefühlt? Könnte ein einfaches tägliches Eintauchen in eine warme Umgebung – ohne dein Handy – deine Methode sein, deine Endorphine anzukurbeln?

18. Musik

Wie fühlst du dich, wenn du Musik hörst? Oder konkreter, wie fühlst du dich, wenn du singst und tanzt? Wirst du euphorisch? Bist du im Hier und Jetzt? Glücklich? Kannst du öfter tanzen? Kannst du die Texte deiner Lieblingslieder lernen und sie öfter singen?

19. Lachen

Lachst du genug? Gibt es Momente, in denen du etwas so lustig findest, dass alle Sorgen von dir abfallen und du einfach nur im Hier und Jetzt bist? Kannst du dafür sorgen, dass du öfter mal in Situationen kommst, in denen das passiert? Kannst du deine Freunde oder Familie öfter sehen? Kannst du weniger jammern und nicht mehr so viel über die schlimmen Meldungen in den Nachrichten reden? Kannst du dich mehr auf die lustigen Seiten des Lebens einlassen?

20. Dehnen

Fühlt sich dein Körper so an, als könnte er ein bisschen Dehnen vertragen? Wenn du deinen Körper jetzt fragst: „Möchtest du, dass ich dich mehr dehne?", welche Gefühle kommen dann spontan hoch? Lautet die Antwort Ja? Kannst du jeden Morgen gleich nach dem Aufwachen deine Reach-ups, Reach-downs und Twists machen? Kannst du dich öfter an eine Klimmzugstange hängen, um deinen Rücken und deine Schultern zu dehnen? Kannst du mit Yoga anfangen?

Such dir deine Endorphin-Aktion aus:

16 **Trainieren**
17 **Wärme**
18 **Musik**
19 **Lachen**
20 **Dehnen**

Deine DOSE-Aktionen

Jetzt, wo du dir deine täglichen DOSE-Aktionen ausgesucht hast, schauen wir uns deinen ganz normalen Tagesablauf an und überlegen, welche Aktionen dir dafür jeweils am wichtigsten sind. Markiere auf den nächsten Seiten eine Aktion pro Botenstoff, die zu deinen Zielen passt. Du kannst Fotos machen, die Aktionen in deine Notizen-App schreiben oder die Seiten kopieren und ausdrucken.

DOSE am Morgen

Dopamin-Aktion am Morgen

- Flow-Zustand
- Disziplin
- Handyfasten
- Kaltes Wasser
- Mein Ziel

Oxytocin-Aktion am Morgen

- Miteinander
- Berührung
- Sozialleben
- Dankbarkeit
- Erfolge

Serotonin-Aktion am Morgen

- Natur
- Sonnenlicht
- Darmgesundheit
- Runterkommen
- Tiefschlaf

Endorphin-Aktion am Morgen

- Trainieren
- Wärme
- Musik
- Lachen
- Dehnen

DOSE am Abend

Dopamin-Aktion am Abend

- Flow-Zustand
- Disziplin
- Handyfasten
- Kaltes Wasser
- Mein Ziel

Oxytocin-Aktion am Abend

- Miteinander
- Berührung
- Sozialleben
- Dankbarkeit
- Erfolge

Serotonin-Aktion am Abend

- Natur
- Sonnenlicht
- Darmgesundheit
- Runterkommen
- Tiefschlaf

Endorphin-Aktion am Abend

- Trainieren
- Wärme
- Musik
- Lachen
- Dehnen

DOSE an Arbeitstagen

Dopamin-Aktion für Arbeitstage

- Flow-Zustand
- Disziplin
- Handyfasten
- Kaltes Wasser
- Mein Ziel

Oxytocin-Aktion für Arbeitstage

- Miteinander
- Berührung
- Sozialleben
- Dankbarkeit
- Erfolge

Serotonin-Aktion für Arbeitstage

- Natur
- Sonnenlicht
- Darmgesundheit
- Runterkommen
- Tiefschlaf

Endorphin-Aktion für Arbeitstage

- Trainieren
- Wärme
- Musik
- Lachen
- Dehnen

DOSE an Ruhetagen

Dopamin-Aktion für Ruhetage

- Flow-Zustand
- Disziplin
- Handyfasten
- Kaltes Wasser
- Mein Ziel

Oxytocin-Aktion für Ruhetage

- Miteinander
- Berührung
- Sozialleben
- Dankbarkeit
- Erfolge

Serotonin-Aktion für Ruhetage

- Natur
- Sonnenlicht
- Darmgesundheit
- Runterkommen
- Tiefschlaf

Endorphin-Aktion für Ruhetage

- Trainieren
- Wärme
- Musik
- Lachen
- Dehnen

DOSE-Stacking (DOSE-Aktionen kombinieren)

Hier stelle ich dir das DOSE-Stacking vor. Dieses Kombinieren von DOSE-Aktionen ist einfach, spannend und macht Spaß. Und es bringt dein Wissen und deine Fähigkeiten wirklich auf das nächste Level.

Dein Ziel ist es, dir eine Aktivität auszudenken, mit der du einmal pro Woche mehrere DOSE-Aktionen zugleich schaffen kannst, sodass verschiedene Hirnbotenstoffe gleichzeitig angeregt werden! Schauen wir uns ein paar Beispiele an.

1. Eine Wanderung in der Gruppe

Verbring ein bisschen Zeit in der Natur, draußen in der Sonne, ohne dein Handy, und triff dich dazu mit Freunden. Während du draußen bist, wanderst du und forderst deinen Körper, isst etwas Gesundes, hörst Musik und singst mit.

➔ *Bei dieser Aktivität aktivierst du alle vier Botenstoffe, und zwar durch Handyfasten, Sozialleben, Natur, Sonnenlicht, Darmgesundheit, Bewegung und Musik.*

2. Einladung zum Essen

Lade Freunde oder Familie zu einem gesunden Abendessen ein. Während ihr euch unterhaltet, könnt ihr darüber reden, wofür ihr gerade dankbar seid und was ihr in letzter Zeit geschafft habt. Legt alle Handys für den Abend in ein anderes Zimmer, lacht miteinander und habt viel Spaß.

➔ *Bei dieser Aktivität aktivierst du alle vier Botenstoffe, und zwar durch Handyfasten, Sozialleben, Dankbarkeit, Erfolge, Darmgesundheit und Lachen.*

3. Ein Sporttag mit Freunden

Erarbeite einen Plan für ein Mannschaftssport-Spiel in einem Park in deiner Nähe. Lade ein paar Freunde ein und sorge dafür, dass alle etwas zu dem Tag beitragen. Umarmt euch zur Begrüßung. Spielt Musik. Bringt gesunde

Snacks mit. Und versucht, während des Spiels in den Flow-Zustand zu kommen!

➔ *Bei dieser Aktivität aktivierst du alle vier Botenstoffe durch Flow-Zustand, Bewegung, Miteinander, Berührung, Sozialleben, Natur, Sonnenlicht, Darmgesundheit und Musik.*

4. Eine produktive Arbeitsphase

Mach dir einen Tagesplan, damit du eine Phase einlegen kannst, in der du dich ganz auf deine Arbeit konzentrierst. Starte gleich nach dem Aufwachen diszipliniert in den Tag und geh an der frischen Luft spazieren, bevor du in die sozialen Medien schaust. Wenn du bereit bist für die Zone, mach dir etwas Gesundes zu trinken, etwa Kräutertee oder Kaffee, leg dein Handy in ein anderes Zimmer und spiel ein bisschen Lo-Fi-Musik. Egal, wie langweilig es wird oder wie schwierig die Aufgabe ist, lass dich 45 Minuten lang nicht ablenken. Wenn du es geschafft hast, feiere deinen Erfolg und plaudere ein bisschen mit einem Freund oder einer Freundin bei einem Videocall.

➔ *Bei dieser Aktivität aktivierst du alle vier Botenstoffe durch Flow-Zustand, Disziplin, Handyfasten, mein Ziel, Sozialleben, Erfolge, Sonnenlicht, Darmgesundheit, Bewegung und Musik.*

5. Gründlich putzen

Nimm dir eine Stunde Zeit, um einen Raum in deiner Wohnung richtig gründlich zu putzen. Damit tust du dir selbst und, wenn du mit anderen zusammenlebst, auch ihnen etwas richtig Gutes. Lass ein bisschen Musik laufen. Dein Handy darf so lange in einem anderen Zimmer bleiben. Sorge dafür, dass du ein klares Bild vor Augen hast, was du erreichen willst. Hier geht's ums Thema „Mein Ziel“. Komm in die Zone und feiere deinen Erfolg am Abend mit einem Film ohne Handy und geh dann früh ins Bett.

➔ *Bei dieser Aktivität aktivierst du alle vier Botenstoffe durch Disziplin, Handyfasten, Mein Ziel, Miteinander, Erfolge, Tiefschlaf und Musik.*

DOSE-Stacking-Challenge

Stelle selbst DOSE-Aktionen für dich zusammen und verpass dir einen enormen Boost.

Die DOSE-Revolution

Herzlichen Glückwunsch, du hast jetzt den DOSE-Effekt erlebt! Das ist ein großer Erfolg. Ich hoffe, du bist stolz darauf, dass du nicht lockergelassen und nun diesen Punkt deiner DOSE-Reise erreicht hast. Und ich hoffe, dass du jetzt in deinem Leben die Vorteile davon erntest.

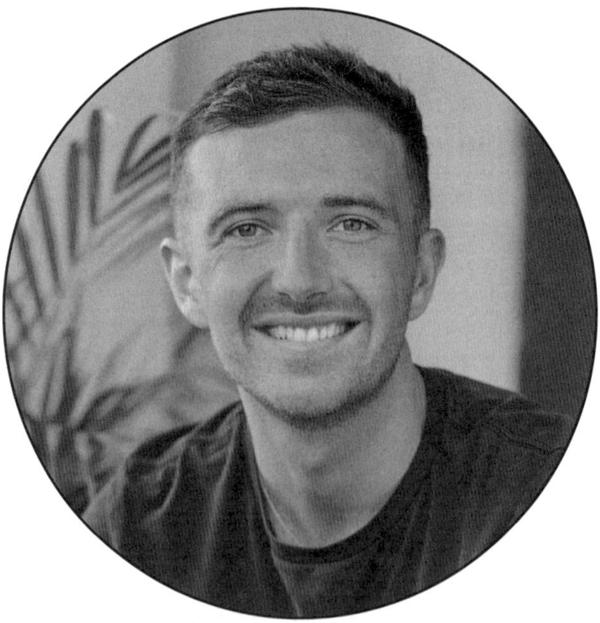

Den Weg, der in diesem Buch beschrieben wird, wirst du nun für den Rest deines Lebens gehen. Wie du inzwischen dank deiner neuen Insights aus der Neurowissenschaft bestens verstehst, müssen wir ständig an unserem Gehirn und unserem Körper arbeiten und sie unterstützen. Bring DOSE in dein Leben, deine Beziehungen und deine Gespräche ein. Je besser dein Verstand den Wert der DOSE-Aktionen versteht, desto leichter werden sie auch weiterhin zu einem festen Bestandteil deines Lebens.

Natürlich wird es Momente geben, in denen du von deinen neuen gesunden Gewohnheiten abkommst oder die Versuchung eines schnellen Dopaminkicks überhandnimmt. Das ist okay. Das gehört zum Leben im 21. Jahrhundert dazu. Denke in solchen Momenten immer daran, kurz nachzuspüren, wie du dich fühlst, und verbinde dich ganz besonders damit, wie sich jede deiner Entscheidungen auf deine Motivation, deine Beziehungen, dein Energielevel und deine Stimmung auswirkt. Je besser du spürst, wie sich positive und negative Verhaltensweisen in deinem Leben auf dich auswirken, desto klüger fallen deine täglichen Entscheidungen aus.

Wenn du mal vom DOSE-Weg abkommst, nimm einfach das Buch wieder zur Hand und mach dich neu auf die Reise. Du kannst von vorne anfangen, ein bestimmtes Kapitel oder eine bestimmte Aktion aussuchen, die dir passend erscheint, oder du gehst gleich zum Abschnitt „Deine DOSE-Aktionen" und machst dir einen neuen Plan. Es gibt auch eine Audioversion von „The DOSE Effect" (auf Englisch, d. Ü.). Sie ist von mir selbst gesprochen und enthält ein paar wirklich coole zusätzliche Tipps und Tricks. Sie ist perfekt, wenn du dich morgens fertig machst, beim Autofahren oder auf dem Weg zur und von der Arbeit. Wenn du dir das anhörst, flammt deine Liebe zu DOSE und letztendlich auch zu dir selbst vielleicht neu auf.

Wenn du das Gefühl hast, dass „Der DOSE-Effekt" dein Leben positiv beeinflusst hat, würde ich mich freuen, davon zu hören. Ich lese alle meine Nachrichten, und es gibt für mich nichts Schöneres, als zu hören, dass diese Aktionen dein Leben besser gemacht haben. Wenn du Lust hast, diese Ideen mit deinen Freunden und deiner Familie zu teilen, tu das bitte. Wir starten gerade eine DOSE-Revolution und brauchen jeden von euch, um die Menschen auf der ganzen Welt in eine neue Richtung zu führen.

Danke, dass du diesen Weg mit mir gehst. Das ist erst der Anfang.
Bis bald.

TJ

Dank geht raus

Dad An meinen inspirierenden Dad, Thomas Power (den echten Thomas Power). Danke, dass du mich ermutigt hast, große Träume zu haben. Als ich klein war, hast du mir jeden Tag gesagt: „Wir werden, was wir denken." Du hast mir beigebracht, dass kein Berg zu hoch ist, um ihn zu besteigen.

Mum An meine liebe Mum, Penny Power. Danke, dass du immer alle Probleme gelöst hast, mit denen ich zu dir gekommen bin. Danke, dass du mir klugerweise beigebracht hast, Disziplin zu mögen. Danke, dass du mir gezeigt hast, wie ich liebevoll sein, die Gefühle anderer verstehen und an mich selbst glauben kann.

Hannah Power An meine wunderschöne Schwester Hannah Power. Danke, dass du mich auf dieser ganzen Schreibreise begleitet hast, dass du so dopaminsüchtig bist wie ich und dass du mich dazu inspiriert hast, auf meine Gesundheit zu achten, meine Süchte in den Griff zu bekommen und mein Leben im Flow zu leben.

Ross Power An meinen legendären Bruder Ross Power. Danke, dass du mir gezeigt hast, dass harte Arbeit der Schlüssel zum Leben ist. Als Teenager und auch später mitzuerleben, wie du nach Großem gestrebt hast, hat mich inspiriert, deinem Weg zu folgen. Danke, dass du mir die Augen dafür geöffnet hast, dass dieser Weg überhaupt möglich ist, Bruder.

Georgia Farrar An meine wunderschöne Freundin Georgia Farrar. Danke, dass du mir das Selbstvertrauen gibst, ganz ich selbst zu sein. Danke, dass ich mein Leben als Jäger und Sammler leben darf, auch wenn das die meisten Leute ziemlich ungewöhnlich finden. Deine Fähigkeit, mir zuzuhören und mich dazu zu bringen, genau das zu tun, was den Effekt von DOSE für unsere Welt maximiert, ist absolut phänomenal. Danke.

Alex Eastman An meinen klugen Cousin Alex Eastman. Danke, dass du mich auf den richtigen Weg gebracht hast, dass du meine Kreativität beflügelt hast und natürlich für den Abend, an dem du mein Leben echt verändert hast. Dieses Buch ist das Ergebnis der unermesslichen Weisheit, die du mit mir geteilt hast.

Jerry Fox An meinen achtsamen Mentor Jerry Fox. Danke, dass du mich gebremst hast, mir geholfen hast nachzudenken und dass du mir beigebracht hast, achtsam zu sein, meine Gedanken wahrzunehmen und in einem Tempo zu leben, bei dem ich etwas bewirken und Langlebigkeit erreichen kann.

Jen Horner An die Effizienz- und Humorkönigin Jen Horner. Danke, dass du die Arbeit und das Leben so wahnsinnig lustig machst und gleichzeitig dafür sorgst, dass wir auch in Zukunft super effektiv bleiben.

Stein Kolkman An den Mann, der das möglich gemacht hat: Stein Kolkman. Danke, dass du mir geholfen hast, meinen Platz im Internet zu finden, und dass du *Neurify* mit mir aufgebaut hast. Ich kann es kaum erwarten zu sehen, was wir zusammen schaffen werden.

Karam Sihra An mein zweites Gehirn, Karam Sihra. Danke, dass du mein hyperpräzises, ziemlich exzentrisches Gehirn so unglaublich gut im Griff hast. Danke, dass du die Vision erkennst, die tief in meinen Gedanken lebt, und dass du diese Vision in unsere Welt bringst.

Clay Jubran An das Genie der Online-Fortbildung, Clay Jubran. Danke, dass du mir geholfen hast, den elegantesten Weg zu finden, DOSE mit der Online-Welt zu teilen. Deine Fähigkeit, unsere Mission zu verstehen und sie unserer Community näherzubringen, hat ihre Wirkung revolutioniert.

Tom, Bev und das Team bei HarperCollins An meine wunderbaren Manager Tom Wright und Bev James und das unglaubliche Team bei HarperCollins. Danke, dass Ihr so unfassbar an mich und DOSE geglaubt habt. Von dem Moment an, als wir uns kennengelernt haben, wusste ich, dass dieses Team die Welt verändern kann. Danke, dass Ihr das möglich gemacht habt.

TJ Power Und an mich selbst … Ich weiß, dass das nicht die Regel ist, aber nach allem, was ich im Kapitel „Erfolge“ gesagt habe, finde ich, dass ich das schreiben darf.

Danke, dass du dich deinen Ängsten stellst und jeden Tag, ohne dein Handy, in die Stille und in die Natur gehst. Danke, dass du auf die kritische Stimme in deinem Kopf hörst, dass du lernst, mit deinen Süchten umzugehen, und dass du intensiv über die künftige Gesundheit unserer Welt nachdenkst, um diese Antwort zu finden.

Quellen

Alle in diesem Buch genannten Quellen findest du auf der DOSE-Website. Die komplette Liste mit Links zu den Originalquellen gibt's unter https://thedoselab.com/the-dose-effect/resources/.

Stichwortverzeichnis

Über den Autor

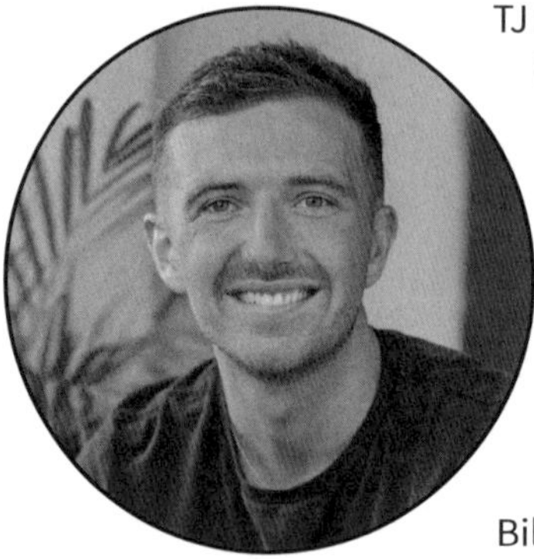

TJ Power ist Neurowissenschaftler, international gefragter Vortragsredner und Mitbegründer von *Neurify*, einem Unternehmen für mentale Gesundheit und Performance-Training. In seinem Bachelor- und Masterstudium befasste er sich schwerpunktmäßig mit Psychologie, Gesundheitswissenschaften und Neurowissenschaften. Dabei stellte er fest, dass im gesamten Bildungsbereich und in der Wirtschaft bei der Förderung der mentalen Gesundheit eine erhebliche Lücke klafft. Daraufhin entwickelte er den DOSE-Effekt, eine wissenschaftlich fundierte Formel, mit deren Hilfe Menschen für ihre gesundheitlichen Ziele aktiv werden können, und zwar indem sie sich vier wichtige Botenstoffe zunutze machen: Dopamin, Oxytocin, Serotonin und Endorphine. Diese Idee führte zur Gründung von *Neurify* und dem Forschungszentrum „The DOSE Lab", in dem die Grundlagen für Powers Buch erforscht wurden. In den ersten Jahren von *Neurify* gab TJ zahlreiche Workshops, in denen er „DOSE Live" vermittelte. Innerhalb von zwei Jahren schulte er so persönlich über 50 000 Menschen – mit bemerkenswerten Ergebnissen.

Für ihren innovativen Ansatz im Bereich mentale Gesundheit, insbesondere im Hinblick auf die Herausforderungen des modernen, digital geprägten Lebens, hat TJ Powers Arbeit inzwischen weltweit hohe Anerkennung gefunden. Er hat mit Unternehmen und Institutionen wie Amazon, Coca-Cola, dem britischen Gesundheitssystem *National Health Service* (NHS) und der Universität Oxford zusammengearbeitet. Mit über 500 Vorträgen in Großbritannien und weltweit zeigt Power immer wieder, wie sehr er sich dafür einsetzt, durch verständliche und wissenschaftlich fundierte Inhalte eine Verbesserung der mentalen Gesundheit der gesamten Gesellschaft möglich zu machen.

Wie Sie „DOSE Live" mit TJ Power selbst erleben können, erfahren Sie auf *tjpower.co.uk*.